孤独症青少年社交训练 PEERS 手册

The PEERS Treatment Manual: social skills for teenagers with developmental and autism spectrum disorders

原　著　Elizabeth A. Laugeson　Fred Frankel

主　译　杜亚松　廖艳辉

副主译　唐劲松　李改智

译　者　（按翻译章节先后排序）

　　　　董　敏　廖艳辉　张　媛　程永琛

　　　　李改智　唐劲松　杜亚松　王　刚

单　位　上海市精神卫生中心（上海市心理咨询培训中心）

人民卫生出版社
·北京·

版权所有，侵权必究！

The PEERS Treatment Manual: social skills for teenagers with developmental and autism spectrum disorders, first edition / by Elizabeth A. Laugeson and Fred Frankel

ISBN: 978-0-415-87203-4

Copyright© 2010 by Taylor & Francis Group, LLC

Authorized translation from English language edition published by CRC Press, part of Taylor & Francis Group LLC; All rights reserved. 本书原版由 Taylor & Francis 出版集团旗下 CRC 出版公司出版，并经其授权翻译出版。版权所有，侵权必究。

People's Medical Publishing House is authorized to publish and distribute exclusively the **Chinese (Simplified Characters)** language edition. This edition is authorized for sale throughout **Mainland of China**. No part of the publication may be reproduced or distributed by any means, or stored in a database or retrieval system, without the prior written permission of the publisher. 本书中文简体翻译版授权由人民卫生出版社独家出版，并限在中国大陆地区销售。未经出版者书面许可，不得以任何方式复制或发行本书的任何部分。

Copies of this book sold without a Taylor & Francis sticker on the cover are unauthorized and illegal. 本书封面贴有 Taylor & Francis 公司防伪标签，无标签者不得销售。

图书在版编目（CIP）数据

孤独症青少年社交训练 PEERS 手册 /（美）伊丽莎白·A. 罗杰森原著；杜亚松，廖艳辉主译 . — 北京：人民卫生出版社，2020.11（2024.12 重印）

ISBN 978-7-117-30813-7

Ⅰ.①孤⋯ Ⅱ.①伊⋯ ②杜⋯ ③廖⋯ Ⅲ.①孤独症 – 康复训练 Ⅳ.①R749.990.9

中国版本图书馆 CIP 数据核字（2020）第 214192 号

人卫智网	www.ipmph.com	医学教育、学术、考试、健康，购书智慧智能综合服务平台
人卫官网	www.pmph.com	人卫官方资讯发布平台

图字：01-2018-0678 号

孤独症青少年社交训练 PEERS 手册
Guduzheng Qingshaonian Shejiao Xunlian PEERS Shouce

主　　译：杜亚松　廖艳辉
出版发行：人民卫生出版社（中继线 010-59780011）
地　　址：北京市朝阳区潘家园南里 19 号
邮　　编：100021
E - mail：pmph @ pmph.com
购书热线：010-59787592　010-59787584　010-65264830
印　　刷：北京盛通数码印刷有限公司
经　　销：新华书店
开　　本：889×1194　1/16　印张：18
字　　数：570 千字
版　　次：2020 年 11 月第 1 版
印　　次：2024 年 12 月第 4 次印刷
标准书号：ISBN 978-7-117-30813-7
定　　价：98.00 元
打击盗版举报电话：010-59787491　E-mail: WQ @ pmph.com
质量问题联系电话：010-59787234　E-mail: zhiliang @ pmph.com

Elizabeth A. Laugeson（伊丽莎白·A. 罗杰森，心理学博士）

专门针对伴孤独症谱系障碍和其他发育障碍的儿童和青少年进行社交技能训练的执业临床心理学家。她是美国加州大学洛杉矶分校（University of California-Los Angeles，UCLA）塞梅尔研究所精神与生物行为学科的临床讲师，这个研究所主要进行神经科学和人类行为学的研究；同时她也是美国加州大学洛杉矶分校孤独症研究联盟互助小组的主任。罗杰森博士也是美国加州大学洛杉矶分校儿童友谊和亲子项目的副主任，美国加州大学洛杉矶分校幼儿教育协会项目的主任。她 2004 年在佩珀代因大学获得心理学博士学位，2007 年在美国加州大学洛杉矶分校通过 NIH T32 的博士后奖学金资助完成博士后的训练。她是许多伴孤独症谱系障碍、精神发育迟滞、胎儿酒精谱系障碍、注意缺陷多动障碍儿童的社交技能训练研究项目的主要负责人和参与者。

Fred Frankel（弗莱德·弗兰克，哲学博士）

美国加州大学洛杉矶分校塞梅尔研究所精神与生物行为学科的医学心理学教授，这个研究所主要进行神经科学和人类行为学的研究。他是美国加州大学洛杉矶分校亲子关系项目的创始人和主任。他是两项美国国立精神卫生研究所（National Institute of Mental Health，NIMH）基金下关于注意缺陷多动障碍和孤独症谱系障碍儿童社交技能训练的主要项目负责人，是一项美国疾病预防控制中心（Center for Disease Control and Prevention，CDC）基金下关于伴胎儿酒精谱系障碍儿童社交技能训练的共同项目负责人（主要项目负责人是玛丽·奥康纳），以及一项跨学科培训基金下关于儿童精神疾病研究的共同项目负责人（主要项目负责人是彼得·坦圭）。他参与了美国国立卫生研究院（National Institutes of Health，NIH）基金下关于孤独症干预研究网络（主要项目负责人是康妮·柯萨瑞）、德朗基金下关于儿童超重预防的研究（主要项目负责人是温迪·斯鲁瑟）。他已经发表了超过 46 篇关于孤独症、多动症、发育障碍、胎儿酒精综合征、儿童肥胖症的同行评议论文。他是《孤独症与发育障碍杂志》《儿科》《儿童异常心理学杂志》《儿童精神病学与人类发展》《儿童和青少年精神药理学杂志》的客座评审家。弗兰克教授是在 1973 年加入美国加州大学洛杉矶分校研究所的，育有 3 个小孩，分别是 24 岁、5 岁和 2 岁。

孤独症（autism）是一种心理、社会能力等方面广泛发育延迟或偏离的发育性障碍。最早由 L.Kanner（1938）发现了这类患儿，1943 年 Kanner 正式报道了 10 例患儿。

1968 年英国儿童精神病学家 M.Rutter 分析文献后提出孤独症的 4 个特点：①缺乏社会化的兴趣和反应；②言语损害（从缺乏语言到独特的言语方式）；③怪异的行为，如刻板、仪式、强迫行为等；④早发：起病于 30 个月内。

1980 年，《精神障碍诊断与分类手册（第 3 版）》（DSM-Ⅲ）首次将与孤独症临床症状类似的几种疾病归类于精神疾病分类学中的广泛性发育障碍（pervasive development disorder，PDD）。1994 年，DSM-Ⅳ将 PDD 定义为：社会交往障碍、语言发育障碍和刻板行为。2013 年，DSM-5 将其称为孤独症谱系障碍（autism spectrum disorder，ASD）：①社会交往障碍、交流障碍；②兴趣范围狭窄、刻板行为两大特征，重点强调了 ASD 患儿的社会能力不足。

早在 20 世纪 60～70 年代，调查显示儿童孤独症的患病率约为 2/万～13/万的范围。2007 年，美国疾病预防控制中心报道，每 150 个儿童中大约有 1 个孤独症或者相关疾病。男孩多于女孩，男女比例 3∶1～4∶1。美国疾病预防控制中心于 2009 年报道，每 110 个儿童中大约有 1 个孤独症谱系障碍患者（1/110）。到了 2013 年，他们又报道每 68 名 8 岁儿童中会有 1 个 ASD 患儿。可见，儿童 ASD 患病有逐渐增加的趋势。

DSM-5 对 ASD 患儿在人际交往障碍的描述是这样的，在多种场所下，社交交流和社交互动方面存在持续性的缺陷：①社交情感互动中的缺陷，例如从异常的社交接触和不能正常地来回对话到分享兴趣、情绪或情感的减少，到不能启动或对社交互动做出回应；②在社交互动中使用非语言交流行为的缺陷，例如从语言和非语言交流的整合困难到异常的眼神接触和身体语言，或在理解和使用手势方面的缺陷到面部表情和非语言交流的完全缺乏；③发展、维持、理解维持和理解人际关系的缺陷，例如从难以调整自己的行为以适应各种社交情境的困难到难以分享想象的游戏或交友的困难，到对同伴缺乏兴趣。

ASD 患儿在社交障碍的突出表现在：①交流差：启动话题困难，使用重复刻板的主题，坚持刻板的兴趣，不考虑他人的兴趣，单边对话，提供话题的相关信息存在困难，在话题之间跳跃，学究式的讲话，理解言语和非言语社交线索困难。②社交意识差：眼神接触差，理解社交线索有困难。社交动机弱：较少参与社交活动、课外活动、俱乐部和运动，缺乏加入同伴的尝试和努力，较少的社交启动。社交认知差：理解他人的观点有困难，理解他人的心理困难和缺乏认知同理心。

ASD 患儿社交缺陷的后果通常表现在以下几个方面：①社交忽视和隔离：退缩，被其他人看作害羞，别人注意不到，不与他人社交，焦虑和抑郁情绪。②被同伴拒绝：被取笑和欺凌，尝试与他人社交时失败，有坏名声。③同伴冲突：缺乏亲密的交互性友谊，争执可能会导致友谊的终止，交友质量差。

就目前中国对于 ASD 患儿干预现状而言，学前儿童和学龄期儿童的早期干预，譬如言语和语言训练、行为训练、图片交换训练等方法对于年龄小的儿童有一定的效果。随着年龄的增长，ASD 患儿长大成了少年、青少年，他们具备了一定语言和交往能力，但是与环境对他们交往能力的要求还存在很大的差距，这时的社会交往技能的训练和促进就显得异常重要。

本书译自美国加州大学洛杉矶分校 Elizabeth A. Laugeson 博士的 *Social Skills for Teenagers With Developmental and Autism Spectrum Disorders* 一书，她在书中给 ASD 青少年及其家长提供了促进友谊技能的方法，教会他们处理同伴拒绝和冲突的技术，并且给出了具体的练习内容。书中的内容非常实用，容易理解和操作。

该书中给出的方法不仅仅适用于 ASD 儿童和青少年及其家长，而且适用于存在社会交往能力不足的所有儿童和青少年，例如言语和语言障碍、注意缺陷多动障碍、社交焦虑障碍、学校恐惧症、选择性缄默症，更适用于正常心理发育的儿童青少年和他们的家长。

在该书翻译和邀请 Laugeson 博士在上海进行培训的同时，从 2017 年开始到 2018 年 3 月，PEERS 引进和研究团队在上海、深圳、珠海、郑州等地，对使用 PEERS 家长讲义通过为期 14 周的家长培训进行了临床循证研究，结果显示：家长经过 PEERS 培训后，ASD 患儿的家长对于孩子的症状和社交技能有了明确的认识，在社交技能及其知识水平、友谊质量方面有了新的认识，重视了 ASD 患儿社交技能和保持友谊的技能的重要性；而家长对孤独症谱系症状的认识会更加明显，从反面来认识 ASD 患儿社交技能和保持人与人之间友谊的缺陷。

本书能够出版，要感谢参与研究的 ASD 家长朋友，还要感谢的是本书的翻译团队，经过不懈努力，终于将书稿翻译、校对完成。

真诚地希望本书对改善青少年社会交往技能起到促进作用。

杜亚松
2020 年于上海

原著前言

本手册是心理学博士伊丽莎白·A.罗杰森（Elizaheth A. Laugeson）在进行博士后研究时，与其导师美国职业心理学委员会（American Board of Professional Psychology，ABPP）的哲学博士弗雷德·弗兰克（Fred Frankel）共同制作的。罗杰森的博士后奖学金是由健康培训国家卫生研究所基金（National Institutes of Health Training Grant，基金号 NIH T32-MH17140，项目负责人 Andrew Leucheter）的露丝克里斯蒂安国家研究服务奖（Ruth L. Kirschestein Nationa Research Service Award）提供的。

干预方式和操作手册大部分基于儿童友谊训练（Children's Friendship Training）的结构和经验（Frankel & Myatt，2003）。儿童友谊训练是有证据支持的，它一部分起源于关于社交成功儿童是怎样建立和维持友情的发展性研究，一部分来源于对临床患者进行广泛实证检验的结果。家长在两种干预治疗中都是关键和必不可少的部分。两种干预方式都是手册化的，是课时重要的构成部分，对提高社交技能必不可少。这个项目通过每周复习家庭作业了解每个来访者的需要。这为讨论实施过程中的障碍和怎样克服这些障碍提供了机会。

儿童友谊训练的内容已经在150多个小组的1400多个家庭和3个基金研究中得到发展和应用。超过80位拥有博士和社会工作学硕士学历的治疗师接受了手册化治疗方法的培训。这也说明贯穿人一生的社交技能存在着核心部分，这个手册的很多章节是儿童友谊训练的逐渐、适当强化，因此治疗模块是相似的（模块在手册中的使用经过了作者同意）。例如，最开始的友谊任务之一，是任何年龄阶段的孩子都可以加入同年龄的小组中。孩子在游戏环境中更能融入小组，青少年和成年人在会话环境中更能融入小组。当前的手册使用了很多儿童友谊训练的内容作为核心课程。推测适用于青少年的干预治疗时，有必要调整或者修改大部分的训练模块（课时1、2、6、8、9、10和14）。手册中增加了一些新的模块，应用于青少年社交环境的关键要素（课时3、4、5、7、11、12和13）。

原著致谢

在我家人和朋友们的爱和支持下，这项工作才得以完成，是他们激励我努力工作和充实生活。在这里，我要特别感谢兰斯·奥罗斯科和珍妮特·泰特给我坚定不移的爱和鼓励；感谢詹妮弗·威尔克森、卡丽·瑞亚、布莱尔·佩利对我持久不变的友谊和支持。

关于研究团队，我要特别感谢艾希莉·狄龙、克莱尔·戈尔斯普、詹妮弗·桑德森、露丝·埃林森、艾利克斯·甘特曼、凯瑟琳·莫吉尔、吉莉·常、玛莎·王孜孜不倦的努力和付出，他们向参与PEERS的每一个家庭成员展现了他们的温暖和同情心。

我要感谢美国加州大学洛杉矶分校和互助小组优秀的朋友和同事们，特别感谢你们对这项工作的支持。我也非常感谢安德鲁·鲁希塔的友谊和一直以来慷慨的指导，如果没有他的支持，干预治疗的发展只会是一纸空谈，而不会真正实现。

最后，我要对参与到我们研究中来发展干预治疗的家庭们致以最诚挚的感谢。能认识你们是我的荣幸，是你们的坚持不懈和奉献让这项工作得以实现。

伊丽莎白·A. 罗杰森

我要感谢我的妻子苏珊和我的孩子赛斯、蕾切尔、莎拉对我的爱和支持。在进行儿童友谊训练的改编工作过程中，为了帮助青少年而来到这里的家庭教会了我们很多，同时帮助了干预治疗的实施。

弗莱德·弗兰克

目　录

第一部分｜介绍　001

第 1 章　介绍　002

第二部分｜治疗前准备　011

第 2 章　治疗前准备　012

第三部分｜治疗课时　023

第 3 章　课时 1：介绍和对话技巧 I——交换信息　024

第 4 章　课时 2：对话技巧 II——双向对话　043

第 5 章　课时 3：对话技巧 III——电子通讯交流　062

第 6 章　课时 4：选择合适的朋友　083

第 7 章　课时 5：恰当使用幽默　098

第 8 章　课时 6：同伴邀入 I——进入对话　115

第 9 章　课时 7：同伴邀入 II——离开对话　134

第 10 章　课时 8：聚会　150

第 11 章　课时 9：团队精神　169

第 12 章　课时 10：拒绝 I——取笑和尴尬的反馈　181

第 13 章　课时 11：拒绝 II——欺凌和坏名声　198

第 14 章　课时 12：处理分歧　212

第 15 章　课时 13：谣言和流言　229

第 16 章　课时 14：毕业和结束　244

第 17 章　病例分析　253

参考文献　256

主要术语列表　259

附录　261

第一部分

介绍

第 1 章 介绍

一、手册的使用

社交技能教育与促进项目（The Program for the Education and Enrichment of Relational Skills，PEERS）是针对建立或维持友谊有困难的初中生和高中生进行的、以家长辅助的干预方法。它是以儿童友谊训练（Frankel & Myatt，2003）为依据的发展和延伸。PEERS 已经在伴孤独症谱系障碍的青少年中进行了非常广泛的现场测试，在发育障碍和胎儿酒精综合征的青少年中进行了部分现场测试，目前正在伴注意缺陷多动障碍的青少年中进行现场测试。

干预治疗包括独立的家长课时和青少年课时，在长达 14 周的干预期内，每周在同一时间会面 90 分钟。小组着重技能训练，如进行对话、进入和退出对话、通过电子设备对话、选择合适的朋友、处理戏弄和欺凌及其他方式的社交排斥行为、处理与朋友之间的争执与分歧、与朋友合适地聚会，包括如何成为一个好主人和有团队精神的人。当按照描述使用手册时，经常有家长在干预治疗进行一半时提出问题，如："当有同伴来时，我的孩子（伴孤独症谱系障碍）不再待在自己的房间，而会出来与同伴进行互动。"在干预治疗结束时，很多青少年会在小型的同龄人小组中进行定期的聚会。有关典型治疗结果的更详细说明，请参见第 17 章 "病例分析"。

使用这个手册时，应该把它作为整体项目运用。每个课时都是基于前一个课时的内容。它既可以作为门诊项目进行，就像我们在此描述的一样，也可以作为学校项目进行，青少年在课间或者放学时会面，家长在其更方便的时间会面。

这个手册的定位是行为干预，材料是按照一系列步骤提供给家长和青少年的，主要目的是让家长和青少年一起完成家庭作业（也就是说，将他们在课时中学到的技能应用到家庭、社区和学校）。这个项目独特之处在于它来自儿童友谊训练发起的一个特别的模式，它把家长作为干预的必要因素，注重 "聚会"。目前还没有发现其他社交技能项目中有这些特点。家长讲义和其所传达的技巧通过这些年对 150 多个小组进行儿童友谊训练和 PEERS 的众多小组逐步得到改进。在美国加州大学洛杉矶分校，我们通过心理和精神科的训练项目，把这些技巧教给了初期的治疗师，也传给了许多社区工作的精神卫生执业人员和教师。为了干预的有效性，治疗师不需要有运作社交技能小组或者普通小组的丰富经验，但是需要掌握与不同发育障碍的青少年及其家长共事的背景知识。考虑到这个项目之前做得很成功，我们请求有经验的治疗师根据他们的理论依据推迟评价时间，给这些行为技巧一个尝试的机会。

二、人员需要

为了可以同时运行这些小组，青少年组和家长组各需要一个组长。这些组长需要拥有与目标人群（如孤独症谱系障碍、精神发育迟缓、注意缺陷多动障碍患者等）一起工作过的丰富经验。这些组长不需要拥有运行社交技能小组的经验。一般来说，PEERS 小组是由精神卫生学科的工作人员（如心理学家、精神科医生、社工、婚姻和家庭治疗师）带领，但是老师或教育工作者带领的小组同样也能够成功。青少年组的组长应拥有与青少年相处的工作经验和高功能孤独症的相关知识，才能更好地带领罹患这些疾病的青少年。Hibbs 等（1997）认为以下类型治疗师可能更适合做手册中的干预治疗，如对心理教育（如家长训练）更在行的人，交叉学科的工作人员（如教师、学校辅导员、初级卫生保健助理）。

除了选出一个青少年组和一个家长组的组长，有一个或两个教练来帮助青少年组将会很重要。教练应该接受关于如何处理青少年反复不端行为的训练，且在每周的病例讨论会上接受组长的监督。教练应该有能力与家长和青少年讨论任何不端行为的处理决议。教练通过向青少年演示角色扮演，负责和青少年组小组长一起展示社交技能。我们认为拥有发育障碍或儿童心理学相关课程背景及青少年相关临床经验（如夏令营辅导员）的心理系大学生非常适合这个角色。在每周的病例讨论会中，教练应该在课时开始之前接受每个角色扮演的培训。这可以帮助他们更好的阅读角色扮演讲义（在每个"治疗师对青少年课时的指导"中提供），直到他们获得合适的情感要素。家长组可能会由单独的治疗师带领。

三、谁将从 PEERS 中获益

在接下来的部分中你会看到，这个手册是为了罹患孤独症谱系障碍的青少年而编制的，我们相信患有孤独症谱系障碍的青少年有可能从 PEERS 持续受益。项目的创始者正在尝试将 PEERS 用于注意缺陷多动障碍青少年的临床样本，并得到很好的临床反馈。

PEERS 有可能被广泛应用：因为 PEERS 注重技能发展，而不是纠正社交错误；也因为无论这些青少年的诊断是什么，建立和维持友谊的步骤看起来是一样的。我们认为那些不知道建立和维持友谊步骤的青少年都将从 PEERS 中受益。

为了支持这个观点，作为 PEERS 基础的儿童友谊训练，最初是为了注意缺陷多动障碍儿童发展起来的。之后的研究证明这同样适用于酒精胎儿综合征（O'Connor et al., 2006）、孤独症谱系障碍（Frankel, Myatt & Whitham, 2007）和儿童肥胖症（Frankel, Sinton & Wilfley, 2007）。我们鼓励将 PEERS 用于其他人群的工作人员向作者写信联系。

四、手册的构成

PEERS 是一个关于社交技能训练的结构化课程，这些技能对于青少年建立和维持友谊及提高他们在同龄人中的声誉是必需的。表 1-1 中是所有治疗课时的概览。手册将一步一步详细介绍每一个课时。我们发现大纲而不是讲义，可以促使更能有效地呈现材料，从而更容易让治疗师遵循，也允许治疗师添加一些与课时内容一致的材料。随着治疗师慢慢适应我们的方法，增加一些治疗师的材料对于抓住每个课时的重点很有帮助。手册应该在每一个课时中都使用。在此不需要也不鼓励识记。因为治疗师通过手册里面的这些技能来指导家长和青少年，家庭成员对于治疗师在他们面前打开手册感觉更自在。基本原理是治疗师需要确定覆盖了所教技能的所有必需因素。

表 1-1 治疗课时总览

课时	说教课程	复习家庭作业	青少年活动	所需材料	布置家庭作业
1	介绍和会话技巧 I——交换信息	无	问答	白板、记号笔、姓名标签、答题纸、橡皮擦、钢笔	1. 组内电话 2. 与家长一起练习交换信息
2	会话技巧 II——双方会话	1. 组内电话 2. 与家长一起练习交换信息	问答	白板、记号笔、姓名标签、答题纸、橡皮擦、钢笔	1. 组内电话 2. 与家长一起练习交换信息
3	会话技巧 III——电子通讯交流	1. 组内电话 2. 与家长一起练习打电话 3. 朋友的来源 4. 个人物品	问答	白板、记号笔、姓名标签、答题纸、橡皮擦、钢笔	1. 组内电话 2. 与家长一起练习打电话 3. 朋友的来源 4. 个人物品
4	选择合适的朋友	1. 组内电话 2. 组外电话 3. 朋友的来源 4. 个人物品	交换信息：个人物品	白板、记号笔、CD 播放器、演说者、耳机、杂志	1. 组内电话 2. 组外电话 3. 朋友的来源 4. 个人物品
5	恰当使用幽默	1. 组内电话 2. 组外电话 3. 朋友的来源 4. 幽默反馈 5. 个人物品	交换信息：个人物品	白板、记号笔、CD 播放器、演说者、耳机、杂志	1. 组内电话 2. 组外电话 3. 朋友的来源 4. 幽默反馈 5. 个人物品
6	同伴融入 I：进入会话	1. 组内电话 2. 组外电话 3. 朋友的来源 4. 幽默反馈 5. 个人物品	交换信息：个人物品	白板、记号笔、CD 播放器、演说者、耳机、杂志	1. 进入 2. 组内电话 3. 组外电话 4. 幽默反馈 5. 个人物品
7	同伴融入 II：离开会话	1. 进入（会话） 2. 组内电话 3. 组外电话 4. 幽默反馈 5. 个人物品	交换信息：个人物品	白板、记号笔、CD 播放器、演说者、耳机、杂志	1. 进入 2. 组内电话 3. 室内游戏

续表

课时	说教课程	复习家庭作业	青少年活动	所需材料	布置家庭作业
8	聚会	1. 进入(会话) 2. 组外电话 3. 室内游戏	聚会	白板、记号笔、室内游戏	1. 聚会 2. 进入 3. 室内小组游戏
9	团队精神	1. 聚会 2. 进入(会话) 3. 室内游戏	聚会和团队精神	白板、记号笔、室内游戏	1. 聚会 2. 保持团队精神 3. 进入 4. 室内游戏
10	拒绝 I ——取笑和尴尬的应对	1. 聚会 2. 保持团队精神 3. 进入(会话) 4. 室内游戏	聚会和团队精神	白板、记号笔、室内游戏	1. 聚会 2. 保持团队精神 3. 处理戏弄 4. 室外装备
11	拒绝 II ——欺凌和坏名声	1. 聚会 2. 保持团队精神 3. 处理戏弄 4. 户外装备	团队精神和室外活动	白板、记号笔、室外装备	1. 聚会 2. 处理戏弄 3. 处理霸凌/坏名声 4. 室外装备
12	处理分歧	1. 聚会 2. 处理戏弄 3. 处理霸凌/坏名声 4. 户外装备	团队精神和室外活动	白板、记号笔、室外装备	1. 聚会 2. 处理戏弄 3. 处理霸凌/坏名声 4. 处理争议 5. 室外装备
13	谣言和流言	1. 聚会 2. 处理戏弄 3. 处理霸凌/坏名声 4. 处理争议 5. 室外装备	团队精神和室外活动	白板、记号笔、室外装备	1. 聚会 2. 处理流言蜚语 3. 处理戏弄 4. 处理霸凌/坏名声 5. 处理争议
14	毕业和结束	1. 处理流言蜚语 2. 处理戏弄 3. 处理霸凌/坏名声 4. 处理争议	毕业派对和典礼	毕业证书、食物、饮料、装饰品、电影、电视、DVD播放器、CDs、CD播放器、毕业奖品	无

这并不是说需要把手册内容大声读出来。每个章节的设立是为了给每个课时的指导原则提供一个简短的概览。每个课时包含治疗师对当前家长和青少年课时的指导。课时必须是为保证集中在课程内容的讲述而构建。

（一）治疗师对家长课时的指导

每个"治疗师对家长课时的指导"部分（除了课时 1）分为以下部分：

◆ **家长课时的指导原则**——每个课时都有很多的材料。这个课时的主要目的是帮助组长（一般指治疗师）把重点放在最重要的材料上和解决课程中的问题。

◆ **复习家庭作业**——将复习家庭作业放在课时开始的部分，强调完成家庭作业的重要性，并给予充分的时间解决家庭作业中的疑难问题。在这个部分，将会针对每个家庭的需要实现干预治疗的个体化。这个部分占了整个 90 分钟课时的 50～60 分钟。

◆ **布置家庭作业**——这个部分说明了家长组的治疗师该如何呈现家长讲义和接下来几周的家庭作业。为了方便呈现，"家长讲义"穿插在"治疗师对家长课时的指导"部分中。"家长讲义"是"治疗师对家长课时的指导"加粗的部分，这样治疗师在分派课时材料时只需阅读一处。"家长讲义"回顾了家庭作业和一周的课程。"家长讲义"提供家长课时的主要结构，详细说明了家长部分的家庭作业，也复习了青少年的说教课程。这个部分一般占整个 90 分钟课时中的 20～30 分钟。剩下的 10～20 分钟用来青少年的重新集合和家庭作业的讨论（见以下"治疗师对青少年课时的指导"部分）。

（二）家长讲义

"家长讲义"在"治疗师对家长课时的指导"部分的后面。在每个相应的课时，将讲义复印后发给家长。应该为之前错过的课时准备额外的讲义，但是不鼓励预先为非计划缺席的课时准备讲义。

（三）治疗师对青少年课时的指导

每个"治疗师对青少年课时的指导"（除了课时 1）分为以下部分：

◆ **青少年课时的指导原则**——和家长课时类似，这个课时的主要目的是帮助治疗师把重点放在最重要的材料和解决课程中的问题。

◆ **复习规则**——这一部分对小组规则做了简短的概览，只有在小组成员经常打破规则的情况下才在后面的课时（第一次课时讲述规则）复习规则。

◆ **复习家庭作业**——像家长讲义一样，在课时开始时复习家庭作业，强调完成家庭作业的重要性，并给予充分的时间解决家庭作业中的疑难问题，从而对每个青少年的需要实现干预治疗的个体化。这个部分一般占整个 90 分钟课时中的 20～30 分钟。

◆ **教学课时**——青少年的教学材料经常通过苏格拉底问答法或者角色扮演／练习呈现，从而让青少年能够投入，让他们相信自己（至少从集体而言）已经对材料有充分的了解，并且自己建立规则。这个部分一般占整个 90 分钟课时的 30 分钟。

◆ **行为演练**——青少年将材料运用于生活的一个方法是：在课时练习学到的新技能，并接受治疗师和教练的反馈意见。行为演练部分包含对指导练习的建议，来促进社交技能的广泛使用。

◆ **布置家庭作业**——在这个部分，青少年组的治疗师简要说明下一周家庭作业的概览。通过每周布置新的和之前课程相对应的家庭作业，青少年将会在课时外的生活中运用学到的新技能。

◆ **青少年活动**——在很大程度上，青少年应该可以选择是否继续参加小组。如果他们发现课时没有乐趣和意义，他们很可能会退出。青少年活动不仅是课时中有趣的部分，也不同程度为练习新技能提供了更多的机会。"青少年活动指导"在每个章节青少年部分的最后。这个部分一般占整个 90 分钟课时中的 20 分钟。

◆ **重新集合**——在课时最后，青少年和家长聚在同一个房间里。青少年组的治疗师通过"专业术语"帮助青少年复习他们在课时上所学到的内容。专业术语在手册中用粗体字标记。这些关键词以简写形式呈现给家长和青少年，用以讨论每个课时的重要内容。课程和专业术语复习后面是青少年组的治疗师正式布置下一周的家庭作业。治疗团队（包括治疗师和教练）用简洁的、一对一的方式，与每一个青少年和家长商量怎样合作以保证可以完成作业。这个部分一般占整个 90 分钟课时中的 10 ~ 20 分钟。

◆ **计算得分**——青少年每周都会在毕业派对上得到分数作为毕业奖励。分数可以通过完成家庭作业、参与小组、遵守规则等方式得到。青少年教练应该计算每个课时的个人得分和小组得分（得分点见附录 F）。得分的计算应该让青少年知晓，不鼓励公开个人得分和小组得分。

（四）青少年活动指导

每个章节的最后一部分包括"青少年活动指导"，帮助青少年组治疗师和教练更有效地促进社交性活动。

◆ **所需材料**——活动所需材料清单呈现在"青少年活动指导"上。如果可能，条目在小组开始时应该保密。

◆ **规则**——这个部分有如何组织活动的详细介绍，包括如何在活动中做指导和计算得分，以及如何在结束时询问青少年。

五、研究依据

尽管通常发育期的青少年常通过观察同龄人的行为和家长的教导来学习基本的社交规则（Gralinski & Kopp，1993；Rubin & Sloman，1984），但是有些青少年可能需要更多的指导，尤其是那些伴精神发育迟滞和孤独症谱系障碍的青少年。学习建立和维持友谊对于伴孤独症谱系障碍的青少年来说尤其困难，因为青少年必要的社交礼仪的自然发展和传递需要与同龄人进行积极持久的互动，并且从最好的好朋友身上学习。伴孤独症谱系障碍的青少年经常独处，这可能使这些青少年更容易缺乏同伴社交礼仪知识。此外，如果未经治疗的话，许多伴孤独症谱系障碍的成年人会缺乏常人被认为理所当然该拥有与周围人的联系和友谊（Baxter，1997）。因此，教导建立和维持友谊的必需技能可能对孤独症谱系障碍患者的一生有重要意义。

对于正常发育的儿童，好朋友大概在四年级的时候就趋于稳定了（Frankle，1996；McGuire & Weisz，1982）。拥有一或两个最好的朋友对于以后的适应非常重要，可以缓解应激性生活事件的影响（Miller & Ingham，1976），且与自尊呈正相关，与焦虑和抑郁症状呈负相关（Buhrmester，1990）。对于正常发育中的儿童，好朋友可能会促进社交能力的发展，而与熟人的冲突可能抑制将来的社交互动。

很明显，尽管教导青少年社交技能是重要的首选治疗方式，但是很多关于伴孤独症谱系障碍青少年社交技能训练的文献都着重于对低龄儿童的初级社交技能进行干预（Wolfberg & Schuler，1993）。很少有社交技能干预治疗致力于探究社交功能受损较轻的青少年接受社交技能训练的有效性，如伴阿斯伯格或高功能孤独症的青少年（Marriage，Gordon & Brand，1995）。即使是针对这部分人群的社交技能干预研究，大部分都没有对社交能力的提高或者发展亲密友谊能力进行正式测试，也没有通过家长或者老师的报告去评估他们在治疗环境之外的社交技能。

对于患有发育障碍和孤独症谱系障碍的青少年来说，一直缺乏有证据支持的社交技能指导，帮助他们提高社交能力、促进友谊建立，这是激励这个手册编写的原因。2009 年，PEERS 的第一次随机对照试验发表在《孤独症与发育障碍杂志》上（Laugeson，Frankel，Mogil & Dillon，2009）。该研究比较了 17 个接受 PEERS 干预的青少年与相匹配对照组中 16 个发育迟缓的青少年之间的差别，被试都是 13 ~ 17 岁的孤独症患者。结果显示与对照组相比，治疗组对社交技能的了解显著增加，在家聚会的频率增加，家长报告显示被试的社交技能全面提高。老师报告被试的社交技能有提高的倾向，但并不显著，这可能是由于老师的问卷回收率很低。写这个手册的时候，这项关于孤独症谱系障碍大龄青少年治疗效果的研究，是文献中样本量最大的研究中的一项。

PEERS 的第二次研究正在准备发表，与之前的研究结果相同，纳入的 28 个伴孤独症谱系障碍的初中生和高中生显示：与社交反应性相关的孤独症状显著减少。通过比较正在接受 PEERS 干预治疗与等待治疗的青少年，发现家长报告的社交技能和社交反应性显著提高，在家聚会的频率增加，对社交礼仪的了解增加。在 3 个月随访期最后的评估阶段，除了青少年报告的在家聚会部分，其他的效果都继续保持。青少年报告显示在家聚会次数在随访期明显下降；然而 12 对家长中的 7 对报告显示从基线期到随访期有所改善。从这个数据中我们猜测当家长在场时，在家聚会比在社区环境或者其他青少年家中聚会更好。这个发现促进家长参加聚会，以保证在随访期有持续的效果。

这个综合发现说明 PEERS 作为基于家长协助的社交技能干预治疗，使孤独症谱系障碍青少年的友谊技能得到提高。综合了 61 个被试的研究使这些结果更有说服力。两个研究的退出率都很低，第一个研究有 33 个完成者和 6 个退出者（14.6%），第二个研究有 28 个完成者和 4 个退出者（12.5%）。相反，弗兰克和西蒙斯（1992）报告许多院外患者的治疗大概有 43%～59% 的被试退出。

中国的研究结果 *

2017 年开始，到 2018 年 3 月份，PEERS 研究团队在上海、深圳、珠海、郑州等地，在与美国加州大学洛杉矶分校心理学 Laugeson 博士合作在中国 ASD 患儿家长的培训中，使用 PEERS 家长讲义通过为期 14 周的家长培训的临床研究，结果显示如下的内容。

（一）青少年社会技能知识测试

青少年社会技能知识测试（Test of Adolescent Social Skills Knowledge）量表，共有 30 个条目，主要用于评估青少年社会技能及其对社会技能的认识。得分范围为 0～26 分，分数越高，表明社会技能知识水平越高。

（二）友谊质量量表

友谊质量量表（Friendship Qualities Scale，FQS），该量表共有 23 个条目，采用 5 级评分的方法，评估同龄人之间的友谊质量。得分范围为 23～115 分，分数越高，表明其友谊质量水平越高。

（三）家长用孤独症谱系量表

家长用孤独症谱系量表（Autism Spectrum Quotient-Parents，AQ-P）该量表共有 50 个条目，根据五个方面的特征评估孤独症患儿的特征，分别是社会技能、注意力转移、注重细节、沟通和想象力。分数越高代表着孤独症患儿有更多的相关症状特征。

---

* 此部分内容为译者团队和原著团队对在中国开展的合作培训进行的研究。

表 1　PEERS 家长培训后 ASD 患儿社交技能的变化

| | ASD（n=27） | | t 值 | P 值 |
	前测	后测		
年龄	13.00 ± 2.93			
TASSK	14.37 ± 3.36	17.52 ± 4.06	-3.07	0.005
FGS	67.59 ± 17.04	76.52 ± 12.00	-2.50	0.019
AQ-P	18.81 ± 10.37	22.33 ± 9.22	-2.79	0.010

　　从表 1 可以看出，家长经过 PEERS 培训后，ASD 患儿的家长对于孩子的症状和社交技能有了明确的认识，在社交技能及其知识水平、友谊质量方面有了新的认识，重视了 ASD 患儿社交技能和保持友谊的技能的重要性；而家长用孤独症谱系症状的认识会更加明显，从反面来认识 ASD 患儿社交技能和保持人与人之间友谊的缺陷。

　　在进行以上研究的同时，我们还对 5 例精神发育迟滞（MR）的家长进行了类似的研究，从表 2 可以看出，MR 儿童在 AQ-P、TASSK 和 FQS 三个量表的评分结果，在前测和后测中均没有显示出没有统计学意义的差异（P > 0.05）。当然，显示出这样的结果，与样本量过小也是有关系的，希望在以后的扩大样本量的基础做进一步的研究。

表 2　PEERS 家长培训后 MR 患儿社交技能的变化

| | MR（n=5） | | t 值 | P 值 |
	前测	后测		
年龄	14.20 ± 1.30			
AQ-P	26.40 ± 8.02	22.8 ± 5.54	1.24	0.284
TASSK	14.60 ± 3.05	16.20 ± 2.59	-0.98	0.382
FQS	78.40 ± 6.50	76.80 ± 4.38	0.41	0.705

（四）对 PEERS 方面手册建议

1. 在找朋友的过程中，美国的孩子都是从共同兴趣、爱好上找朋友，中国的孩子大多是从同学、家长的同事、亲戚中找；关于流言蜚语和幽默的内容和处理，家长不感兴趣，但在中国很多人是不注重幽默的。

2. 虽然整个培训系统具有通用性，对于不同的疾病谱儿童要有特殊的内容，譬如 ASD 儿童在交友时，选择朋友对象应该针对同类儿童的兴趣俱乐部中去寻找；针对 ADHD 儿童，由于他们自身的不被接纳，选择交友对象范围可能恰恰是在那些被他们欺负的孩子里。

3. 关于家庭聚会的内容，有些家长反映只会邀请家庭成员参加在家里举办的聚会。如果是朋友间的聚会，一般会安排是在家庭之外，例如到饭店吃饭、到公园游园、到电影院看电影、到歌厅唱歌、到游乐场玩耍等。关于聚会这个主题，可以让孩子先选定聚会的地方，征求朋友们的意见后，再确定聚会的时间、地点，然后发出正式邀请，大家如约相聚。

4. 在学会进行电话沟通时，青少年要学习如何在电话语音中留言，因为在中国很少人使用语音电话进行留言。

5. 就青少年如何面对语言欺凌和令人尴尬的回应部分。在美国，整个社会对于孤独症青少年或其他特殊孩子会有比较完整的了解和认识，而在中国，整个社会对于这类孩子无论是认识的程度或是接受的程度都很低。甚至在中国，很多地方的人们并不知道这些孩子是生病了，有特殊的需求和需要被更公平地对待。因为这样的孩子在集体里很容易成为被群体讨厌的对象，有必要在这个部分加入向成人求助的措施，而不是仅限于被身体欺凌时才使用。

六、在学校环境下使用 PEERS

2008 年，通过与华盛顿西雅图和华盛顿湖学区的孤独症治疗所（ASTAR）合作，PEERS 在学校环境下进行了预试验。这个预试验是治疗师促进、家长协助的课外项目。结果与之前的研究结果一致并互相支持。

在写这个手册的时候，PEERS 干预治疗正在通过格伦村学校的互助小组进行有效性测试，这个学校在大洛杉矶地区，是专门为孤独症谱系障碍儿童开办的非公立学校。这个研究由内森和莉莉希佩尔基金资助，是美国加州大学洛杉矶分校孤独症研究联盟互助小组的一部分，研究将会在 80 个伴孤独症谱系障碍的中学生中测试友谊技能提高的有效性。通过老师促进模式，改编版本的 PEERS 干预治疗每天将会在教室里应用 20 ~ 30 分钟。家长每周都会收到心理教育手册，指导他们关于项目的关键特征，以及如何最好地为青少年促进友谊的努力提供支持。这 14 周的干预治疗效果将会与格伦村学校平时的社会技能课程进行对比。

七、在年轻的成年人中使用手册

成年早期面临着很多挑战，包括变换学校、找工作、建立社交网络、家庭任务增加、发展恋爱关系。所有这些都要求掌握一定程度的社交技能，不幸的是这正好是很多伴孤独症的年轻成年人所缺乏的。如果不治疗，这些社交障碍可能会导致抑郁、焦虑、边缘化、孤独等症状。虽然孤独症谱系障碍的研究已经有很多关于儿童和青少年的文章，但是还没有经过研究验证的用于成年早期孤独症的干预服务。

在写当前手册的时候，有一个研究正在通过美国加州大学洛杉矶分校孤独症研究联盟互助小组对改编版本的 PEERS 手册进行有效性测试，这个手册是为了提高 18 ~ 23 岁的年轻成年孤独症患者的友谊技能。家长和照料者将会每周参与教导年轻成年人社交礼仪的课程。在 14 周的干预治疗中，将教导建立和维持友谊所必需的核心技能，包括社会交流、选择合适的朋友、组织社交活动、处理社交排斥、对抗社会压力和剥削及约会礼仪等。

第二部分

治疗前准备

第2章　治疗前准备

一、筛查

在入组前，我们建议通过电话访谈和面谈做一个预筛选，以建立适当的小组和对参加者描述预期效果。进行这些访谈的主要目的是判断青少年是否具备足够的语言能力保证他或她可以跟上组内的教学课时，保证青少年会积极参与，保证不会有禁止参与的行为问题（如暴力行为），保证家长同意完成家长部分的家庭作业。这是非常必要的，因为只有对参加小组感兴趣的人才能参与这个项目。

电话访谈进行预筛查一般需要大概 10～15 分钟，不需要具有执业证书的临床治疗师进行（见"电话筛查手册"和"PEERS 电话筛查记录表"）。在预筛查的访谈过程中，必须确保参与者的智力可以达到或高于平均水平，以保证他或她可以跟得上用语言教导的课程材料。强烈建议将语言能力和自愿参与原则这两项严格标准告知家长或者监护人。以下是 PEERS "电话访谈手册"的模板，准备筛查有可能从 PEERS 中获益的青少年，也借此了解必需的背景信息。"PEERS 电话筛查记录表"也在下面，它将会帮助完善筛查过程。

二、电话筛查手册

"感谢您的来电！"

[询问家长的名字]

问题：是谁向您推荐了我们的项目？或者您是怎么找到我们的？

请允许我向您介绍项目的一些情况。PEERS 是一个基于家长协助的干预治疗，它主要针对初中和高中阶段建立和维持友谊困难的青少年。

PEERS 有单独的家长和青少年课时，在 14 周的干预期内，参与者每周在同一时间相聚 90 分钟。小组着重于技能训练，如进行会话；进入和退出会话；通过电子设备的交流，包括给朋友打电话；选择合适的朋友；处理戏弄、欺凌及其他方式的拒绝行为；处理与朋友之间的争论和分歧；和朋友之间适当的聚会，包括成为一个好的主人和有团队精神的人。课时教导家长在小组外作为社交指导者帮助青少年建立和维持友谊。在青少年课时过程中，给他们讲述相关课程后，通过参与社交活动或者玩棋类游戏、纸牌游戏或者户外运动来练习他们刚学到的技能。家庭作业每周都会布置，以保证青少年会练习学到的技能。大家将在几月几日上课。课程时长为 14 周，下一次课程开始于几月几日结束于几月几日。同一位父亲或母亲必须参加 14 个课时中的至少 11 个课时。

排除：家长需要权衡是否参加的；会缺席 3 个以上课时的家庭；会缺席开始两个课时的家庭。

问题：这是您可能感兴趣的吗？

[如果不是，推荐其他可选择的社交技能小组项目]

[如果是，继续往下]

问题：这个小组会是您的孩子可能感兴趣参加的吗？

我们不会强迫任何人参与这个小组，这点对您来说很重要。这意味着您的孩子必须自愿参加这个小组。您需要与您的孩子再讨论一下吗？

[如果没有问题，接下来进行电话筛查]

好极了！我现在需要问几个关于您和您孩子的问题，以确认他或她是否适合参加我们的项目。您的答案会成为保密信息。我需要获得您的联系方式，这样我们可以把注册材料通过邮件发给您。

问题：您孩子的姓名是什么？（确认拼写）

问题：您孩子现在几岁？

问题：您孩子的生日是什么时候？

问题：您孩子现在读几年级？

[必须读初中或者高中。上大学的青少年予以排除，即使年龄只有 17 岁。]

问题：您孩子在读的学校名称是什么？

问题：您孩子在他或她在读的学校接受了任何特殊服务（培训）吗？

如果在特殊教育机构，问：他或她正在接受哪个级别的教育培训？

[排除工作水平在六年级以下的青少年。]

问题：您的孩子在建立和维持友谊方面有什么问题呢？

　　在学校没有朋友

　　不能结交新的朋友

　　不能维持友谊

　　没有聚会

　　被嘲笑或欺凌

　　对朋友有攻击行为

　　不被邀请去别人的家里或者生日派对

　　不被别的孩子喜欢

排除：

　　没有语言能力的青少年

　　不同意自愿参加的青少年

有可能排除：青少年非常喜欢将自己和别人隔绝开来 [虽然如此，还需要调查一下青少年是否对参加小组感兴趣——如果是，则不排除]

问题：您的孩子在学校有一群朋友吗？

问题：您的孩子和同龄人有聚会？或邀请朋友到家里玩？

问题：这些聚会怎么样？

问题：您的孩子喜欢什么样的游戏或活动？

问题：他或她是否参加什么样的运动？

问题：他或她参与俱乐部或者课外活动吗？

问题：您的孩子在家里有明显的行为问题吗？

问题：您孩子的老师有没有说过他或她在学校有任何明显的行为问题？

排除：青少年有明显的行为问题，如：

　　对成年人或青少年有暴力和攻击行为

　　需要一对一的帮助才能完成社交活动

　　在群体环境下不能进行社交活动的青少年

　　对于特定环境没法进行社交的青少年

问题：您的孩子曾接受过任何形式的心理或者医学诊断吗？

需要排除：

　　存在严重说话或者发音问题的青少年

　　低功能的孤独症

　　身体上或医学上的残疾（不能参与体育活动）

视力或者听力受损

严重的精神疾病（精神分裂症，双相障碍，抑郁症）

问题：您的孩子在服用任何药物吗？[药物名称和剂量]

就像我之前提到的，我们项目中的家长课时需要 1 位家长持续参加，当然也欢迎另一位家长参加。

问题：谁将会和您的孩子一起参加项目？

如果家长需要权衡是否参加即排除。

问题：确认一下，您和您孩子的关系是什么？（如：您是他的亲生母亲吗？）

问题：这是双亲家庭还是单亲家庭呢？

问题：您的孩子有兄弟姐妹吗？[兄弟姐妹的年龄和性别]

看起来我们的项目可能适合您的孩子。为了让您的孩子可以参加项目，我会通过邮件给您发一些问卷，请您完成。填写问卷大概需要 20～30 分钟，然后请交回问卷。我们收到您完成的问卷后，会打电话给您，与您和孩子预约一个 1 小时的面谈，从而确定我们的项目是否适合您的孩子，以及项目是否对您的孩子有帮助。在完成和您的面谈之后，如果我们觉得您的孩子将会从课程中获益，那么他或她就被正式列入候选名单，下次课程有名额就可以参加。我们只有在收到您的问卷，并完成了面谈后，您才会出现在候选名单上。

问题：您还有其他问题吗？

好极了！感谢您的来电。几天之内您就会收到问卷的邮件。请记住名额有限，所以请尽快完成您的问卷。如果还有其他问题，请随时打电话给我们。

三、PEERS 电话筛查记录表

PEERS 项目筛查记录表

筛查方式：			日期：
青少年姓名：	男　　　　女		出生日期：
年龄：	年级：		学校：
其他：			

家庭信息

家庭类型：

□亲生父母　　　　□养父母　　　　　□寄养关系　　　　□集体家庭

□双亲家庭　　　　□单亲家庭　　　　□其他：＿＿＿＿＿＿＿＿＿＿＿＿

谁将参加访谈：

□亲生母亲　　　　□亲生父亲　　　　□继母　　　　　　□继父

□其他：＿＿＿＿＿＿＿＿＿

确认信息

家长姓名：

地址：

电子邮箱：

家庭电话：　　　　　　工作电话：　　　　　　　手机：

诊断：　　　　　　　　　　　　用药：

智商得分 / 分类：　　　　　　　　学校环境：

入组标准（勾选符合的）	排除标准（勾选符合的）
□青少年在读初中或高中 □智商大于 70 □社会问题 □青少年和家长交流流利 □家长 / 监护人自愿参与 □青少年自愿参与	□重性精神疾病（精神分裂症，双相障碍）。请注明： □身体残疾（不能进行户外游戏）。详细： □医疗问题（不能参加）。注明：

行为问题（勾选符合的）	
□不符合教室环境的行为 □不能完成家庭作业 / 课时作业 □暴力 / 攻击行为 □纵火 □偷窃	□严重的破坏财产行为 □争论 / 发怒 / 违拗 □家长害怕孩子 □既往因行为问题住院 □其他（注明）：

社会问题（勾选符合的）	
□没有聚会 □在学校 / 社区没有朋友 □社会隔离 / 社交退缩 □社交焦虑 □交友障碍 □维持友谊障碍	□不合适的同伴 □对同龄人有攻击行为或者态度刻薄 □被戏弄 / 霸凌 □被同龄人排斥 □不善于社交 □社交暗示理解障碍

评语：

四、与家长和青少年的面谈

强烈建议在入组前，家长或者监护人与青少年同时在场的情况下进行一次面谈。面谈一般进行 50 分钟以内。推荐的访谈模式包括问候家长或者监护人和青少年 5 分钟，与青少年单独访谈 20 分钟，当青少年完成了治疗前的评估，与家长或者监护人单独访谈 20 分钟，与家长或者监护人和青少年一起总结一下谈话内容 5 分钟。在面谈过程中等待的时候，可以让家长或者监护人和青少年完成一些未完成的治疗前问卷。

（一）问候

面谈开始的时候，可以用简单的问候语来欢迎这个家庭，告诉他们访谈流程，这是很有帮助的。开场白你可能会说："我想用几分钟的时间向你们解释我们今天将会做什么。首先，我想确认每个人都知道我们今天在这里见面的目的。（青少年的名字），你知道你今天为什么来这里吗？"这时候，你会想要给青少年机会来解释他或她对于这次会面的理解，纠正任何对于此次访谈的误解。如果青少年不清楚这个会面的目的，你可能会说："我们有一个和你同龄的青少年小组，在小组里我们会教你建立和维持友谊。小组成员一周见一次面，一共 14 周，如果你想要参与这个小组，你和你的家长都将参与小组。我们今天见面就是想确定这个小组是不是适合每一个人。为了知道这个小组对你和你的家长来说是否合适，我会问你一些问题，关于学校、你的朋友们、你喜欢做的事情。可以吗？"

如果青少年同意回答你的问题，你将希望继续解释面谈的流程。你可能会说："现在我们都清楚了我们为什么在这儿，我会用一些时间与你们每一个人单独谈话。我希望与（青少年的名字）面谈大约 20 分钟，然后是与（家长的名字）面谈大约 20 分钟。面谈过程中等待的人，我会有一些表格需要你们填写。这些表格可以让我更加了解（青少年的名字）的社交情况。在这个 1 小时面谈结束的时候，我们所有人会再次见面来讨论这个小组是否适合每一个人。这样可以吗？"

（二）与青少年面谈

在青少年面谈开始的时候，可以花一点时间介绍青少年的干预治疗的情况。你可能会说："你知道，我将会问你一些问题，关于学校、你的朋友们、你喜欢做的事情。在这之前，我会用一些时间告诉你关于我们小组的事情。我们的项目名称是 PEERS 小组，目的是帮助青少年学习建立和维持友谊。我们会教导友谊所需要的重要技能，如如何进行合适的会话，如何走近其他正在交谈的青少年、加入他们的谈话，如何和朋友们一起聚会。我们也会教导可以帮助你处理与同龄人之间冲突的技能，如怎么处理戏弄和霸凌，如何解决与朋友间的争论，如何改变坏名声。我们不仅教导你这些技能，我们也会让你每周在上课时进行小组内和在两次课时之间进行小组外练习。一个小组一般有 8 ~ 10 个青少年，都与你年龄相近。当你参加青少年小组时，你的家长将会在另一个单独的房间参加他们的小组。在家长小组里，我们试着教你的家长你正在学习的内容，帮助他们找出你可能会交到朋友的地方。好消息是小组将会很有趣，在 14 周结束的时候，大部分参加 PEERS 的青少年都能够提高他们的友谊技能。这些听起来会是让你感兴趣的事情吗？关于项目你还有什么问题吗？"然后你会想要回答青少年提出的问题，接着继续与青少年面谈（见"青少年面谈目录"）。

在青少年访谈中，和青少年建立融洽的关系也很重要，确认他或她参加小组完全是自己的决定。你会想要弄清楚青少年是为了能加入小组，有想参加的态度。如果青少年不情愿参加，强烈建议稍作等待，直到青少年愿意参加才让他或她加入小组。如果这样的话，青少年需要在访谈中直接表达出他或她想加入小组的愿望，才能继续下一步。如果青少年不愿意表示他或她同意参加小组，访谈者可以自由停止面谈，并再次与家长和青少年会面讨论这个问题。青少年不同意参加小组时应该通知家长，直到青少年确定他或她想要接受治疗，访谈才能继续下去。对于这种情况，家长普遍会强迫他们的小孩同意治疗。鉴于此情况，建议访谈者谨慎决定是否继续面谈，让青少年不愿意参加的家庭加入小组常常导致小组凝聚力缺乏和流失率提高。

（三）与家长 / 监护人面谈

在家长或监护人访谈中，你将想要获得青少年关于社会、心理、医疗和发育史的所有经历信息，特别是任何既往和当前精神疾病的诊断，以及任何既往和当前精神疾病的评估和治疗的详细描述（包括服药情况）。花大量时间让家长和监护人描述他或她对他们小孩社交问题的担忧是非常重要的。同时，必须考虑这些担忧是否可以通过 PEERS 课程得到解决，或者是否需要指出不同的治疗方法或参加 PEERS 的同时推荐其他项目。

这是你在访谈中仔细描述对家长或监护人期望的时间。具体如下：

◆ 同一位父亲或母亲应该参加每一次课时。
◆ 青少年应该有充分的自由时间，以便与干预治疗中认识的新朋友聚会。

◆ 随着小组的开始，家长必须试着去寻找他们小孩可以参与的课外活动。PEERS 的材料就是为了帮助他们进行课外活动而设计的，但是他们必须有足够的动力来做这些。

◆ 家长必须了解，干预治疗的每个课时都有时间表，家庭作业的布置是为了促进友谊的发展。几乎没有时间讨论家长支持功能，或者讨论除了完成家庭作业过程中遇到的问题以外的其他问题。

◆ 家长应该同意他们的孩子需要干预治疗，否则让他们再考虑一下是否参加小组。家长不可以更改课时的形式或治疗目标。

◆ 家长也应该了解小组的目的是让青少年有足够的技能自己去交朋友。小组中其他青少年的存在可以帮助他们练习这些技能。在 PEERS 的 14 周的课程中，他们将不允许与小组中其他青少年有任何形式的社交来往（见重要提示的详细说明）。注明：有一些青少年的家庭作业需要打电话给其他的小组成员。家庭作业仅仅是练习特定的会话技能，而不是安排小组成员之间有社交联络。青少年被安排每周给不同的小组成员打电话。家庭作业最后会扩大到给没有参加小组的青少年打电话。根据表 2.1，显然，禁止组内的社交联络也适用于在学校开展的项目和 PEERS 开始前就互相认识的青少年。那些在治疗开始前就与其他小组成员熟识的青少年，建议他们在参加小组期间停止与对方的社交联络。

在家长或监护人访谈最后，你应该讨论你对这个家庭治疗是否适合的决定。如果青少年适合进行 PEERS 干预治疗，与青少年再次会面之前，你将给家长机会决定他或她是否想要参加治疗。如果发现青少年不合适干预治疗，你将解释原因，并推荐其他合适的治疗方法。

重要提示：在干预治疗期间禁止小组成员之间社交联络的理由

1. 与所教社交技能不一致：
   （1）青少年实际上并不想与彼此有社交联络。禁止与其他小组成员有社交联络可以让他们有得体的理由避免不自在的情况。
   （2）家长正觉得青少年彼此间应该不是朋友关系。
2. 在小组成员之间引发消极情绪
   （1）课时外的社交联络会形成小圈子，在小组成员之间引起竞争和坏情绪。
   （2）在教导相关技能之前，组织与其他小组成员聚会可能会导致青少年之间的消极互动。
   （3）小组外的社交联络引起小组成员之间发生冲突，可能引起组内关系紧张，有可能导致组员提前退出小组。
3. 禁止青少年在课时之间联络让家长和青少年可以：
   （1）自由地报告家庭作业，不用担心让小组成员觉得被忽视。
   （2）向彼此说出他们的想法，不用担心疏远了一个"潜在朋友"。
   （3）保持努力帮助彼此解决社交问题的可信性。

该部分内容来自：Frankel & Myatt，2003

五、总结

一旦确定了家长或监护人适合参与项目，你可以用几分钟的时间与家长或监护人和青少年会面，与青少年分享这个消息，告诉这个家庭接下来该怎么做。如果青少年被纳入项目，你可能会说："看起来，你和你的家长将会参加我们的项目。你知道的，在 14 周的治疗期间，我们小组每周见面 90 分钟。下一次小组开始于 [给出具体日期]。我有一些关于小组的信息会分享给你，最后你还有什么问题的话，我很乐意为你解答。"在这个时候，给家庭一封"欢迎信"将会很有帮助，信里包含小组开始的详细日期、时间，小组的位置，驾车和停车信息，教导技能的简短清单。建议在"欢迎信"中告知所有家庭，规律出席和按时到达对于项目的成功非常必要（见"欢迎信"模板）。通知家长或监护人，他们需要确认出席课时不要带其他孩子。这个规则也有例外，就是当年长的成年兄弟姐妹参与可以帮助项目成功时，他们可以参与（如，在一个只用英语交流的小组，参加小组的家长不会说英语时，一个说英语的成年兄弟姐妹可以参加小组）。

六、青少年面谈表

1. 你的家长告诉过你为什么你今天会在这里吗？
   □给出了正确的答案　　　□不知道　　　　　□错误的答案

2. 我们有一个教导青少年如何建立和维持友谊的课程。你有可能会感兴趣吗？
   □会　　　　　　　　　□不会　　　　　　□不知道

3. 我想知道你喜欢做的事情。你在学校有与其他的青少年一起玩耍的时间吗（午饭时、上学前/放学后）？
   □有　　　　　　　　　□没有（跳过问题 4）

4. 在这些时候，你通常会做什么？
   □花时间和其他青少年相处　　　　　□独处

5. 有经常和你在学校玩耍的青少年吗？
   □有　　　　　　　　　□没有（跳到问题 9）

6. 他们的名字是什么？
   □不提供名字　　　　□提供很少的名字　　□提供 4 个或更多的名字

7. 他们和你在同一个年级吗？
   □同一年级　　　　□高年级　　　　□低年级　　　　□成年人

8. 你们通常怎么见面？
   □我们一起决定　　　□每天在同一个地方　　□我找到他们在哪里

9. 你和你的朋友们在校外一般会做些什么？
   □聊天/玩耍　　　　□购物/去商场　　　　□打电话/上网
   □运动/俱乐部：____　□游戏：____　　　　□其他：____

10. 你曾参加过什么团队或者俱乐部吗？
    □是　　　　　　　　□否

11. 家里有什么游戏是你喜欢玩的？
    □没有　　　　　□桌游/纸牌游戏：____　　　　□运动：____
    □电子/视频游戏：____　　　　　　□其他：____

12. 你曾和朋友们聚会过吗？
    □是　　　　　　　　□否（结束访谈）

13. 聚会的时候，你喜欢和朋友们做什么？
    □聊天/闲逛　　　　□游戏　　　　□看电视/电影　　□听音乐
    □视频游戏/电子游戏　□运动：____　　　□其他：____

14. 你上一次聚会是什么时候？
    □上周　　　　　　　□上个月　　　　　□一个月之前

15. 那个青少年的名字是什么？
    □给出名字：____　　□没记住

16. 你们在一起做什么（提醒给出完整的回答）？
    □各种活动　　　　　□只有电子/视频游戏和/或看电视

17. 是否对教导青少年如何建立和维持友谊的课程感兴趣？
　　　□不感兴趣，有很多朋友
　　　□通过询问关于课程的问题表示出兴趣
　　　□表示对课程有兴趣

总体印象

确定三种状态（人物、地点、时间）？	□是	□否	
对环境有恰当的情绪和情感反应？	□是	□否	
与检查者之间关系融洽？	□容易	□最后	□没有
认知能力：	□低于平均水平	□平均水平	□高于平均水平
社交成熟度：	□低于同龄水平 1～2 年	□同龄水平	□高于同龄水平

（经准许，该部分内容改编于 Frankel & Myatt，2003）

七、欢迎词（欢迎信模板）

◆ 现在确定您将参加下一次 PEERS 小组，小组开始于几月几日，从下午几点到几点。

◆ 规律参加和按时到达对于从项目中充分获益是非常必要的。如果您已经知道您将会缺席 3 次或更多的课时，或者缺席前两次的课时，我们建议您下一次再参加小组。我们在每周有固定的会面，重要的节假日期间会重新安排。请假条和日程表在第一课时的时候会发给大家。

◆ 由同一位父亲或母亲参加每一个课时是非常重要的。青少年每周都有家庭作业，需要在家长的监督下完成（如，给小组其他成员打电话或者接电话，和朋友在电话中练习学习的会话技能，与非小组成员聚会）。我们非常欢迎另一位父亲或母亲参加，但是我们不赞成家长每周换来换去参加。

◆ 请您不要带孩子的兄弟姐妹来小组课时。

◆ ＿＿＿＿＿医师将会带领青少年组，＿＿＿＿＿医师将会带领家长组。其他经过培训的治疗师和研究生将会在督导下协助小组。

◆ 如果可行，所有的付费和共同付费将会在课时开始时支付。只接受 Visa、万事达信用卡、美国运通卡、支票、现金付款。相关费用和保险费的信息将会在第一次上课时进行讨论。

（一）会合地点
◆ 我们的会合地点：＿＿＿＿＿＿＿＿＿＿＿＿＿＿＿＿＿＿＿＿＿＿＿＿＿
◆ 小组将每周在同一地点见面。
◆ 见附上的地图。

（二）停车地点
◆ 见附上的停车信息。

（三）青少年要学习的内容

如何使用合适的会话技能	如何在聚会中做一个好主人
如何在谈话中发现共同爱好	如何选择合适的朋友

如何进入和退出与同龄人的会话	如何成为有团队精神的人
如何适当地运用幽默	如何处理与青少年的争论
如何使用电子设备交流	如何改变坏名声
如何处理流言蜚语	如何处理戏弄和霸凌

如果您有任何问题，请联系我们的工作人员，电话号码是：XXX-XXX-XXXX

八、建立小组

（一）小组的构成

推荐的 PEERS 小组应该是每组 7 ~ 10 个青少年。每一个特定小组的青少年的症状，需要限制在一定范围之内。通过对 PEERS 社交技能小组里面的孩子进行反复观察，发现这些青少年与同样伴有孤独症谱系障碍的青少年最容易相处，似乎社交技能训练效果更好。因此，我们鼓励同一个小组的成员都是伴孤独症谱系障碍的青少年。经观察，伴多动谱系障碍和其他社交行为障碍的青少年在小组中更不容易接受伴孤独症谱系障碍的青少年，因此，把伴孤独症谱系障碍的青少年单独分在一组可以降低脱落率。关于年龄和年级，小组可能放宽对年龄、年级范围的限制，但每个年龄段至少要多于 1 个人。女孩们和男孩们放到一个小组是没有问题的。但根据我们的培训经验，男孩们更倾向于接受社交技能治疗，所以小组里的女孩子可能很少。我们应避免出现小组只有一个女孩的情况，除非哪个家庭自愿同意。

（二）物质设施

为家长和青少年课时的教学部分设置一个教室环境，对于课程非常有帮助。青少年教室提供白板和记号笔，青少年可以面朝白板坐的桌子和椅子。家长教室的椅子应该围成一个大圈，并且有足够的空间让所有的家长同时入座。青少年的第 11 到 13 课时在室外游戏场所进行，教导他们户外游戏和运动技能，尽可能地让场地看起来像学校运动场。场所应该有运动设备，如篮球架、足球网、网球网，而且设备都应该很坚固以保证青少年的安全。如果没有这些户外运动设备，青少年的第 11 到 13 课时就需要改为室内游戏，如第 8 到 10 课时中描述的那样。家长和青少年的教室和户外游戏场所应该尽可能靠近，让青少年可以在每个课时中快速转移场所。

（三）行为干预技巧

大部分行为问题在筛查过程中会讨论并解决。如果青少年同意参加小组，他或她通常会好好表现。然而，一些青少年可能在小组中有不端行为，需要进一步的行为干预来纠正这些行为。青少年组的治疗师划定 3 种行为属于不端行为：干扰其他青少年（例如，上课时做一些干扰其他小组成员注意力的事）；不尊重治疗师和其他青少年（例如，戏弄、霸凌、粗鲁地批评别人）；有攻击行为或威胁要攻击别人。"治疗师对青年课时的指导——课时 1"中介绍了处理行为障碍的明确指南。

（四）需要的材料

下面的材料在小组中会需要用到：
◆ "电话簿"记录了每个参与者的名字和电话号码，小组成员可以很方便地用它完成组内打电话的作业。电话簿应该在小组的第一课时发给家长（见附录 C 的"电话簿"）。家长需提供合适的电话号码，并同意将号码信息发给其他的小组成员。

◆ "请假条"应该在第一课时发给家长，并由青少年的家长填写他们将缺席哪个课时（见附录 D "请假条"）。请假条上不应该有教学课时的信息，以防家长刻意选择他们想要参与的课时。

◆ "组内打电话作业"记录表在 1 ~ 6 课时用来记录青少年电话作业情况。仔细记录哪些青少年给其他人打电话了，可以帮助治疗师变换"打电话者"和"接电话者"的顺序，保证青少年可以给不同的小组成员打电话（见附录 E "组内电话作业"记录表）。

◆ "每周得分记录表"记录每周青少年课时的个人和小组得分。记录表应该包括每个青少年的名字和个人得分及小组总分，这些得分是作为毕业奖励发给大家的（见"治疗师对青少年课时的指导——课时 1"对于奖励得分的描述）。"每周得分记录表"模板在附录 F。

◆ "团队精神得分记录表"的复印件在课时 9 ~ 13 中将会用到，用来记录青少年在室内游戏和室外运动中尝试成为有团队精神的人。得分记录表的数量由青少年小组的人数决定。青少年小组的每个成员应该通过团队精神使自己小组成为特别好的小组。"团队精神得分记录表"模板在附录 G。

◆ "家庭作业合格记录表"用来记录青少年每周的进步和家庭作业完成情况。记录表可能由家长组的治疗师和青少年组的教练在课时中完成，应该包括家长和青少年的名字及相关信息，年龄、年级、诊断、学校地址等对治疗师来说都是有用的信息。这些记录表应该存档作为将来的参考，并在每周的病例讨论会上用以追踪治疗依从性。家长和青少年小组的"家庭作业完成记录表"在附录 H。

◆ 可涂擦白板和一支记号笔，是青少年小组教室最基本的用品，用来记录青少年个人得分、写专业术语和相关课程得分。

◆ 青少年课时活动需要的其他材料在每个课时最后的"青少年孩子活动规则"中有提供。

（五）提供食物和饮料

门诊伴孤独症谱系障碍和发育障碍的小组，通常都提供食物和饮料。PEERS 社交技能小组已经在提供与不提供食物和饮料的情况下都运行过了。提供食物和饮料的好处是小组活动可以安排在就餐时间，就餐能帮助青少年在复习家庭作业的过程中保持坐姿，也提供了机会来纠正青少年缺乏系统教导的餐桌礼仪。缺点是分发这些物品会占用课时时间，并分散了大家对课时材料的注意力。最终的结果是小组在有和没有食物和饮料的情况下都运行得很好。

（六）开始启动小组时的挑战

开始阶段最困难的部分是组建最先的几个小组。入组的组员通常没有经过严格入组标准的筛查（没有注意到相关的信息），或者没有注意到他们可能提供什么信息，没有建立"追踪记录"（组建合适小组的能力或让青少年从项目获益的能力）。为了开始一个小组培训，具有相似特征的青少年的家长，必须在大约两个月内入组。如果时间长于 2 个月的话，家长会不想等待，或者不相信你可以提供所描述的干预治疗。为了小组可以正常启动，对于上述的标准你不应该让步。一个小组最少需要 6 个成员，这是启动小组的"关键因素"，或者对于参与者和该组的治疗师来说，一个小组应该有的最少人数。其他的让步可能会让刚起步项目的口碑有风险。7 个或 8 个参与者是启动小组的安全人数，这样就算出现缺席情况也不会使小组低于最少参与人数。建议小组人数最多 10 人，这样在 90 分钟的时间内，家长和青少年可以有充分的时间进行讨论。

（七）专业术语

青少年和家长课时材料部分的专业术语代表课程中重要的理念。专业术语代表可以用几个简单词语概括的复杂社会行为。

治疗师、家长和青少年之间的日常谈话，尽可能试着使用专业术语。在两个（家长和青少年）课时里，当你在治疗师指导部分第一次使用一个专业术语举例，试着口头强调这些词，在青少年课时中，还要将这些词写在白板上。

（八）评估结果

标准化评估是治疗的一个重要部分，它指如何对干预治疗进行质量控制和对治疗结果做出最客观的评价。治疗师如果知道参加者将填写适合评定症状改善情况的评估表，他们将更倾向于提供手册化的治疗。我们列出了我们已经发表的文章中用过的评估量表，而且证实了参与者在治疗结束后症状有明显的变化。完成评估需要家长和青少年的配合。评估问卷应该通过邮件发给家长，在面谈之前或过程中完成，并在治疗的最后课时再完成一遍。

社会技能提高系统（SSIS）（Gresham & Elliott，2008）： SSIS 取代了社会技能评级系统（SSRS）（Gresham & Elliott，1990），它包括 76 个条目，需要 15 分钟。问卷由青少年的家长和老师分别单独完成。条目的评估选项有"从未有过"、"有时"、"经常"。社会技能和行为问题评估源自因子分析法。Gresham 和 Elliott（2008）报道了青少年家长版本和老师版本的心理测量学特征。对于 13 ~ 18 岁的青少年，家长版本的阿尔法系数大于 0.77，老师版本的大于 0.75。家长版本的测试可靠性高于 0.73，老师版本的高于 0.75。社会技能评价分数较高说明社交技能较好，行为问题评价分数较低说明行为功能较好。

社会响应性量表（SRS）： SRS（Constantino，2005）是 65 个条目的等级评价，评估自然社会环境下孤独症谱系障碍发生的严重程度。SRS 由家长和老师完成，需要 15 分钟，详细描述了青少年社交技能受损情况，它评估社交意识、社交信息处理、互惠式社交的能力、社交焦虑或者社交排斥、孤独症的关注点和特征。它适用于 4 ~ 18 岁的人。

友谊质量评估表（FQS）： FQS（Bukowski，Hoza & Boivin，1994）是青少年自评式量表，评估与好朋友之间的友谊质量。它包括 23 个条目，从 1 到 5 进行等级评估，有 5 个不同的亚组（陪伴、亲密、帮助、保密、冲突），完成大概需要 5 分钟。完成评估的过程中，指导青少年选出他们最好的朋友并记在心里。例如，条目包括"空闲时间，我和朋友总在一起。"总的分值在 23 ~ 115 之间，较高的得分反映了较好的友谊质量。根据作者的说法，亚组评估的阿尔法系数在 0.71 ~ 0.86 之间。验证性因子分析法支持了亚组的因子结构，比较互惠式友谊与非互惠式友谊的区别支持了量表的区分效度（Bukowski et al.，1994）。

青少年社交技能知识测试（TASSK）： TASSK（Laugeson et al.，2009）是 26 个条目的标准测试，评估 PEERS 项目的青少年对干预治疗中教导的社交技能的了解程度。2 个条目源自 13 个教学课时中的关键内容。给青少年呈现句子条目，要求他们从 2 个备选答案中选出最合适的选项。分值从 0 分到 26 分，较高的得分说明对社交技能有较多的了解。TASSK 的阿尔法系数是 0.56。这种内部一致性水平适中，但考虑到量表里面的问题范围很广，因此尚能接受。完成 TASSK 大约需要 5 分钟，见附录 A。

游戏质量问卷（QPQ）： QPQ（Frankel & Mintz，2009）包括 12 个条目，让家长和青少年分别单独评估上一个月青少年与同龄人聚会的频率，以及在聚会中出现的冲突等级。完成它需要 2 到 3 分钟的时间。冲突量表包括 10 个条目，单独询问家长和青少年，聚会中青少年与同龄人之间冲突的等级（如"互相批评或者戏弄"）。最后的 2 个条目让家长和青少年各自估算上个月青少年邀请朋友在家里聚会的次数。QPQ 是通过对 175 个男孩和女孩进行因子分析法而形成的。冲突量表的阿尔法系数是 0.87。这个量表也说明了与 SSRS 行为问题量表的聚合效度（convergent validity）（rho=0.35，P < 0.05），及社区与医院被试之间的显著差异（P < 0.05）。与医院被试相比，社区被试邀请朋友聚会和被邀请聚会的频率更高，有显著差异（P < 0.005）。PEERS 随机对照研究中，青少年和家长基线评估的斯皮尔曼相关分析（Spearman correlation），冲突量表是 0.55，邀请朋友聚会频率是 0.99，被邀请聚会频率是 0.99（删除聚会次数为"0"的报告，相关系数分别为 0.97 和 0.94，P < 0.001）。青少年版本和家长版本（QPQ-A 和 QPQ-P）见附录 B。

第三部分

治疗课时

第3章　课时 1: 介绍和对话技巧 I ——交换信息

一、治疗师对家长课时的指导

(一) 家长课时的指导原则

家长课时 1 的目的主要包括两方面: 让家长适应小组课时内容的结构和加强对治疗的期望。这是家长课时 1 的重点, 因此教学课时的内容很少。如果没有这两个核心的组成部分, 家长会不懂得如何建立明确的期望和适应课时结构, 课时计划可能更容易偏离主题, 从而减弱干预的有效性。

在撰写这本手册的时候, 我们发现目前很少有关于修复儿童和青少年友谊问题的、证明其有效的项目。在这些少有的项目中, 虽有证据证明其有效性, 却又没有被专业人员广泛使用。因此, 由于这些青少年的家长多年来采用不同的方法试图帮助他们的孩子都没有取得效果, 他们在刚加入PEERS 时常常表现为没有信心, 存在不同程度的绝望情绪。一方面, 他们希望获得帮助; 另一方面, 他们又表现出明显的抵制情绪。他们有时会认为他们的孩子不会从治疗中获得改变, 这可能是因为他们曾经的许多次经历都是这样的结果。他们有时甚至会认为家庭作业的完成对他们的孩子不会有效果, 这可能会导致他们对家长部分家庭作业完成的懈怠。

你可能会发现大部分和孩子一起参加此培训的家长都希望和需要你的帮助, 而且他们非常值得合作。他们会感激你为他们提供这样一个小组, 也很想在完成家庭作业方面尽可能做到最好。当他们看到自己的孩子获得进步的时候会非常激动, 他们也会鼓励和支持治疗者。但是, 可能会存在一小部分有问题的家长, 大多数是因为他们可能有自恋症状。小组里面 90% 的问题可能是来自 10%的家长。这一课时和后面很多家长课时结构的目标就是解决这些家长的症状, 使他们的孩子能在PEERS 培训得到更多获益机会, 同时不减少对小组中其他家长的帮助。谨遵我们提供的小组结构是保证大多数家长和孩子从 PEERS 中获益的最好方式。偏离这个结构存在将干预小组变成解决日常家庭问题的支持小组的风险, 更糟糕的是变成对孩子发牢骚的课时。根据 Frankel 和 Myatt (2003)的治疗依据, 以及我们对这些 (孤独症) 孩子家长的经验, 我们成功地运用了以下技能来克服这些阻力和困难。

识别这些症状, 并在这些难搞定的家长打乱小组计划之前采取合适的行动非常重要。最近的研究表明人格障碍的症状数量是一个连续体。与存在或不存在于 DSM- IV 的诊断条目相比, 这些症状的数量与干预疗效更相关。如果没有及时处理这些问题, 家长在小组里表现这些特征会严重影响治疗师的目标。框 3.1 列出的是可能会影响小组治疗进展的一些比较常见的自恋症状。

框 3.1　可能会对治疗培训产生负面影响的家长特征

◆ **控制**

这种特征比较明显的一个例子是家长坚持要求课时立即满足他们孩子的需要；另外一个不那么明显的例子是家长要求治疗师赶紧讲述他们目前担忧的问题。你可以让这些家长参考第一次家长讲义，可以帮助他们。

◆ **需要成为关注的焦点**

这种特征的例子如家长急于为自己没有完成作业而寻找借口（影响那些完成了作业家长的时间），或讲述自己生活多么不易。这种情况的话，重新回到完成了家庭作业家长的讨论中非常重要。

◆ **需要他们的孩子在世上成为他们的代表以满足自己的情感需要**

这种特征的例子是家长试图把课时内容变为对孩子发牢骚。我们第一次课时是这样处理这种情况的：要家长说出他们最喜欢自己孩子的什么方面，如果他们不这样做的话就引导他们到这方面。

◆ **试图弱化小组的重要性**

这种特征的例子是家长讲述他们孩子社交聚会的事情，而不是他们试图做好家庭作业；或者讲述自己的孩子因为学校功课太紧张而没有时间完成家庭作业。另外一个例子是家长漫不经心地说他们的孩子到了需要做作业的时候不想做，而忽略自己的责任是督促孩子完成作业这一事实。为了弱化这种言行，治疗师可以请那些完成了作业的家长举手，然后先问完成作业的家长。这样既可以回到小组的重点内容，又可以让这些没有完成作业的家长明白作业是可以完成的。

　　因为第一次课时有意减少家长小组的教学内容，旨在快速读完家长讲义（Parent Handout）。这样的话，治疗师就可以在课时结束前完成任务并等待孩子们返回教室。这可能会让存在自恋症状的家长表现出框 3.1 中的某个行为。为了阻止这种情况发生，治疗师可以在教室里面走动并要求每位家长读出家长讲义里面的一条内容并思考其对他们的意义。详细地复习一下家庭作业，因为很多家长将会需要进一步的解释。向家长介绍和解释完家庭作业后提问，只回答与讲义相关的内容，而后面课时需要解释的问题则不在这个课时解答。你可以说：这是一个很重要的问题，我们后面会解释，但是我们现在还没有学习到那一步，所以请留着这个问题到后面的课时。要清晰地列出与培训完全不相关的问题（例如："孤独症的病因是什么？""孤独症可以治愈吗？"）。如果被问到，你可以说："这是个很好的问题，但是我希望我们把焦点放在 PEERS 的培训目标上，就是帮助孩子们建立和保持友谊。我们只有足够的时间来做这个事情，请大家都注意不要偏离了这个主题"。这种重新指导可以起到安慰家长们的作用，因为他们知道期望的目标是什么，而且这样可以更容易地让大家把精力都集中在我们提供的 PEERS 培训上面。

　　对于完全偏离的问题，你也可以利用小组的内容结构来帮助纠正，如："我们今天有很多需要讲述和讨论的，所以现在没有时间马上讨论这个问题。"对于有些特别难以搞定的小组，你可能需要在黑板上写出培训日程表并重点标记。你也可以一开始就告诉家长你可能会随时打断他们说话，这样也是有帮助的。例如说："我们每周都有很多内容需要讲述和讨论，所以为了集中精力在需要讲述的内容上，我可能需要偶尔打断你们说话，但是请理解这样做的必要性，这是为了让大家的注意力都集中在讲课主题从而从培训中最大限度地获益"。为了防止家长在课时中提出可能会影响治疗的问题，最好是在小组时间外和这些家长见面讨论，而不要因此影响小组课时进展。有必要的话，也要准备好为他们提供其他的资讯和服务机构方面的信息。

第一课时系列的家庭作业（包括小组内打电话和后面的小组外打电话）是基于 Frankel 和 Myatt（2003）介绍的新方法。打电话可以作为家长执行和监督课时中教导的对话技巧应用的方式。那些经过如何干预这个"可教的时刻"培训的家长，通过练习打电话从而提高孩子的对话技巧。因为打电话的双方已经提前讨论了什么时候打电话，因此小组内打电话非常容易完成。非常容易完成地第一次作业任务，可以建立这样的期望，即：家庭作业是可以完成的，他们将会完成作业。

（二）开场白

◆ 开始：欢迎各位小组成员
◆ 在教室走动，请家长通过以下方式自我介绍。请他们说：
　— 自己的名字
　— 孩子的名字和年龄
　— 他们最喜欢的一件关于孩子的事情
◆ 当家长完成自我介绍后，简单重复每位家长最喜欢的一件关于孩子的事情，这样可以帮助他们保持贴切主题。
◆ 阻止家长说关于孩子的负面内容（你需要温和而委婉地打断他们说话，重新要求他们说出自己喜欢孩子的方面）。
◆ 一开始就要阻止闲聊，从而建立合适的期望（不要只和某一位家长交流，也不要让家长将交流的注意力分散到别的方面）。
◆ **回顾保密问题**
　— 回顾保密的限制性（这在不同的地区可能会不一样）
　　• 如果我们有关于孩子被虐待、忽略、存在家长或其他人可能伤害孩子的风险，我们将会报告有关机构。
　— 鼓励小组成员对小组课时听到的内容保密。
　— 我们也希望你和你的孩子维护保密性。请不要在小组外讨论我们小组内的任何内容。但是请记住我们不能控制你们所有人都遵守规则。
◆ **解释小组的目的**
　— PEERS 是一个帮助青少年建立和维持友谊的社交技能小组
　— 我们重点培训以下技能：
　　• 如何运用好的对话技巧
　　• 如何恰当地使用电子交流工具（如电话、短信、即时通讯、电子邮件、互联网）
　　• 如何进入和退出与同伴的交流
　　• 如何选择合适的朋友
　　• 如何恰当地使用幽默
　　• 如何成功地组织与朋友们的聚会
　　• 如何成为一个有团队精神的人
　　• 如何处理取笑和欺凌
　　• 如何改变坏名声
　　• 如何处理和朋友间的争论和分歧
　　• 如何处理流言蜚语
　— 我们将在接下来的 14 周每周见面一次，每次 90 分钟课时。
　— 家长组和青少年组将会分别在同一时间、不同教室见面。
　— 家长会被告知他们的孩子正在青少年组讨论什么。
　— 家长将会和孩子交流并帮助他们如何使用这些在 PEERS 学到的技能。

— 在第 14 周结束的时候，我们将会组织一个毕业派对和典礼。

◆ **解释家长课时的构成**

— 这一课时从回顾上一课时的家庭作业开始（大约 50 ~ 60 分钟）

· 你和你的孩子每周课时都将会有家庭作业以练习新学的技能。

· 家长参与作业的程度应该取决于您的孩子没有感觉到明显压力为宜：

◆ 这将会在每次课时结束前与治疗师商谈统一意见后决定。

◆ 您必须至少与孩子讨论一下作业。

· 我们只会将重点放在完成了的家庭作业上。

◆ 这意味着如果您没有完成作业，我们将不会花时间讨论为什么没有完成作业，除非是需要解决什么问题。

◆ 培训是否成功依赖于家庭作业的完成情况。

— 接下来的一部分内容主要是讨论下周的作业（大约 20 ~ 30 分钟）：

· 您将每周获得家长讲义，同时包括家庭作业和课时内容的简单介绍。

· 我们建议您保留好这些讲义，最好将它们储存在活页夹内。

· 我们也鼓励您将这些讲义与可能运用社交技能帮助您孩子的其他家庭成员分享。

— 在课时结束时，我们会将组织家长和孩子重新团聚，一起复习课时内容并确保您和孩子在下课前对完成家庭作业获得一致意见（大约 10 ~ 20 分钟）。

◆ **简单解释青少年课时的构成**

— 每次青少年的课时都是以复习上次的家庭作业开始，包括解决完成作业过程中遇到的问题（大约 20 ~ 30 分钟）。

— 然后是这周课时的教学课时（大约 30 分钟）。

— 接着是孩子们对课时新学内容的行为演练（大约 20 分钟）：

· 社交活动

· 室内游戏

· 户外游戏和体育运动

— 在课时结束时，我们会将组织家长和孩子重新团聚，一起复习课时内容并确保家长、孩子和治疗组成员在下课前对完成家庭作业进行讨论并获得一致意见（大约 10 ~ 20 分钟）。

◆ **解释如果孩子在小组内行为不端将会怎么样**

— 青少年组治疗师将会在未来的 14 周课时和家长讨论孩子的不端行为问题。

— 如果孩子在小组课时期间有不端行为，将会给予警告。

— 如果孩子继续有不端行为，将给予他或她最后一次警告。

— 如果这种不端行为没有纠正，家长将会被叫出教室，然后青少年组治疗师或教练将会与家长和孩子一起讨论并决定能继续课时的最佳方案。

◆ **如果孩子的不端行为继续存在，青少年组治疗师将会和家长讨论可能的解决方案，其中包括提前终止培训。**

（三）介绍

◆ 分发家长讲义

— 一边分发讲义，一边开始阅读讲义内容，否则可能会失去讲义的作用。

◆ 在教室走动并要求家长轮流读出讲义内容：

— 如果你发现或怀疑哪位或多位家长有语言或阅读障碍时，不要让家长阅读讲义（这个情况通常可以在面谈完成问卷的时候发现）。

— 课时内容里面的**粗体字**就是家长讲义内容。

— **粗体**表达是专业术语（buzzwords），代表课程里面的重要概念。

— 这些专业术语代表了用几个简单词汇就可以辨认的复杂社交行为。

◆ 尽可能地试图使用这些专业术语，从而在治疗师、家长和孩子之间形成通用语。

（四）可以从小组中期待学习到的内容

1. 帮助您的孩子学习如何建立和维持友谊。
2. 帮助您更有效地支持您的孩子努力寻找合适的朋友。
3. 帮助您更有效地支持您的孩子结交新朋友和发展好朋友的能力。
4. 帮助您培养您孩子在他或她的社交关系中的独立性。

（五）方法

1. 每次青少年课时都会有关于孩子如何处理棘手的社交场合的简单介绍。
2. 您将需要在每次的青少年课时做简要汇报。
3. 每次课时，您的孩子将会练习培训中教的新技能。
4. 为了练习这些新教的社交技能，您和您的孩子每周都会有需要在家里和学校完成的家庭作业。
5. 每次的家长课时和青少年课时都会复习前一次的作业。
6. 家长在小组里面有以下两个重要的事情需要完成：
   a. 帮助您的孩子参与到他或她可以认识其他青少年孩子的活动中去。
   b. 帮助您的孩子组织和朋友们的聚会。

（六）不能从小组中期待获得的内容

1. 这不是支持性小组，小组不能帮助您寻找关于心理或发育性障碍的内容。
2. 如果您不规律、准时参加课时，您的孩子将不会在社交技能方面获益。
3. 您的孩子只有每次都试图完成家庭作业才能获益。
4. 您的孩子可能不会与小组里面的其他孩子保持长久的友谊。这是社交技能训练小组，而不是"友谊配对"小组。不允许您在小组培训期间和小组里的其他成员进行社交活动。[要求家长口头同意：在治疗期间不会和小组其他成员保持社交联系]。
5. 我们不会处理您孩子的所有问题，而是只针对交朋友。

（七）良好友谊的特征

◆ 解释：这个培训的名称为"PEERS"。PEERS（同龄人）有时就是指朋友或潜在朋友。小组培训的目的就是让我们的青少年孩子学习如何建立和维持友谊。因此，我们在什么样的朋友是好朋友这个方面获得一致意见很重要，这样我们可以一起帮助孩子寻找最适合他们的朋友。

◆ 和家长一起讲解良好的朋友关系的特征（允许他们一起讨论并增加到以下目录里面）：
   — 共同的兴趣爱好
     · 相似的兴趣、爱好、业余爱好（例如：你们有共同点）
   — 自我揭露 / 分享秘密
     · 分享内心的想法、感情、故事时感觉自在（例如：分享秘密的时候感觉自在）
   — 相互理解
     · 相互理解（例如：你们之间都可以相互理解）
   — 冲突化解
     · 可以解决潜在的争论和冲突，而不会伤及友谊（例如：当你们有争论或分歧的时候，你们可以和好，仍然是朋友）。
   — 彼此的 / 共享的 / 平等的
     · 相互分享的友谊；在本质上是互惠的（例如：你们都是平等的；两个人一起分享友谊；没

有一个人支配另外一个人的情况）。

— 喜爱/关心

   • 友谊是基于相互之间的喜爱、热情、关心（例如：你们两个人之间都相互关心对方）。

— 承诺/忠诚/信任

   • 友谊是基于忠诚、忠贞和信任（例如：你们相互忠诚于对方；相互可以信任）。

（八）教学课时：交换信息

◆ 说：今晚第一个课时孩子们要学习的是如何交换信息（trade information）（这是第一个专业术语）。交换信息是人们在交谈中自然发生的，包括分享和交换想法、主意和兴趣。交换信息最重要的目标是寻找共同的兴趣爱好，这样就可以发现你们之间是否有什么共同的话题可以一起谈论或共同想做的事情可以一起做。

◆ 在教室走动，请家长轮流读出家长讲义。

（九）交换信息的规则

◆ 询问对方关于他自己或她自己的事情（例如：他们的兴趣、爱好）。

◆ 当对方讲完时，回答你自己的问题：

— 分享关于你自己的一些内容（例如：你的兴趣、爱好、业余爱好）

◆ 发现共同的兴趣爱好

— 寻找你们可以一起谈论的内容。

— 寻找你们可以一起做的事情。

— 发现他或她不喜欢做的事情——那样你就可以避免做这些事情。

◆ 共享对话

— 给对方问你问题或做出评论的机会。

— 偶尔的停顿，让对方引导对话。

   • 如果对方没有说话——接着说下一个问题或做出评论。

— 你可能需要评估对方是否对交谈的内容感兴趣：

   • 对方是否参与了对话（与你说话，问你问题）？

   • 对方是否和你有眼神交流？

   • 对方是否试图离开？

   • 对方的肢体语言如何（例如：他们是否面向你或背对你？）

◆ 第一次交谈时，不要谈及太私人的话题

— 这可能会让对方觉得不自在。

— 可能让对方以后不愿意和你交谈。

（十）家庭作业

◆ 家长组的治疗师应该和家长一起复习家庭作业，并解决潜在的问题：

1. 家长这周应该和孩子一起练习交换信息

  a. 在练习前，与孩子一起复习交换信息的规则。

  b. 寻找可以在小组分享的共同兴趣爱好。

2. 小组内通话

  a. 打电话前

    i. 离开小组前，家长应该安排孩子给另一位小组成员打电话，以练习对话技巧。青少年组的治疗师每周会安排打电话任务，并且会在重聚的时候读出打电话的任务分配情况。

ii. 准备好哪天的哪个时间打电话。

iii. 讨论打电话的时候家长将会在哪里。

iv. 在打电话前和孩子复习交换信息的规则。

b. 打电话时

i. 孩子们在打电话时需要交换信息。

ii. 寻找共同的兴趣爱好，在小组课时汇报。

c. 打电话后

家长应该和孩子一起讨论打电话的情况，寻找共同的兴趣爱好，解决可能的问题。

（十一）如何帮助您的孩子完成他或她的作业

◆ 解决问题

—— 当孩子在练习新技能方面遇到困难时给孩子提供建议。

- 建议可以这样开始说：……怎么样 / 如何？

- 例子：下次交换信息的时候你也问问你朋友喜欢做什么，怎么样？

—— 不要明确地对您的孩子说他或她哪里做错了。

- 这样会让您的孩子觉得受挫或让他或她觉得难堪。

- 例子：你没有用正确的方式交换信息。

标注： 记录家长对于他们的孩子在完成第一次作业时存在问题给出的理由。有的家长属于"直升机家长（望子成龙、望女成凤）"或"育雏器家长"，试图代替孩子完成作业，或试图提供太多的准备工作。第一次课时尽量避开这样的家长，看避开家长的干扰，孩子完成作业的情况。阻止这样的家长在孩子打电话时提供指导或手稿。在打电话之前而不是打电话时，家长和孩子一起练习会更好。

（十二）最后的管理方面建议

◆ 和家长一起复习打电话登记表（phone roster）。（这个登记表应该在小组课时之前就做好，列出所有的家长和孩子的名字和电话号码。）

—— 告诉他们小组内通话将会使用这个登记表。

—— 家长应该记录这个登记表中每周打电话的日期和时间。

—— 家长如果想更改登记表中的电话号码或登记表中的电话有错误，应该告诉我们。

- 如果登记表里面的内容有改变，下次课时将发放新的登记表。

◆ 复习计划缺席单（Planned Absence Sheet）

—— 提醒家长：每次课时都参加极其重要。

—— 如果家长无法参加某个课时，他们要在计划缺席单上登记，并最晚在第二次课时交给治疗组工作人员。

—— 如果那周有好几个计划缺席的家长，你可能要考虑重新制定一个课时计划。

二、家长讲义 1：介绍和对话技巧 I ——交换信息

（一）可以从小组中期待学习到的内容

1. 帮助您的孩子学习如何建立和维持友谊。

2. 帮助您更有效地支持您的孩子努力寻找合适的朋友。

3. 帮助您更有效地支持您的孩子结交新朋友和发展好朋友的能力。

4. 帮助您培养您的孩子在他或她的社交关系中的独立性。

（二）方法

1. 每次青少年课时都会有关于您孩子该如何处理棘手社交场合的简单介绍。
2. 您将需要在每次青少年课时做简要汇报。
3. 每次课时，您的孩子将会练习培训中教导的新技能。
4. 为了练习这些新教的社交技能，您和您的孩子每周都会有需要在家里和学校完成的家庭作业。
5. 每次的家长和青少年课时都会复习前一次的作业。
6. 家长在小组里面有以下两个重要的事情需要完成：①帮助您的孩子参与到他或她可以认识其他青少年孩子的活动中去；②帮助您的孩子组织和朋友们聚会。

（三）不能从小组中期待获得的内容

1. 这不是支持性小组，小组不能帮助您寻找关于心理或发育性障碍的内容。
2. 如果您不规律、准时参加课时，您的孩子将不会在社交技能方面获益。
3. 您的孩子只有每次都试图完成家庭作业才能获益。
4. 您的孩子可能不会与小组里面的其他孩子保持长久的友谊。这是社交技能训练小组，而不是"友谊配对"小组。不允许您在小组培训期间和小组里的其他成员进行社交活动。
5. 我们不会处理您孩子的所有问题，而是只针对交朋友。

（四）交换信息的规则

◆ 询问对方关于他自己或她自己的事情（例如：他或她的兴趣、爱好）
◆ 当对方讲完时，回答你自己的问题：
　— 分享关于你自己的一些内容（例如：你的兴趣、爱好、业余爱好）
◆ 发现共同的兴趣爱好
　— 寻找你们可以一起谈论的内容。
　— 寻找你们可以一起做的事情。
　— 发现他或她不喜欢做的事情——那样你就可以避免做这些事情。
◆ 共享对话
　— 给对方问你问题或做出评论的机会。
　— 偶尔的停顿，让对方引导对话。
　　• 如果对方没有说话——接着说下一个问题或做出评论。
　— 你可能需要评估对方是否对交谈的内容感兴趣：
　　• 对方是否参与了对话（与你说话，问你问题）？
　　• 对方是否和你有眼神交流？
　　• 对方是否试图离开？
　　• 对方的肢体语言如何（例如：他们是否面向你或背对你？）
◆ 第一次交谈时，不要谈及太私人的话题
　— 这可能会让对方觉得不自在。
　— 可能让对方以后不愿意和你交谈。

（五）家庭作业

1. 家长这周应该和孩子一起练习交换信息。
　a. 在练习前，与孩子一起复习交换信息的规则。
　b. 寻找可以在小组分享的共同兴趣爱好。

2. 小组内通话
   a. 打电话前
      i. 离开小组前，家长应该安排孩子给另一位小组成员打电话，以练习对话技巧。
      ii. 准备好哪天的哪个时间打电话。
      iii. 讨论打电话的时候家长将会在哪里。
      iv. 在打电话前和孩子复习交换信息的规则。
   b. 打电话时
      i. 孩子们在打电话时需要交换信息。
      ii. 寻找共同的兴趣爱好，在小组课时汇报。
   c. 打电话后
      家长应该和孩子一起讨论打电话的情况，寻找共同的兴趣爱好，解决可能的问题。

（六）如何帮助您的孩子完成他或她的作业

◆ 解决问题
   —— 当孩子在练习新技能方面遇到困难时给孩子提供建议。
      · 建议可以这样开始说：……怎么样 / 如何？
      · 例子：下次交换信息的时候你也问问你朋友喜欢做什么，怎么样？
   —— 不要明确地对您的孩子说他或她哪里做错了。
      · 这样会让您的孩子觉得受挫或让他或她觉得难堪。
      · 例子：你没有用正确的方式交换信息。

三、治疗师对青少年课时的指导 1：
介绍和对话技巧 I ——交换信息

（一）青少年课时的指导原则

　　第一次课时最主要的目标是通过简短的教学课时和行为训练，让青少年孩子适应小组课时的内容结构和建立小组凝聚力。治疗师在第一次小组课时建立明确的期望和最大程度减少不端行为非常重要。

　　如果纳入面谈时遵循了指导原则，小组内所有的青少年孩子都应该是自愿参与培训的。通过只纳入愿意参加这个干预项目的孩子，您可以最大程度减小异常行为和不端行为。在干预的最早阶段，有孩子表现为"学校耍酷的综合征（too cool for school syndrome）"。他们可能会表现得好像自己不需要干预，不属于这个小组，以不合适的方式来"保留面子"。小组里面有一到两个人有这样的表现是很常见的，特别是年龄较大的青少年孩子。建议治疗师不要忙于和这些孩子讨论为什么他们需要参加这个培训，因为这样只会让小组里面其他有热情参加培训的孩子感到难堪。相反，为了保证体验有效果，治疗师应该主要介绍改善友谊的益处，解释建立和维持友谊是很难的，每个人（包括家长和治疗组工作人员）都可以在这个培训过程中试图学习更多有关知识。

　　治疗师可以掌控的教室环境非常重要，这样可以确保让孩子们从课时的教学部分最大程度获益。小组成员应该举手才能发言，不能相互窃窃私语，也不能有过长时间或过度的个人叙事。通过介绍规则给孩子们建立以上这些期待。为了确保孩子们遵守这些规章制度，请孩子们解释为什么这些规则很重要，这样很有帮助。这些讨论会让他们更愿意遵守规则。

　　如果有哪个成员开始了无关讨论，治疗师应该问：这个是否贴近主题？以此来引导其重新叙说，这样可以避免进一步谈论偏离主题的内容。治疗师也要及时避免孩子们的赘述，阻止长久地回答问题，因为这样也会偏离主题。这种情况下，这样说会有帮助：好的，我们现在要继续下一个问题了，后面还有很多内容要讲。如果还在继续赘述，你可以说：如果后面我们还有时间，我们可以再讨论这个内容。然而，不建议重新回到主题，这样只会增加更多的赘述。

治疗师建立一个轻松有趣的环境非常重要。创建这种环境包括让孩子们主动参与制定课程规则的过程。PEERS 采用一种特殊的课程，涉及具体规则和社交礼仪的步骤。这个过程是通过对问题进行苏格拉底式问答方法（Socratic method），以及通过模拟和角色扮演练习来实现，过程中会产生积分（points）。前者是根据你想得到的答案来提出特别的问题，后者是对合适和不合适两种行为的具体示范，主要是为了形成一个更复杂社会行为系列的规则（例如：示范什么样是喋喋不休地谈话，然后问：在这个谈话中，我做错什么了？）。使用这些指导技巧可以在课时教学期间让孩子们保持注意力，并让他们更容易记住刚刚教导的这些技能。如果不是由治疗师，而是由这些孩子们和他们的同伴自己制定规则，他们更能相信你教导他们的知识。

当阐述规则和社交礼仪步骤的时候，要避免问开放性的问题，例如：有哪位对良好的交谈有什么看法或意见？像这样的问题太宽泛了，常常让还不知道社交礼仪的孩子做出不恰当回答。相反，应该坚持提出这本操作手册中教学部分列出的问题。请关注框 3.2。

最后，治疗师和教练应该避免与孩子们开玩笑或谈论一些愚蠢的问题，因为这样可能会对小组失去掌控，难以把成员的注意力保持在培训主题上。

框 3.2 如何处理小组内的不端行为

◆ 青少年组治疗师应该在这 14 周 PEERS 课时培训中保持与家长进行沟通。
◆ 如果孩子在小组课时期间有不端行为，应该给予他或她警告（例如：这次是警告，如果你继续_____，我将会把家长叫过来）。
◆ 在取得家长帮助之前给予多次警告是可以的，只要这个孩子对警告有反应。
◆ 如果孩子继续有不端行为，将给予他或她最后一次警告（例如：这是最后一次警告，如果你继续_____，我将会把家长叫过来）。
◆ 如果这种不端行为没有纠正，将家长叫出教室。
◆ 找到一个只有治疗师（最好在）或教练、青少年和家长在的合适地方。
◆ 简单地解释青少年的不端行为。
◆ 告知孩子和家长，当他或她做好表现恰当行为准备的时候，欢迎重回小组（例如：我将给你和家长一些时间讨论，当你觉得自己会表现得好的时候就可以回到小组）。

（二）处理不端行为

我们不建议向孩子们解释处理不端行为的过程（在他们没有不端行为表现之前），因为这样可能作为推力，使孩子们表现出不端行为。在开始的时候就要立刻对行为做出规定。也就是说如果有个孩子说话不合时宜，你可以说：我需要你在说话前先举手。如果有人嘲笑另外一个人的评论，你可以说：我要求每个人都做到尊重别人。如果有人试图开玩笑，做出小丑表情，你可以说：我要求每个人都能够认真。这些评论既可以帮助孩子们重新回到规定的行为表现，也可以避免一开始就有太严厉的处罚。如果有人继续表现不端行为，你也可以让小组成员一起讨论，说：为什么举手发言、认真对待和尊重其他成员很重要？通过这种方式，你使用了同伴压力，而不是直接把有不端行为的孩子叫出来。有孩子最初出现这种情况是很正常的，但是如果你能很好地解决这种情况，你就可以将不端行为的消极后果降低至最小程度。

此外，有两种不端行为需要立即处理，就是语言和行为攻击。这包括模拟或假装打架。在小组课时期间，绝对不允许任何人受到任何形式的嘲笑、欺负或身体伤害。对于这些罕见的例子，应该立即将这种行为的小孩从小组剔除。把家长从家长课时小组中叫出来，并在孩子面前告知家长此事。当问题被很好地解决后，根据事件的严重程度判断孩子是否有可能回到小组。让所有的孩子在小组里都感到安全和立即处理这类事件都至关重要。让受过这方面训练的教练来处理这类问题，同时让治疗师继续对小组的其他成员进行培训是很重要的。

（三）准备与开场白

当孩子们进入教室的时候，把他们的名字写在黑板上，在每个名字后面留一些空间用于奖励加分（通过完成家庭作业和课时参与获得积分）。每周的课时都要这样做。

考虑到孩子们有不同的学习风格，建议当呈现社交礼仪规则的时候，在黑板上写出与这些规则和步骤相关的专业术语或简短的要点。这些规则和步骤应该在整个课时保存在黑板上（不要擦去），因为孩子们可能需要依赖它们进行行为预演练习。因此，治疗师将需要分配好课时内容和积分两部分的黑板空间。

确保孩子们在整个课时坐好，发言或问问题时举手。否则，课时可能会失控。在他们认真听课，特别是复习家庭作业的时候，提供吃的（如比萨）和饮料也是有帮助的。如果你提供食物的话，要确保孩子们在索要更多分量或饮料的时候举手，强化合适的餐饮行为，并纠正不合适的餐饮行为。

（四）开场白
◆ 开始：欢迎各位小组成员
◆ 自我介绍，介绍教练
◆ 在教室走动，请每个人说出：
　— 他们的名字
　— 他们的年龄和就读年级
　— 他们上学的地方
◆ 遵守指导和积极参加者立即给予奖励得分：
　— 在黑板上列出每个人的名字，在名字后面用影线记号笔做积分记录。
◆ 如果有人问及得分，告诉他们你将会在后面解释如何得分。

（五）小组的规则
◆ 向小组成员呈现规则（将规则写在黑板上）。
◆ 对于每条规则，问："为什么这是好的规则"。

○ 规则
　1. 认真听小组内的其他成员说话（当别人说话的时候不要说话）
　2. 遵守指示
　3. 举手发言
　4. 尊重他人（不允许嘲笑他人或开他人玩笑，不允许诅咒）
　5. 不允许触摸他人（不允许撞击、踢、推、拥抱等）

（六）PEERS 概述
1. 小组的目的
　解释以下内容：
◆ 告诉小组成员，小组的名字是 PEERS。

◆ 问他们：什么是 PEERS？
    — 回答：和你年龄相同的人，一个朋友、同学、同事。
◆ PEERS 是一个社交技能训练小组，帮助青少年孩子建立和维持友谊。
◆ 我们将会在接下来的 14 周每周见面一次，每次 90 分钟课时。
◆ 家长组和青少年组将会分别在同一时间、不同教室见面。
◆ 家长会被告知他们的孩子正在青少年组讨论什么。
◆ 家长将会和孩子交流并帮助他们如何使用这些在 PEERS 学到的技能。
◆ 在第 14 周结束的时候，我们将会组织一个毕业派对和典礼。

2. 课时的构成

解释每次课时的结构：

◆ 课时从回顾家庭作业开始（大约 20 ~ 30 分钟）
    — 你每周课时都将会有家庭作业以练习从 PEERS 新学的技能。
    — 作业都是很有趣的——所以请不要担心。
    — 家长可能帮你或不帮你完成作业——你可以自己选择。
    — 但是你必须要和家长讨论你的家庭作业。
    — 你的家长需要在每次课时开始之前复查你的作业，因此他们需要知道你做了些什么。[要所有的小组成员同意每周在下次课时之前和家长一起讨论他们的家庭作业。]
◆ 然后复习当天的课时内容（大约 30 分钟）。
◆ 我们在课时期间会练习以下技能：
    — 社交活动
    — 室内游戏
    — 户外游戏和体育运动
◆ 在课时结束时，我们回到家长组教室，简要复习课时学习到的专业术语和本周的作业（大约 10 ~ 20 分钟）。
    — 解释：专业术语（buzzwords）是指我们用于描述一些社交技能类型的词或术语。当我们在谈论社交礼节的规则或步骤时使用这些词语作为通用语。

3. 挣得奖励积分

◆ 解释孩子们可以通过以下方式获得积分：
    — 遵守规则（例如：认真听讲、尊重他人、遵照指示）
    — 完成家庭作业
    — 上课时积极参与
    — 在课时上练习新学的技能
◆ 得分会在每次课时结束时计算，包括小组得分和个人得分。
◆ 小组得分用于干预治疗结束时的毕业派对：
    — 得分越多，毕业派对越大、越好。
◆ 个人得分用于毕业奖励：
    — 得分越多，毕业奖励越好。
    — 得分最多的人可以首先选择奖品。
    — 奖品包括：
       • 篮球、橄榄球、排球、足球、棒球设备，飞盘（投掷游戏用的塑料的）
       • 棋牌游戏、纸牌游戏
    — [标注：奖品要求是可以互动和促进同龄人社交活动的]
◆ 提问问题：如果你获得一分，是说明你帮助了你自己或小组，或两者都帮助了？
    — 回答：两者

（七）讨论问题

解释：这个培训的名称为 "PEERS"。PEERS（同龄人）有时就是指朋友或潜在朋友。小组培训的目的就是让我们的青少年孩子学习如何建立和维持友谊。因此，我们在什么样的朋友是好朋友这个方面获得一致意见很重要。

[问小组成员以下问题，并允许简短讨论。通过这种集体自由讨论的方式，将好的意见写在黑板上。试图将孩子们提供的答案用下面"良好友谊的特征"部分中的语言表达出来，直到所有的内容都覆盖了。]

◆ 什么是朋友？

◆ 当你有一个朋友的时候，你是如何知道的？

◆ 朋友间有哪些共同点？

◆ 什么是最好的朋友？

○ 良好友谊的特征

集体讨论后，简短回顾良好的朋友关系的基本特征。

◆ 共同的兴趣爱好

— 相似的兴趣、爱好、业余爱好（例如：你们有同样的东西）

◆ 自我揭露 / 分享秘密

— 分享内心的想法、感情、故事时感觉自在（例如：分享秘密的时候感觉自在）

◆ 相互理解

— 相互理解（例如：你们之间可以相互理解）

◆ 冲突化解

— 可以解决潜在的争论和冲突，而不会伤及友谊（例如：当你们有争论或分歧的时候，你们可以和好，仍然是朋友）。

◆ 彼此的 / 共享的 / 平等的

— 相互分享的友谊在本质上是互惠的（例如：你们都是平等的；两个人一起分享友谊；没有一个人支配另外一个人的情况）。

◆ 喜爱 / 关心

— 友谊是基于相互之间的喜爱、热情、关心（例如：你们两个人之间都相互关心对方）。

◆ 承诺 / 忠诚 / 信任

— 友谊是基于忠诚、忠贞和信任（例如：你们相互忠诚于对方；相互可以信任）。

（八）教学课时：交换信息的规则

解释：每周的 PEERS 课程，我们会关注不同的社交技能。今天，我们将讲述如何与他人很好地交谈。同龄人友谊最重要的一部分就是相互能很好地对话。良好的对话包括交换信息，它是人们在彼此了解的时候自然发生的信息交换。交换信息最重要的目标是寻找共同兴趣爱好，这样就可以发现你们之间是否有什么共同的话题可以一起谈论或共同想做的事情可以一起做。

讲述交换信息的规则（我们的第一个专业术语）。

1. 询问对方关于他自己或她自己的事情（例如：他们的兴趣、爱好）。

说：交换信息的其中第一条规则就是询问对方关于他自己或她自己的事情。你可能问问他们的兴趣、爱好，或周末喜欢做什么。为什么询问对方关于他自己或她自己的事情很重要呢？

回答：因为这样你可以发现别人得兴趣、爱好和业余爱好——以及你们之间是否有共同的兴趣爱好。

2. 当对方讲完时，回答你自己的问题

a. 分享关于你自己的一些内容（例如：你的兴趣、爱好、业余爱好）。

b. 说：交换信息的另一条规则就是你需要回答你自己的问题，分享关于你自己的一些内容，这包括分享你们的兴趣、爱好、业余爱好。

回答：因为别人可能不知道要问你相同的问题，为了交换信息，你也可以分享关于你自己的事情。

3. 发现共同的兴趣爱好

　　a. 寻找你们可以一起谈论的内容。

　　b. 寻找你们可以一起做的事情。

　　c. 注意他或她不喜欢做的事情——那样你就可以避免做这些事情。

　　d. 说：交换信息最重要的目标是寻找共同兴趣爱好，我们需要寻找共同的兴趣爱好，这样就有话题可以一起谈论或有共同想做的事情可以一起做。同时也要注意别人不喜欢做的事情，这样我们在一起的时候可以避免做这些事情。你为什么认为寻找共同的兴趣爱好很重要呢？

回答：因为共同的兴趣爱好是友谊的基础。

4. 共享对话

　　a. 说：交换信息的另一条规则就是确定是相互分享的对话。为什么分享对话很重要呢？

回答：因为这就是我们如何交换信息并相互了解的途径。

　　b. 这意味着你给对方问你问题或做出评论的机会。

　　　　i. 偶尔的停顿，让对方引导对话。

　　　　ii. 如果对方没有说话——接着说下一个问题或做出评论。

5. 第一次交谈时，不要谈及太私人的话题

　　a. 说：交换信息的最后一个规则是首次交谈不要谈及太私人的话题。为什么第一次和别人交谈时谈及太私人的话题是个坏主意呢？

回答：这可能会让对方觉得不自在，可能让对方以后不愿意和你交谈。

　　b. 给出一个谈及太私人话题的例子（例如：你的成绩等级是什么？）

避免孩子们提供例子，这样可能会促使他们犯糊涂。

　　c. 问：当你已经很了解对方了，可以问更私人的问题吗？

可以，如果你们已经是好朋友的话。

◆ 你可能需要评估，以确认对方对交谈的内容感兴趣。

　　— 对方是否参与了对话（对你说话，问你问题）？

　　— 对方是否和你有眼神交流？

　　— 对方是否试图离开？

　　— 对方的肢体语言如何（例如：他们是否面向你？）

◆ 如果他们看起来没有兴趣和你交谈，你可能需要走开并寻找其他人交谈。

（九）角色扮演练习

◆ 治疗师应当与一名教练采用恰当的角色扮演来演示交换信息。

　　— 说：现在我们将演示关于如何恰当地交换信息的例子。观看这个对话，结束时告诉我们哪些地方是做得正确的。

治疗师（面对教练，做出眼神接触）：某某（说名字），你好！最近怎么样？

教　练：我还好！某某（说名字），你怎么样？

治疗师：我很好！周末过得怎么样？

教　练：挺好的！我和几个朋友一起去看电影了。

治疗师：听起来不错啊！看了什么样的电影？

教　练：我们看了大家都在讨论的那部最新的科幻电影。

治疗师：好酷哦！我一直想看那部电影。挺好看的吧？

教 练： 是啊，非常不错！我可能还会再次看。你喜欢科幻电影吗？

治疗师： 恩，我喜欢！我也喜欢读科幻类的书籍。你呢？

教 练： 我也是！我一直有读。

治疗师： 我也是！哪本是你最喜欢的？

— 说：好了，时间到。哪位可以告诉我，我们刚才的对话哪些地方是做得正确的？

　· 回答：通过相互问话进行交换信息，并回答你的问题，你找到了共同的兴趣爱好，没有谈论太私人的问题，而且是相互的对话。

— 问：看起来我们乐意和彼此交谈是吗？

　· 回答：是的。

— 问：你怎么看出来的？

　· 回答：因为你们刚才有很好的眼神接触，彼此和对方说话，回答彼此的问题，面对对方，没有试图离开。

（十）行为演练

◆ 说：现在我们知道交换信息的规则，现在要求你们和旁边的人一起练习交换信息。记住，目标是寻找共同的兴趣爱好。

◆ 与旁边的人进行青少年交换信息演练

— 治疗师应该分好组（两人一组），如果有哪一组不在一起的话，将其调整到一起。

— 如果小组人员为奇数，分为三人一组。

◆ 如果需要帮助的话，治疗师和教练们应该提供帮助以促进练习。

— 例如：你们可以相互询问对方的学校或爱好。你可以讨论你喜欢的书、电影或电视节目。你可以问问对方周末喜欢做什么。

◆ 如果练习有问题的话，治疗师和教练们可能需要进行一些提示。

— 例如：记住一开始谈话不要谈及太私人的问题。确保是相互对话。你需要回答你自己的问题。

◆ 花 2 ~ 3 分钟进行这部分训练。

◆ 然后，简短地让孩子们确认他们是否可以找到共同的兴趣爱好，就说：现在开始总结对话，我听到了很多不错的信息交换。我们现在在教室里面走动来发现你们找到了什么样的共同兴趣爱好。

◆ 称赞孩子们的努力。

（十一）家庭作业

◆ 简短解释这周的家庭作业，就说：我们要求大家这周继续练习交换信息。记住我说过，每周都会有与正在学习的 PEERS 培训课程内容相关的一些家庭作业。你们这周的家庭作业是：

— 和家长一起练习交换信息，并找出共同的兴趣爱好。

— 打电话给小组里的另外一名成员：

　· 打电话时间至少 5 ~ 10 分钟。

　· 你将需要找到共同的兴趣爱好，并在下次小组课时进行汇报。

◆ 治疗师和教练们应该做好这周打电话分配工作，并在"小组内打电话分配记录"（In-Group Phone Call Assignment Log）中做记录备用。

— 如果小组成员为奇数的话，有人会获得"双重任务"的分配。

　· 这个人将有两次小组内打电话（一次为打电话者，一次为接电话者）。

　· 这个人将因为多完成了一次打电话作业而获得额外积分。

（十二）青少年孩子的活动：问答游戏

标注： 见 "青少年活动指导" 规则

◆ 孩子们需要在活动开始前完成问答游戏答题纸：
— 在小组课时开始前，大家在走廊时就完成这些表格，这样很有助于节省时间。

◆ 大家需要在问答游戏前交换信息，练习问问题：
— 在黑板上写下主题，然后将孩子们分为两人或三人一组。
— 孩子们花 2～3 分钟，完成与大多数小组成员的交换信息后，让他们重新集合开始玩问答游戏。

◆ 孩子们相互竞争，通过正确回答交换信息练习中的问题而获得积分：
— 首先举手的人第一个回答问题。
— 如果回答错误，其他人（第二个举手的人）有机会回答问题。
— 每个人对每个问题只能回答一次。
— 不要给孩子们提示。

◆ 在游戏过程中，鼓励大家为彼此鼓掌。

◆ 使用不同颜色的记号笔在黑板上记录得分。

◆ 游戏结束时，得分最多的人就是问答游戏获胜者。

（十三）重新集合

◆ 宣布孩子们应和他们的家长在一起。
— 确保孩子们都站在或坐在他们的家长旁边。
— 确保大家在重聚开始前都保持安静和集中注意力。

◆ 说：今天我们学习了如何交换信息。哪位可以告诉我交换信息有哪些规则？[要孩子们说出所有的规则，如果需要的话，给予一些提示]。
— 询问别人关于他们自己的事情（例如：他们的兴趣、爱好）。
— 回答你自己的问题
　• 分享关于你自己的一些内容（例如：你的兴趣、爱好、业余爱好）
— 发现共同的兴趣爱好
— 共享对话
— 第一次交谈时，不要谈及太私人的话题

◆ 说：这个小组在今天的交换信息练习中表现得非常好！他们通过玩问答游戏来练习了交换信息。请大家给他们鼓掌！今天的问答游戏获胜者是某某（说出名字）。也请大家为他或她鼓掌。

◆ 复习为下周课时准备的家庭作业（见下文）：
— 确定在家长面前宣读小组内打电话的作业分配。
— 提醒家长记录谁给谁打的电话。

◆ 分别和每个家庭讨论打电话时家长会在哪里。

（十四）家庭作业

1. 家长这周应该和孩子一起练习交换信息
　a. 在练习前，与孩子一起复习交换信息的规则。
　b. 寻找可以在小组分享的一个共同兴趣爱好。

2. 小组内通话
　a. 打电话前
　　i. 离开小组前，孩子家长应该安排好孩子给小组的另外一位成员打电话，以练习对话技巧。
　　ii. 准备好哪天的哪个时间打电话。

    iii. 讨论打电话的时候家长将会在哪里。

    iv. 在打电话前和孩子复习交换信息的规则。

  b. 打电话时

    i. 孩子们在打电话时需要交换信息。

    ii. 寻找共同的兴趣爱好，在小组课时汇报。

  c. 打电话后

  家长应该和孩子一起讨论打电话的情况，寻找共同的兴趣爱好，解决可能的问题。

（十五）计算得分

记录每周干预的以下内容得分：

◆ 计算每个人获得的得分数，但是不要当着孩子们的面计算。

◆ 计算整个小组获得的总分。

  — 不要公布个人和小组获得的总分。

  — 避免孩子们之间比较得分数。

◆ 提醒他们：他们是一个小组整体，赢得越多得分，毕业典礼就会办得越好。

四、青少年活动指导 1："问答游戏"

（一）需要的材料

◆ 黑板、粉笔或白板、记号笔

◆ 答题纸

◆ 剪刀

◆ 笔

（二）活动规则

◆ 孩子们在这个交换信息游戏中相互竞争。

◆ 就如"智力问答"这个电视节目一样，治疗师给孩子们提供答案，并要求他们以问问题的形式回答。

  — 例子：

    • 治疗师："答案是吉米最喜欢的运动。"

    • 小组成员："什么是棒球运动？"

◆ 为了增加兴趣和积极性，治疗师会为回答正确的人加分。

◆ 在交换信息练习之前分发答题纸。

◆ 要求小组成员答题并交给治疗师。

  — 在小组课时开始前，大家在走廊时就完成这些表格，这样很有助于节省时间。

◆ 以两人一组或三人一组的形式练习交换信息 2 ~ 3 分钟（根据时间而定），直到每个人都与所有的其他小组成员进行了交换信息。

◆ 治疗师将提出交换信息的主题并写在黑板上：

  — 名字

  — 他们所在的城市

  — 学校名字

  — 最喜欢的游戏

  — 最喜欢的运动

    — 最喜欢的电视节目

    — 最喜欢的电影

    — 周末最喜欢的活动

    — 眼睛的颜色（标注：不要直接问，通过交换信息时眼神交流观察到）

◆ 在黑板上写出不同的类别以帮助孩子们交换信息：

    — "学校"校风

      • 答题纸：学校的名字

    — 谢天谢地又到周五了

      • 答题纸：周末最喜欢的活动

    — "体育"和休闲

      • 答题纸：最喜欢的体育运动

    — "游戏"时间

      • 答题纸：最喜欢的游戏

    — 电影、电影、电影

      • 答题纸：最喜欢的电影

    — "TV"时间

      • 答题纸：最喜欢的电视节目

    — "家"，甜蜜的家

      • 答题纸：他们生活的城市

    — "眼里有它"

      • 答题纸：眼睛的颜色

◆ 当孩子们在交换信息的时候，其中一位教练可以：

    — 将答题纸的每个问题剪开（按照答题纸线条剪）

    — 根据分类将答题纸分开，混合答题纸顺序。

◆ 必要的话，治疗师和教练应当鼓励或提示大家提问问答游戏话题里面相关的问题。

◆ 当完成交换信息后，将小组成员作为一整个小组重聚，开始问答游戏。

    — 首先让得分最多的人挑选卡片分类。

    — 告知小组成员，如果哪个人在还没有提问之前举手的话，就取消他们回答那个问题的资格。

    — 第一个举手的人可以先回答。

    — 如果那个人的答案不对，第二个举手的人可以有机会回答问题（依此类推）。

    — 每个人对每个问题只能回答一次。

    — 不要给孩子们提示。

◆ 当说出那些物品的时候，你可能需要指向和那些物品有关的人（同时说出他或她的名字），因为小组成员彼此之间才刚刚熟悉。

◆ 如果小组成员回答问题的时间过长，你可能需要设定时间限制。

◆ 如果他们没有以正确的方式回答问题，不要去纠正（即：他们说："棒球"，而不是"什么是棒球？"）。

    — 重要的是他们记住了从交换信息中获得的信息。

◆ 正确回答问题的人获得分数，并选择下一个卡片类别。

◆ 如果没有人回答正确，回答最接近这个问题答案的人选择卡片。

◆ 在游戏过程中，鼓励大家为彼此鼓掌。

◆ 给予正确回答问题的人分数。

◆ 使用不同颜色的记号笔在黑板上记录得分。

◆ 游戏结束时，得分最多的人就是问答游戏获胜者。

◆ 保留答题纸，以备后面两次课时用。

（三）"问答游戏"答题纸

"学校"校风 答案是： 某某＿＿＿＿＿＿＿＿＿＿＿＿学校的名字 　　　（名字） 问题是： ＿＿＿＿＿＿＿＿＿＿＿＿是什么？ （你的学校名字）	**谢天谢地又到周五了（TGIF）** 答案是： 某某＿＿＿＿＿＿＿＿＿＿＿周末最喜欢的活动 　　　（名字） 问题是： ＿＿＿＿＿＿＿＿＿＿＿＿是什么？ （周末最喜欢的活动）
"体育"和休闲 答案是： 某某＿＿＿＿＿＿＿＿＿＿＿最喜欢的体育运动 　　　（名字） 问题是： ＿＿＿＿＿＿＿＿＿＿＿＿是什么？ （最喜欢的体育运动）	**"游戏"时间** 答案是： 某某＿＿＿＿＿＿＿＿＿＿＿最喜欢的游戏 　　　（名字） 问题是： ＿＿＿＿＿＿＿＿＿＿＿＿是什么？ （最喜欢的游戏）
电影、电影、电影 答案是： 某某＿＿＿＿＿＿＿＿＿＿＿最喜欢的电影 　　　（名字） 问题是： ＿＿＿＿＿＿＿＿＿＿＿＿是什么？ （最喜欢的电影）	**看电视时间** 答案是： 某某＿＿＿＿＿＿＿＿＿＿＿最喜欢的电视节目 　　　（名字） 问题是： ＿＿＿＿＿＿＿＿＿＿＿＿是什么？ （最喜欢的电视节目）
"家"，甜蜜的家 答案是： 生活的城市是＿＿＿＿＿＿＿＿＿＿ 　　　　（名字） 问题是： ＿＿＿＿＿＿＿＿＿＿＿＿是什么？ （生活的城市的名字）	**"眼里有它"** 答案是： 某某＿＿＿＿＿＿＿＿＿＿＿眼睛的颜色 　　　（名字） 问题是： ＿＿＿＿＿＿＿＿＿＿＿＿是什么？ （你的眼睛的颜色）

第4章

课时2：对话技巧Ⅱ
——双向对话

一、治疗师对家长课时的指导

（一）家长课时的指导原则

课时的结构能够帮助家长能紧扣主题，并且对于确保课时效率和治疗师的掌控是绝对必要的。复习家庭作业、然后家长讲义、然后布置作业，这样的顺序是非常简单明了的，家长很快就能明白这个规律。对于缺席前一节课时的家长，要避免在小组课时给予"额外"时间或给缺席了的家长打个特别的电话，这点很重要，因为这样对每次课时都参加的家长不公平。这种特殊待遇也传递一个这样的信息：规律地参加课时并不重要。同样地，如果前一次课时是另外一位家长代替参加的，不要指望配偶充分地传达课时内容以完成作业。相反，将家长讲义发给缺席上次课时、而这次回来上课的家长，并通用和其他家长一起复习作业来告诉他们缺席上次课时的内容。

这次课时介绍对话技巧。对任何人来说，第一次与想和你做朋友的人见面时，首要任务就是寻找共同喜欢的活动（Frankel & Myatt，2003）。这次课时最关注内容是训练孩子们如何共享会话、家长如何监督孩子的对话。这将是开始和维持友谊至关重要的一个技巧。

发展为朋友是一个持续的过程。然而，从实用角度来考虑的话，将这个过程视为几个独立的阶段来看，就更能让人明白。第一个阶段是从陌生人发展为一个友好的熟人。接下来这一阶段是开始发展为好朋友。第三阶段是将好朋友发展为最好的朋友。每个阶段对交流限制条件的要求是不同的。

孩子们应该根据他们之间关系发展程度来掌控他们的交流的亲密性程度。有效地掌控亲密度包括：通过多次联系和对方的接纳来更多地了解对方的信息。第一次见面，孩子们需要关注比较表面的信息交换，描述他们喜欢什么、不喜欢什么。他们需要避免对彼此进行评估，特别是负面的看法，避免告诉对方去做什么。

治疗师一开始就复习家庭作业。治疗师应该对家长任何偏离主题的说话进行引导，可以开始就这样说：上次的作业是给小组的另外一位成员打电话。让我们从完成了打电话作业的家长开始讨论。请完成了打电话作业的家长举手。首先要关注完成了作业的家长，这点至关重要。因为这样就树立了这样的观念：家庭作业是可以完成的。没有完成作业的家长（没有让他或她的孩子在规定的时间打电话）可以听其他家长讲述他们是如何完成作业的。

最重要的作业复习内容是小组内打电话，因此，首先从完成了作业的家长开始。确定获得所有的完成了打电话作业的家长的反馈。避免在教室里按顺序依次反馈（例如：从左到右）。对于不认真听你关注完成家庭作业者的家长，你需要重新引导他们（即：让我们首先听听成功完成作业的家长怎么说）。然后关注没有完成作业的家长，这么说："对于没有完成作业的人来说，我们来看看下周怎么才能完成作业"。只有当他们简单汇报、且以解决问题而结束时，听他们讲述为什么没有完成作业才有收获。像这样的回答："很抱歉，我这周太忙了"。不要满足于这样的回答。同样也不能满足于这样的描述：展开描述家长如何忙、孩子日程如何紧。对于这样的借口，可以把重点放在完成家庭作业对获得有效干预的必要性上。这个时候可能出现的另外一个问题是家长没有听孩子打电话。家长可能会说打了电话，但是让没有参加课时的家长监督的。有的家长可能会直接说没有监督孩子打电话或什么的。不要把这种情况当成完成了作业，除非家长在上一次课时已经和孩子讨论好了不监督，因为这是家长错失了孩子在他们面前练习对话技巧的机会。相反，应该利用这些情况的信息，以作为促进下周完成作业的机会。在家长离开课时之前，确保家长和孩子安排好了下次打电话双方都能在的时间。

另外一个可能出现的问题是：有的家长可能是"剧本作家"（事先写好所有的打电话内容）。很显然，使用脚本就不是和另外一个人的相互交流了，这样会破坏打电话的主要目的。下次不要让家长使用脚本，治疗师可以说："这是你让孩子学习如何进行自发对话的机会"。治疗师可以在课时结束重聚的时候对孩子说："如果使用脚本打电话，就不符合相互交谈的规则（如听对方说话），因此这样就不算完成作业"。这样说可以避免这种情况发生。

应对家长在这次课时出现问题行为的方法：

1. 家长在小组内问不相关的问题，陈述家长讲义时忽略治疗师。通过这样说来重新引导他们：还有很多内容需要讲述，我们需要继续后面的内容。

2. 忽略治疗师，和旁边的家长交谈。不要试图说服这种家长。试着停顿几秒钟并看着窃窃私语的家长们，观察他们是否会停止交谈。通常交谈中听的一方会看着你，然后停止交谈。如果这样没有效果，你可以说：请大家都认真听课好吗？等待安静，然后继续课时内容。

3. 家长说他或她的孩子不需要某部分的指导（例如：他或她参加聚会挺好的，只是在学校没有朋友）。这类家长可能对是否想让他或她的孩子参加小组有矛盾情绪，他们可能试图来监管小组或让治疗师努力使他或她留在小组中。记住，在筛选或入组的时候发现这种有矛盾情绪的家长，你可以劝阻他们不要入组（很可能是他或她在入组的时候没有表现出来，这是你第一次听到他们这样说）。重要的是，不要试图说服这种家长，说他或她的孩子需要这个小组或在小组里面花任何时间讨论这方面问题。其他的小组成员可能会表现的有礼貌，但是不会从中受益或希望你继续这个话题。你可以在小组外安排一个时间讨论，推荐一个更合适的机构给这类家长。

4. 迟到者：有些家长可能会偶尔迟到，另外一些家长则可能习惯性迟到。不管怎么样，有家长迟到的时候，他们的到来不能打断正在讲述的内容。如果他们在复习作业的时候进来，要迟到家长等到最后再叙述他们的作业完成情况（因为你不知道他们是否完成了作业）。如果在正在复习家长讲义的时候进来，你可以递给他们讲义而不直接说他们迟到了。不要鼓励家长为迟到找借口，因为这样会浪费小组课时宝贵的时间。对于经常迟到者，应该在小组课时外讨论。要迟到者课后留下，然后不要当着孩子的面和家长讨论。你可以提醒迟到的家长错过了哪部分课程，将会如何减少他或她的孩子从课时中获益。

（二）复习作业

1. 小组内通话
   a. 确定孩子们在打电话时有交换信息。
   b. 要求家长通过交换信息发现孩子们的一个共同兴趣爱好。
   c. 解决可能出现的任何问题。

2. 家长和他或她的孩子一起练习交换信息
   a. 问家长是否和他或她的孩子一起练习了交换信息。
   b. 要求家长通过交换信息发现孩子们的一个共同兴趣爱好。
   c. 解决可能出现的任何问题。

（三）教学课时：朋友的来源／双向对话

◆ 分发家长讲义。

◆ 解释：交谈时交换信息的目的是寻找共同的兴趣爱好。然而，如果我们不知道对什么感兴趣的时候，很难寻找共同的兴趣爱好或很难找到人来交流这些兴趣爱好。作为家长，在这个小组里其中一项最重要的任务是帮助你们的孩子寻找他们可以展现自己兴趣爱好的活动，并接触其他同样喜欢这种活动的人。

◆ 在教室走动，让家长发现：
— 他们孩子的兴趣。
— 他们孩子可以参加的感兴趣的活动。
— 他们孩子现在和过去参加的活动。
— 告知家长参考桌上的家长讲义里面的建议。
— 允许其他家长提供建议。

◆ 在教室走动并要求家长轮流读出讲义内容
— 如果你发现或怀疑哪位或多位家长有语言或阅读问题时，不要让家长阅读讲义。
— 以下课时内容里面**加粗的部分**就是家长讲义内容。

朋友的来源

青少年孩子的兴趣爱好	相关的活动
计算机	加入一个电脑俱乐部，参加电脑露营活动，参加电脑课程，与朋友一起开始建立网站
电子游戏，计算机游戏	加入一个游戏俱乐部，和朋友一起玩电子游戏，和朋友一起去游戏厅玩
象棋	加入一个象棋俱乐部，和朋友一起下象棋，参加象棋露营活动
电影	参加一个电影俱乐部，和朋友一起看电影，和朋友一起看 DVD 影碟，参加音像俱乐部
电视	和朋友一起看喜欢的电视节目，参加音像俱乐部
漫画书	参加漫画书签书会，和朋友一起分享、交换和阅读漫画书，和朋友一起去漫画书书店，参加美术课
运动	参加一个体育队（校队、少年校队、校内的、校外的），在娱乐中心参加体育活动，加入初中联赛球队，和朋友一起看电视上的体育比赛节目，和朋友一起去观看体育比赛（例如：高中、大学、职业比赛），参加运动露营活动
汽车	和朋友一起去看车展，去汽车商店，和朋友一起阅读汽车杂志
音乐	和朋友一起去听音乐会，和朋友一起听音乐，和朋友一起看音乐录像带，和朋友一起分享、阅读音乐杂志，加入学校乐队／管弦乐队，参加音乐课，和朋友一起开始组建一个乐队
科学	加入一个科学俱乐部，参加科学露营活动，和朋友一起参观科学博物馆，参加科学课程
摄影	加入摄影俱乐部，作为志愿者参加年鉴编撰，参加摄影报道课程，和朋友一起照相，和朋友一起开始建立一个照片网站

（四）双向对话的规则

◆ 解释：今天你们的孩子会学习如何与同龄人进行双向对话。双向对话是两个人同等参与的对话。你们的孩子会学习一些用于双向对话的特别的规则。

◆ 在教室走动，要求家长轮流阅读家长讲义：
— 交换信息（上次课时的回顾）
— 回答你自己的问题（上次课时的回顾）
— 发现共同的兴趣爱好（上次课时的回顾）
— 共享对话（上次课时的回顾）

— 第一次交谈时，不要谈及太私人的话题（上次课时的回顾）

— 问开放性问题（上次课时的回顾）

- 问题应该是开放性的，这样对方可以展开回答：
  - 开放性问题："你喜欢什么样的电影？"
  - 回答："我喜欢动作片，像……"
- 重复封闭式的问题只会让对方给予简单回答（例如："是 / 否"），结束方式像是做采访似的：
  - **封闭式问题：**"你喜欢哪部电影？"
  - **回答：**"指环王。"

— **问跟进的问题**

- **跟进的问题**是指我们问了一个特别的话题，继续这个话题对话。
- **例子：**某人喜欢什么类型电影，跟进的话题包括："你最近有没有看什么比较好的电影？"或"你准备去看最新的一部（插入电影的名字）电影吗？"

— **不要成为喋喋不休者**

- 不要一个人滔滔不绝地讲话。
- 不要自吹。
- 不要打断别人说话。
- 让对方说话。
- 问别人喜欢什么。

— **不要像个采访者**

- 不要一个接着一个地问问题。
- 问对方问题，然后与对方分享关于你自己的事情。
- 确定你的所有问题和评论都和讨论主题相关。

— **不要反反复复说**

- 不要对同一件事反反复复说。
- 试图说一些不同的话题。

— **倾听你朋友说话**

- 这意味着如果你问了问题就认真听对方回答。
- 一旦你问了问题，你应该知道答案。
- 你不应该再问同样的问题。
- 当你听朋友说的时候，你应该表现出对你朋友的回答感兴趣。

— **不要批判或取笑**

- 这包括不要取笑别人说的内容。
- 不要对别人说的内容进行批判。

— **认真**

- 当你**第一次**认识别人的时候，不要有愚蠢的表现。
- 你可能会让对方感觉不自在。
- 他们可能不能理解你的幽默，可能会觉得你在嘲笑他们。
- 不要讲"黄色笑话"、不要咒骂或出现不礼貌的行为。

— **使用合适的音量**

- 不要太小声或太大声说话。
- 家长可能要在这方面对孩子进行反馈。

— **保持合适的身体距离**

- 当你与别人说话的时候，不要站得太近或太远。

- 家长可能要在这方面对孩子进行反馈。
- 一 **眼神接触**
  - 女孩子们：看着对方的眼睛，合适时微微笑。
  - 男孩子们：不要老盯着对方，偶尔的眼神接触。

（五）家庭作业

家长组的治疗师应该复习家庭作业，和家长一起解决可能的潜在问题。

1. **朋友的来源**

   家长应该根据孩子的兴趣爱好，至少发现或探究一个孩子的新课外活动（这个时候不要让孩子一起参与）。

2. **家长和孩子一起练习交换信息和双向对话**
   - a. 以与孩子一起复习双向对话的规则开始。
   - b. 寻找一个共同的兴趣爱好。

3. **小组内通话**
   - a. **打电话前**
     - i. 离开小组前，家长应该安排好孩子给小组的另外一位成员打电话，以练习对话技巧。治疗小组成员会对打电话进行分配。
     - ii. 准备好哪天的哪个时间打电话。
     - iii. 讨论打电话的时候家长将会在哪里；如果没有追踪作业的话，家长是什么角色。
     - iv. 在打电话前和孩子复习交换信息的规则。
   - b. **打电话时**
     - i. 孩子们在打电话时需要交换信息和双向对话。
     - ii. 寻找一个共同的兴趣爱好，在小组课时汇报。
   - c. **打电话后**

     家长应该和孩子一起讨论打电话的情况，寻找共同的兴趣爱好，解决可能的问题。

二、家长讲义 2：对话技巧 II——双向对话

（一）朋友的来源

青少年孩子的兴趣爱好	相关的活动
计算机	加入一个电脑俱乐部,参加电脑露营活动,参加电脑课程,与朋友一起开始建立网站
电子游戏,计算机游戏	加入一个游戏俱乐部,和朋友一起玩电子游戏,和朋友一起去游戏厅玩
象棋	加入一个象棋俱乐部,和朋友一起下象棋,参加象棋露营活动
电影	参加一个电影俱乐部,和朋友一起看电影,和朋友一起看 DVD 影碟,参加音像俱乐部
电视	和朋友一起看喜欢的电视节目,参加音像俱乐部
漫画书	参加漫画书签书会,和朋友一起分享、交换和阅读漫画书,和朋友一起去漫画书书店,参加美术课
运动	参加一个体育队(校队、少年校队、校内的、校外的),在娱乐中心参加体育活动,加入初中联赛球队,和朋友一起看电视上的体育比赛节目,和朋友一起去观看体育比赛(例如:高中、大学、职业比赛),参加运动露营活动

青少年孩子的兴趣爱好	相关的活动
汽车	和朋友一起去看车展,去汽车商店,和朋友一起阅读汽车杂志
音乐	和朋友一起去听音乐会,和朋友一起听音乐,和朋友一起看音乐录像带,和朋友一起分享、阅读音乐杂志,加入学校乐队 / 管弦乐队,参加音乐课,和朋友一起开始组建一个乐队
科学	加入一个科学俱乐部,参加科学露营活动,和朋友一起参观科学博物馆,参加科学课程
摄影	加入摄影俱乐部,作为志愿者参加年鉴编撰,参加摄影报道课程,和朋友一起拍照,和朋友一起开始建立一个照片网站

(二)双向对话的规则

◆ 交换信息
◆ 回答你自己的问题
◆ 发现共同的兴趣爱好
◆ 共享对话
◆ 第一次交谈时,不要谈及太私人的话题
◆ 问开放性问题
◆ 问跟进的问题
◆ 不要成为喋喋不休者
◆ 不要像个采访者
◆ 不要反反复复说
◆ 倾听你朋友说话
◆ 不要批判或取笑
◆ 认真
◆ 使用合适的音量
◆ 保持合适的身体距离
◆ 眼神接触

(三)家庭作业

1. 朋友的来源

家长应该根据孩子的兴趣爱好,至少发现或探究一个孩子的新课外活动(这个时候不要让孩子一起参与)。

2. 家长和孩子一起练习交换信息和双向对话

a. 以与孩子一起复习双向对话的规则开始。

b. 寻找一个共同的兴趣爱好。

3. 小组内通话

a. 打电话前

i. 离开小组前,家长应该安排好孩子给小组的另外一位成员打电话,以练习对话技巧。

ii. 准备好哪天的哪个时间打电话。

iii.讨论打电话的时候家长将会在哪里;如果没有追踪作业的话,家长是什么角色。

iv. 在打电话前和孩子复习交换信息的规则。

b. 打电话时

i. 孩子们在打电话时需要交换信息和双向对话。

ii. 寻找一个共同的兴趣爱好,在小组课时汇报。

c. 打电话后

家长应该和孩子一起讨论打电话的情况，寻找共同的兴趣爱好，解决潜在的问题。

三、治疗师对青少年课时的指导 2：
对话技巧 Ⅱ——双向对话

（一）青少年课时的指导原则

这次教学课时的重点是双向对话的规则。让青少年参与这次课时，以及在这个时候说服对治疗有矛盾情绪的孩子，这两者都至关重要。这节课时包括一系列的角色扮演演示，这是让孩子们参与和娱乐的一个极好机会。可能最好的让孩子们参与到治疗中的办法就是让他们自己制定课时内容的规则。将苏格拉底问答法与一系列角色扮演结合使用，说明不恰当的交谈方法。对治疗师来说，这种展示坏例子（如：不能做什么）的方法可能是违反常规的，但是在鼓励孩子们制定出社交礼仪规则这方面是非常有效的。这让孩子们更相信你所教他们的内容。对不恰当的角色扮演，应该首先这样介绍：看这个，告诉我，我做错了什么？角色扮演结束时，问：我刚才在交谈的时候做错了什么？角色扮演要给孩子们展现得非常夸张和明显，这样他们会觉得很有意思又很容易破解。当然，介绍完教学课时内容后，接着应该以角色扮演演示恰当的交谈方法。良好社交行为的恰当的角色扮演对培训项目的成功也很重要。那样将会演示孩子们实际上应该遵循的社交技能。恰当的角色扮演通常是在教学课时结束的时候演示，演示前问：看这个，告诉我，我做对了什么？接着问：我刚才在交谈中做对了什么？

在不恰当角色扮演中演示的这些社交错误，对孩子们来说应该非常明显，甚至夸大（为了教育性以及娱乐性）。然而，对于年长的孩子来说，你可能不要表现得那么夸张，因为他们可能会觉得你说话的语气有点高高在上。不恰当角色扮演通常是非常幽默的，可以帮助大家参与到小组里。有的孩子可能会利用这个机会来耍笨或开玩笑。当治疗师从孩子们中引出哪些角色扮演错误的反馈的时候，保持认真的态度很重要，因为这样可以避免对小组失去掌控。如果有哪个孩子对角色扮演提出不恰当的评论，试图开玩笑或做成"班级小丑"，治疗师不要忙于争论为什么这是不恰当的回应，而是应该通过一般性地对小组展开问为什么这个建议不合适。例如，如果有个孩子说某个角色扮演不恰当是因为治疗师应该告诉教练"少管闲事"。不要进行争论，更明智的做法是一般性地对小组成员说：为什么告诉别人"少管闲事"是个坏主意？以这种方式来处理孩子们不恰当的行为对处理当时的情况更有效，这样也让其他孩子继续这种行为的可能性小多了。为什么治疗师保持严肃和尊重很重要，其目的不是让这个孩子感到难堪，而是提供一定的同伴压力来弱化这种行为。一旦这点完成了，立即继续下一个更合适的话题很关键。

一些双向对话的规则不是通过角色扮演示范的。在这些情况下，有帮助的方法是：一开始就呈现规则并立即说：（说出规则）为什么很重要？这是非常有效的规则形成方法，可以让孩子们形成规则的基本理念，这样他们更会相信所学的内容。如果他们和其他小组成员设想这些是他们自己形成的想法，这样他们更会相信你教他们的东西。

最后，考虑到孩子们有不同的学习风格，每次课时以多种方式呈现学习材料是有帮助的。这不仅包括口头说明和行为演示，还包括在黑板上写出专业术语（粗体）。强烈建议每次课时都通过写出课时内容的关键要素，以展示特别技能的规则和步骤的要点，让孩子们可以在整个课时回顾。这些专业术语在行为演练时大家都要能看得见，到课时结束前不要擦掉。

（二）复习规则

[只在有青少年不能遵守规则的时候再次复习课时规则]

1. 认真听小组内的其他成员说话（当别人说话的时候不要说话）。
2. 遵守指示。
3. 举手发言。
4. 尊重他人（不允许戏弄和嘲笑他人，不允许诅咒）。
5. 不允许触摸他人（不允许撞击、踢、推、拥抱等）。

（三）复习家庭作业

◆ 从成功完成了作业的孩子开始。如果你有时间，可以询问为什么另外那些人不能完成作业，试图帮助他们解决下周如何能完成作业的问题。

◆ 复习作业的时候，一定要使用专业术语（例如：交换信息和共同的兴趣爱好）。

◆ 大部分的作业复习时间用于小组内打电话，因为这是这次课时作业最重要的部分。

　　标注：给家庭作业的每部分打分——而不是每次作业只给一分。

1. 和家长一起练习交换信息。

　　a. 说：这周作业的其中一部分是和家长一起练习交换信息。这周与父亲或母亲一起练习了交换信息的请举手。

　　　　i. 从完成了作业的孩子开始叫起。

　　　　ii. 问：

　　　　　　（1）你和谁一起练习了交换信息（妈妈、爸爸等等）？

　　　　　　（2）你们说了些什么？

　　　　　　（3）你们交换信息了吗？

　　　　　　（4）你们发现了一个共同的兴趣爱好吗？

　　b. 当他们发现了共同的兴趣爱好，问：如果你和爸爸或妈妈一起出去玩，你会如何利用这些信息呢？

　　c. 如果你有时间，检查那些没有完成作业的孩子，试图帮助他们解决下周如何能完成作业的问题。

2. 小组内通话

　　说：这周作业的另外一部分是和小组内的其他成员打电话，练习交换信息和寻找共同的兴趣爱好。完成了小组内打电话的人请举手。

　　　　i. 从完成了作业的孩子开始叫起。

　　　　ii. 问：

　　　　　　（1）你和谁谈话了？

　　　　　　（2）谁给谁打的电话？

　　　　　　（3）你们交换信息了吗？

　　　　　　（4）你们发现了一个共同的兴趣爱好吗？

　　　　　　　　当他们发现了共同的兴趣爱好，问：如果你们一起出去玩，你会如何利用这些信息呢？

　　　　　　（5）避免一般性问题，像：通话进行得怎么样？

　　　　iii. 之后立即请参与打电话的另一方陈述，但不要双方同时谈论。

　　　　　　不要允许孩子们谈论对方说错了什么。

　　　　iv. 解决可能引起的任何问题。

　　　　v. 如果你有时间，检查那些没有完成作业的孩子，试图帮助他们解决下周如何能完成作业的问题。

（四）讨论问题

◆ 开始先说：今天我们将继续讨论对话技巧。我们将特别讨论如何与他人进行相互对话。在我们谈论相互对话的规则前，大家一起讨论一下青少年孩子们都喜欢谈论什么东西，这样可能会有帮助。

◆ 问问题：青少年谈论什么呢？

◆ 大家集体讨论青少年孩子谈论的共同话题。

◆ 如果大家没有想出来，可以提及下面的话题。

男孩子和女孩子常见的对话主题

学校的人 / 学校的八卦 / 学校的活动	学校的问题、老师、学校管理员、家长、家庭、朋友
约会	汽车 / 摩托车 / 自行车
派对和聚会	电影、电视、名人
周末活动	学校体育活动、团队、俱乐部
职业体育运动	服饰、时装
音乐和音乐艺术家	化妆、头发
电子游戏 / 计算机游戏	漫画书 / 日本动漫 / 艺术

（五）教学课时：双向对话的规则

◆ 解释：那么现在我们对谈论什么有一些想法了，我需要大家弄清楚如何与我们的朋友对话。当你第一次开始了解他人的时候，相互分享对话很重要。我们可以通过双向对话来实现这一点。

◆ 呈现双向对话的规则。

1. 交换信息（复习来自上节课时的内容）

  a. 说：双向对话的其中一条规则是交换信息。为什么对话中交换信息很重要呢？

    回答：这样你们可以彼此了解。

  b. 问：交换信息最重要的目的是什么？

    回答：寻找共同的兴趣爱好。

  c. 问：为什么寻找共同的兴趣爱好很重要呢？

    回答：这样你们有话题可以一起谈论或有事情可以一起做。

2. 回答你自己的问题（复习来自上节课时的内容）

  说：双向对话的另一条规则是回答你自己的问题。为什么回答你自己的问题很重要呢？

  回答：因为有时候别人不知道要问你问题，分享一些关于你自己的事情很重要。

3. 共享对话（复习来自上节课时的内容）

  说：双向对话的另一条规则是共享对话。为什么共享对话很重要呢？

  回答：因为这样每个人有同样的机会说话，每个人都能体验乐趣。

4. 第一次交谈时，不要谈及太私人的话题（复习来自上节课时的内容）

  说：双向对话的另一条规则是第一次交谈时，不要谈及太私人的话题。为什么第一次认识别人进行交谈时，谈及太私人的话题是个坏主意呢？

  回答：这可能会让对方觉得不自在，如果他们不明白你的幽默，他们会觉得你在嘲笑他们。

5. 问开放性问题

  a. 解释：双向对话的另一条规则是问开放性问题。开放性问题是指可以让对方展开回答并可以进行更多交流的问题。封闭性问题是指只需要简短回答的问题。这并不是说你不可以问封闭性问题，但是你应该让你们的对话有变化，这样就不会像是在采访对方。

    i. 开放性问题："你喜欢什么样的电影？"

    ii. 回答："我喜欢动作片，像……"

    b. 不要只问封闭式的问题，这样让对方给予简单回答（例如："是 / 否"）。

        i. 封闭式问题："你喜欢哪部电影？"

        ii. 回答："指环王"

        iii. 问：为什么只问封闭式问题是个坏主意呢？

           回答：因为这样不能继续进行对话。

        iv. 为什么试图问开放性问题是个好主意呢？

           回答：因为这样引出扩展性的回答，使对话得以继续。

    c. 在教室走动，请每个孩子从封闭性问题中提出开放性问题。

        i. 例子：如果封闭性问题是："你最喜欢的电影是什么？"开放性问题应该是怎样的呢？

           回答："你喜欢什么样的电影？"

        ii. 例子：如果封闭性问题是："你最喜欢的电视节目是什么？"开放性问题应该是怎样的呢？

           回答："你喜欢什么样的电视节目？"

        iii. 例子：如果封闭性问题是："你最喜欢的乐队是什么？"开放性问题应该是怎样的呢？

           回答："你喜欢什么样的音乐？"

6. 问跟进的问题

    a. 解释：双向对话的另一条规则是问跟进的问题。跟进的问题是指我们问了一个特别的话题，继续这个话题对话。例如，如果你问了别人他或她喜欢什么样的电影，那个人告诉你，他或她喜欢喜剧片，好的跟进的问题可以是"你最近有没有看什么比较好的喜剧片？"或"你准备去看最新的一部（插入电影的名字）喜剧片吗？"

    b. 在教室走动，请每个孩子从下面的问题中提出三个跟进性的问题。

        i. 你喜欢看什么样的电视节目？

        ii. 你喜欢看什么样的电影？

        iii. 你喜欢听什么样的音乐？

        iv. 你喜欢看什么样的书？

        v. 你喜欢吃什么样的食物？

        vi. 你喜欢参加什么样的运动？

        vii. 你喜欢玩什么样的游戏？

        viii. 你喜欢玩什么样的电子游戏？

        ix. 你周末喜欢做什么？

        x. 你参加什么样的课程？

7. 不要成为喋喋不休者

    a. 治疗师和教练应该演示一个不恰当的角色扮演——治疗师为喋喋不休者。

        i. 开始说：看这个，告诉我，我做错什么了。

        ii. 不恰当的角色扮演例子：

           治疗师："某某（说名字），你好！最近怎么样？"

           教　练："一般般，就是上学、闲逛。你呢？"

           治疗师："挺好的，我周末玩得很开心。和家长一起去看电影了，我们一起看了某某的（说出演员的名字）最新拍的电影。"

           教　练："哦，我听说很不错啊……"

           治疗师：（打断说话）"……是啊，确实不错。然后我们去我最喜欢的餐厅用餐了，我一个人吃了一整个比萨。然后，第二天我和我的表 / 堂兄弟或姐妹一起去逛购物中心了，我们去了一个很棒的游乐场，并且玩了一整天的电子游戏……"

           教　练："哦，你喜欢玩电子游戏……"

治疗师：（打断说话）"……嗯，然后我回家了，看了几部电影，我到很晚才睡觉，我今天实在太累了。我都觉得自己会在科学课上睡着。"

教　练：（看起来没有兴趣了）。

治疗师："……然后，我明天有个历史课考试，我甚至都还没有开始学，因此，我又要熬夜了……"

教　练：（东张西望，显得很无趣）

 iii.结束时说：好了，时间到。刚才的对话，我做错了什么？

  回答：治疗师一直在一个人喋喋不休地说。

 b. 解释：双向对话的其中一条规则是不要成为喋喋不休的人。

  i. 不要一个人滔滔不绝地讲话。

  ii. 不要自吹。

  iii.不要打断别人说话。

  iv. 让对方说话。

  v. 问别人他或她喜欢什么。

8. 不要像个采访者

 a. 治疗师和教练应该演示一个不恰当的角色扮演——治疗师像个采访者。

  i. 开始说：看这个，告诉我，我做错什么了。

  ii. 不恰当的角色扮演例子：

   治疗师："某某（说名字），你好！最近怎么样？"

   教　练："还好。你呢？"

   治疗师："我挺好的，我想问问你喜欢哪种类型的电影？"

   教　练："哦，我喜欢动作冒险片和喜剧片。你呢？"

   治疗师："哦，那你最喜欢的电影？"

   教　练："我觉得我最喜欢的应该是（说出最新的电影名字）。你最喜欢的呢？"

   治疗师："哦，那好啊。电视节目呢？你一般看什么样的电视节目？"

   教　练："我喜欢看情景喜剧。你呢？

   治疗师："哦，那你最喜欢的电视节目是什么？"

   教　练："我觉得我最喜欢的应该是（说出最新的情景喜剧片的名字）。"（看起来很厌烦）

   治疗师："那你喜欢什么样的音乐呢？"

   教　练："我觉得我喜欢（说出音乐的类型）。"（东张西望，显得很无趣）

  iii.结束时说：好了，时间到。刚才的对话，我做错了什么？

   回答：治疗师就是个采访者。

 b. 解释：双向对话的其中一条规则是不要像个采访者。

  i. 不要一个接着一个地问问题。

  ii. 问对方问题，然后和对方分享关于你自己的事情。

  iii.确定你所有的问题和评论都和讨论主题相关。

9. 不要反反复复说

 a. 说：双向对话的另一条规则是不要反反复复说。也就是说不要一次又一次地谈论同一个话题。一次又一次地谈论同一个话题有什么问题呢？

  回答：这样会让对方感到无趣。

 b. 问：只是因为你和别人找到了一个共同的兴趣爱好，就意味着那就是你唯一可以谈论的东西？

  回答：不——你可以谈论很多不同的内容。

c. 解释以下内容：

  i. 不要反反复复说。

  ii. 试图说一些不同的话题。

10. 倾听你朋友说话

  a. 问：双向对话的另一条规则涉及倾听。如果你问朋友一个问题，你是否觉得你应该认真倾听对方回答？

  回答：是。

  b. 问：不认真倾听对方的回答有什么问题？

  回答：你的朋友可能会觉得你不在乎他或她说什么。

  c. 解释以下内容：

  如果你问了问题——你应该倾听回答。

  （1）一旦你问了问题，你应该知道答案。

  （2）你不应该再问同样的问题。

  （3）当你听朋友说的时候，你应该对你朋友的回答表现得感兴趣。

11. 不要批判或取笑

  a. 问：双向对话的下一条规则是不要批判或取笑和你交谈的人。批判或取笑和你交谈的人有什么错？

  回答：让别人感觉不好。

  b. 问：如果你批判他们，人家还想和你做朋友吗？

  回答：不——他们会试图避开你。

  c. 问：取笑或嘲笑别人有什么错？

  回答：让别人感觉不好。

  d. 问：如果你取笑或嘲笑别人，人家还想和你做朋友吗？

  回答：估计是不会。

  e. 解释以下内容：

  你不应该批判或取笑别人。

  （1）即使你觉得有趣，这也可能伤害别人的感情。

  （2）特别是当你第一次认识别人，对方还不知道你的幽默感。

  （3）男孩子更容易取笑别人，但是这种行为对建立和维持友谊是很危险的。

12. 当你第一次认识别人时要表现得认真

  a. 问：双向对话的另一条规则是当你第一次认识别人时要表现得认真。当你第一次认识别人时表现出愚蠢的行为会有什么问题？

  回答：他们可能会觉得你很奇怪，他们可能不理解你的幽默，他们可能会觉得你在嘲笑他们。

  b. 解释以下内容：

  i. 当你第一次认识别人时，不要有愚蠢的表现。

  （1）你可能会让别人感觉不自在。

  （2）他们可能不理解你的幽默，可能会觉得你在嘲笑他们。

  ii. 不要讲"黄色笑话"、不要咒骂或出现不礼貌的行为。

  这很容易拒人于千里之外。

13. 使用合适的音量

  a. 治疗师和教练应该演示一个不恰当的角色扮演——治疗师说话特别小声。

  i. 开始说：看这个，告诉我，我做**错**什么了。

  ii. 不恰当的角色扮演例子：

治疗师：（小声说）"某某（说名字），你好！最近怎样？"

教 练：（使劲去听）"什么呀？"

治疗师：（小声说）"你最近怎样？"

教 练：（看起来很迷惑）"哦，我很好，谢谢！"

治疗师：（小声说）"那你最近忙什么呢？"

教 练：（使劲听，靠得更近）"什么呀？"

治疗师：（小声说）"那你最近忙什么呢？"

教 练：（东张西望，看起来很无趣的样子）"哦，没忙啥。"

iii. 结束时说：好了，时间到。刚才的对话，我做错了什么？

回答：治疗师说话声音太小。

b. 解释以下内容：

i. 不要太小声说话，这样对方可能听不到你说话。

ii. 如果别人不能听到你说话，他或她以后可能会避免和你说话。

c. 治疗师和教练应该演示一个不恰当的角色扮演——治疗师说话特别大声。

i. 开始说：现在观看这个，告诉我，我做错什么了。

ii. 不恰当的角色扮演例子：

治疗师：（非常大声说）"某某（说名字），你好！最近怎样？"

教 练：（吓一跳，往后退）"哦，都还好！"

治疗师：（非常大声说）"你最近忙什么呢？"

教 练：（看起来很恼怒，进一步往后退）"哦，没忙啥。"

治疗师：（非常大声说）"你周末干了什么？"

教 练：（东张西望，试图逃离）"没干什么。"

iii. 结束时说：好了，时间到。刚才的对话，我做错了什么？

回答：治疗师说话声音太大。

iv. 解释以下内容：

（1）不要太大声说话，这样可能会使对方恼怒或烦扰对方。

（2）如果对方感到恼怒或被烦扰，他或她以后可能会避免和你说话。

14. 保持合适的身体距离

a. 治疗师和教练应该演示一个不恰当的角色扮演——治疗师站得离教练特别近。

i. 开始说：现在看这个，告诉我，我做错什么了。

ii. 不恰当的角色扮演例子：

治疗师：（站得特别近）"某某（说名字），你好！最近怎样？"

教 练：（吓一跳，往后退）"哦，都还好！"

治疗师：（更往前靠）"你最近忙什么呢？"

教 练：（看起来很恼怒，进一步往后退）"哦，没忙啥。"

治疗师：（又进一步靠近）"在学校怎么样？"

教 练：（东张西望，试图逃离）"挺好的。"

iii. 结束时说：好了，时间到。刚才的对话，我做错了什么？

回答：治疗师站得太近。

iv. 解释以下内容：

（1）站得太近会让对方感觉不自在。

（2）他们以后可能不想再和你说话。

（3）他们可能会避开你。

（4）基本规则是与对方保持在一臂距离的范围（但是不要首先去量！）

b. **治疗师**和教练应该演示一个不恰当的角色扮演——治疗师站得离教练特别远。

　　i. 开始说：现在观看这个，告诉我，我做错什么了。

　　ii. 不恰当的角色扮演例子：

　　　　治疗师（站在房间那头）"某某（说名字），你好！最近怎样？"

　　　　教　练：（使劲听，看起来很迷惑）"某某（说名字），你好！"

　　　　治疗师：（仍然站在房间那头）"最近怎样？"

　　　　教　练：（看起来很迷惑）"挺好的。"

　　　　治疗师：（仍然站在房间那头）"你最近忙什么呢？"

　　　　教　练：（看起来很迷惑，在房间东张西望，试图逃离）"没忙什么。"

　　iii.结束时说：好了，时间到。刚才的对话，我做错了什么？

　　　　回答：治疗师站得太远。

　　iv.解释以下内容：

　　　　（1）站得太远让交谈很尴尬，可能感觉你们的谈话过于抛头露面。

　　　　（2）当你站在很远的地方试图和别人谈话，对方可能觉得你很奇怪。

　　　　（3）在学校的大厅对面打招呼是可以的，但是不要试图进行较长的谈话。

　　　　（4）再次说明，基本规则是与对方保持在一臂距离的范围。

15. 眼神接触

a. 说：双向对话的最后一条规则是有眼神交流。也就是和别人谈话时要看着对方。为什么和别人谈话时看着对方很重要呢？

　　回答：这样对方就知道你在和他们谈话，因此他们会觉得你对他们感兴趣。

b. 解释以下内容：

　　i. 当你第一次认识别人时，要有更多的眼神接触。

　　　　这告诉别人你对他们感兴趣。

　　ii. 女孩子们：看着对方的眼睛，合适时微微笑。

　　iii.男孩子们：不要老盯着对方，偶尔的眼神接触。

　　iv. 女孩子通常比男孩子有更多的眼神接触，但是每个人在第一次和别人交谈时都应该有更多的眼神接触。

（六）角色扮演

◆ **治疗师**和教练应该演示一个恰当的角色扮演，利用双向对话的所有步骤。

◆ 开始说：现在我们知道双向对话的规则了。看这个，告诉我，我做对了什么。

　　━ **恰当的**角色扮演例子：

　　治疗师（站在一臂距离的范围，保持良好的眼神交流，使用合适的音量）"某某（说名字），你好！最近怎样？"

　　教　练："嗯，挺好的，你呢？"

　　治疗师："我很好！你最近忙什么呢？"

　　教　练："没忙什么，就是学习比较多，但是我准备这周末去看电影。"

　　治疗师："哦，好啊！那你准备看什么样的电影？"

　　教　练："我想看（说出最新的科幻片名字）这部电影。你这周末准备干什么呢？"

　　治疗师："我也想过看电影，但是我已经看过（说出最新的科幻片名字）这部电影了。"

　　教　练："哦，是吧，好看吗？"

　　治疗师："嗯，挺好看的。你喜欢看科幻片吗？"

　　教　练："喜欢啊，科幻片是我喜欢的类型，你呢？"

　　治疗师："也是我喜欢的类型！"

教 练： "不错，你最喜欢哪部电影？"

— 结束时说：好了，时间到。刚才的对话，我做对了什么？

　• 回答：治疗师和教练遵循了双向对话的所有规则 [确保所有的小组成员在角色扮演的情况下复习了所有的规则]。

（七）行为演练

◆ 说：现在我们知道相互对话的规则，现在要求你们和旁边的人一起练习相互对话。记住，目标是寻找共同的兴趣爱好。

◆ 要求所有的小组成员和旁边的人一起练习双向对话。

— 治疗师应该分好组（两人一组），如果有哪一对不在一起的话，将其调整到一起。

— 如果小组人员为奇数，分为三人一组。

◆ 必要的话，治疗师和教练们可能需要进行一些提示。

— 提示例子：你们可以问对方关于学校或爱好的事情。你们可以一起讨论最喜欢的书、电影、或电视节目。你可以发现对方周末喜欢做什么。

— 治疗师和教练可能需要解决可能出现的问题：

　• 提示例子：记住第一次交谈时，不要谈及太私人的话题；确保是双向对话；你可能需要回答你自己的问题；不要像个采访者；不要成为喋喋不休者；要记得问跟进的问题。

◆ 花 2 ~ 3 分钟进行这部分训练。

◆ 然后，简短地让孩子们确认他们是否可以找到共同的兴趣爱好，就说：现在开始总结对话，我听到了很多不错的信息交换。现在让我们在教室里走动看看你们找到了什么样的共同兴趣爱好。

◆ 称赞孩子们的努力。

（八）家庭作业

◆ 简短解释这周的家庭作业，就说：我们这周继续练习双向对话。你们这周的家庭作业是：

— 和家长一起练习双向对话，并找出共同的兴趣爱好。

— 打电话给小组里的另外一位成员：

　• 打电话时间至少 5 ~ 10 分钟。

　• 你们将需要找到共同的兴趣爱好，并在小组课时报告。

◆ 治疗师和教练们应该做好这周打电话分配工作，并在 "小组内打电话分配记录" 中做记录备用。

— 如果小组成员为奇数的话，有人会获得 "双重任务" 的分配。

　• 这个人将有两次小组内打电话（一次为打电话者，一次为接电话者）。

　• 这个人将因为多完成了一次打电话作业而获得额外积分。

（九）青少年的活动：问答游戏

注意： 参照 "青年活动指导" 规则。

◆ 如果孩子们还没有完成问答游戏答题纸的话，需要在活动开始前完成：

— 在小组课时开始前，大家在走廊时就完成这些表格，这样有助于节省时间。

◆ 大家需要在问答游戏前交换信息，练习问问题：

— 在黑板上写下主题，然后将孩子们分为两人或三人一组。

— 孩子们花 2 ~ 3 分钟，完成与大多数小组成员的信息交换后，让他们重新集合为小组开始玩问答游戏。

◆ 孩子们相互竞争，通过正确回答交换信息练习中的问题而获得积分：

— 首先举手的人第一个回答问题。

— 如果回答错误，其他人（第二个举手的人）有机会回答问题。

　　　　— 每个问题一个人只能回答一次。

　　　　— 不要给孩子们提示。

◆ 在游戏过程中，鼓励大家为彼此鼓掌。

◆ 使用不同颜色的记号笔在黑板上记录得分。

◆ 游戏结束时，得分最多的人就是问答游戏获胜者。

（十）重新集合

◆ 宣布孩子们应和他们的家长在一起。

　　　　— 确保孩子们都站在或坐在他们的家长旁边。

　　　　— 确保大家在重聚开始前都保持安静和集中注意力。

◆ 说：今天我们学习了如何相互对话。哪位可以告诉我相互对话有哪些规则？[要孩子们说出所有的规则，如果需要的话，给予一些提示]。

　　　　— 交换信息

　　　　— 回答你自己的问题

　　　　— 发现共同的兴趣爱好

　　　　— 共享对话

　　　　— 第一次交谈时，不要谈及太私人的话题

　　　　— 问开放性问题

　　　　— 问跟进的问题

　　　　— 不要成为喋喋不休者

　　　　— 不要像个采访者

　　　　— 不要反反复复说

　　　　— 倾听你朋友说话

　　　　— 不要批判或取笑

　　　　— 认真

　　　　— 使用合适的音量

　　　　— 保持合适的身体距离

　　　　— 眼神接触

◆ 说：这个小组在今天的双向对话练习中表现得非常好！请大家给他们鼓掌！他们通过玩问答游戏来练习了交换信息。今天的问答游戏挑战获胜者是某某（说出名字）。也请大家为他或她鼓掌。

◆ 复习为下周课时准备的家庭作业（见下文）：

　　　　— 确定在家长面前宣读小组内打电话的作业分配。

　　　　— 提醒家长记录谁给谁打电话。

◆ 分别和每个家庭讨论打电话时家长会在哪里。

（十一）家庭作业

1. 家长这周应该和孩子一起练习交换信息和双向对话

　　a. 在练习前，与孩子一起复习双向对话的规则。

　　b. 寻找一个共同的兴趣爱好。

2. 小组内通话

　　a. 打电话前

　　　　i. 离开小组前，家长应该安排好孩子给小组的另外一位成员打电话，以练习对话技巧。

　　　　ii. 准备好哪天的哪个时间打电话。

　　　　iii. 讨论打电话的时候家长将会在哪里，以及如果没有追踪作业的话，家长扮演什么角色。

b. 打电话时

    i. 孩子们在打电话时需要交换信息和双向对话。

    ii. 寻找共同的兴趣爱好，在小组课时汇报。

c. 打电话后

家长应该和孩子一起讨论打电话的情况，寻找共同的兴趣爱好。

（十二）计算得分

记录每周干预的以下内容得分：

◆ 计算每个人获得的得分数。

◆ 计算整个小组获得的总分。

◆ 不要当着孩子们的面计算得分。

   — 不要公布个人和小组获得的总分。

   — 避免孩子们之间比较得分数。

◆ 提醒他们：他们是一个小组整体，赢得越多得分，毕业典礼就会办得越好。

四、青少年活动指导 2："问答游戏"

（一）需要的材料

◆ 黑板、粉笔或白板、记号笔

◆ 答题纸

◆ 剪刀

◆ 笔

（二）规则

◆ 孩子们在这个交换信息游戏中相互竞争。

◆ 就如"智力问答"这个电视节目一样，治疗师给孩子们提供答案，并要求他们以问问题的形式回答。

   — 例子：

    • 治疗师："答案是吉米最喜欢的运动。"

    • 小组成员："什么是棒球运动？"

◆ 为了增加兴趣和积极性，治疗师会为正确答案加分。

◆ 在交换信息练习之前分发答题纸（如果还没有分发的话）。

◆ 要求小组成员答题并交给治疗师。

   — 在小组课时开始前，大家在走廊时就完成这些表格，这样有助于节省时间。

◆ 以两人一组或三人一组的形式练习交换信息 2 ~ 3 分钟（根据时间而定），直到每个人都与所有的其他小组成员交换了信息。

◆ 治疗师将提出交换信息的主题并写在黑板上：

   — 名字

   — 他们所在的城市

   — 学校名字

   — 最喜欢的游戏

   — 最喜欢的运动

   — 最喜欢的电视节目

— 最喜欢的电影

— 周末最喜欢的活动

— 眼睛的颜色（标注：不要直接问，通过交换信息时眼神交流观察到）

◆ 在黑板上写出不同的类别以帮助孩子们交换信息：

— "学校"校风

· 答题纸：学校的名字

— 谢天谢地又到周五了（TGIF）

· 答题纸：周末最喜欢的活动

— "体育"和休闲

· 答题纸：最喜欢的体育运动

— "游戏"时间

· 答题纸：最喜欢的游戏

— 电影、电影、电影

· 答题纸：最喜欢的电影

— "TV"时间

· 答题纸：最喜欢的电视节目

— "家"，甜蜜的家

· 答题纸：他们生活的城市

— "眼里有它"

· 答题纸：眼睛的颜色

◆ 当孩子们在交换信息的时候，其中一位教练可以：

— 将答题纸的每个问题剪开（按照答题纸线条剪）

— 根据分类将答题纸分开，混合答题纸顺序。

◆ 必要的话，治疗师和教练应当鼓励或提示大家问问答游戏话题里面相关的问题。

◆ 当完成交换信息后，将小组成员作为一个整的小组重聚，开始问答游戏挑战。

— 首先让得分最多的人挑选卡片分类。

— 告知小组成员，如果哪个人在还没有提问之前举手的话，取消回答那个问题的资格。

— 第一个举手的人可以第一个回答问题。

— 如果那个人的答案不对，第二个举手的人可以有机会回答问题（依次类推）。

— 每个问题一个人只能回答一次。

— 不要给孩子们提示。

◆ 当说出那些物品的时候，你可能需要指向和那些物品有关的人（同时说出他或她的名字），因为小组成员彼此之间才刚刚熟悉。

◆ 如果小组成员回答问题时间过长，你可能需要设定时间限制。

◆ 如果他们没有以正确的方式回答问题，不要去纠正（即：他们说："棒球"，而不是"什么是棒球？"）。

— 重要的是他们记住了从交换信息中获得的信息。

◆ 正确回答问题的人获得得分，并选择下一个卡片类别。

◆ 如果没有人回答正确，回答最接近问题答案的人选择卡片。

◆ 在游戏过程中，鼓励大家为彼此鼓掌。

◆ 对正确答案予以打分。

◆ 使用不同颜色的记号笔在黑板上记录得分。

◆ 游戏结束时，得分最多的人就是问答游戏挑战获胜者。

◆ 保留答题纸，以备后面两次课时使用。

"问答游戏"答题纸

"学校"校风	又到周五了（TGIF）
答案是：	答案是：
某某＿＿＿＿＿＿＿＿＿学校的名字	某某＿＿＿＿＿＿＿＿＿周末最喜欢的活动
（名字）	（名字）
问题是：	问题是：
＿＿＿＿＿＿＿＿＿是什么？	＿＿＿＿＿＿＿＿＿是什么？
（你的学校名字）	（周末最喜欢的活动）
"体育"和休闲	"游戏"时间
答案是：	答案是：
某某＿＿＿＿＿＿＿＿＿最喜欢的体育运动	某某＿＿＿＿＿＿＿＿＿最喜欢的游戏
（名字）	（名字）
问题是：	问题是：
＿＿＿＿＿＿＿＿＿是什么？	＿＿＿＿＿＿＿＿＿是什么？
（最喜欢的体育运动）	（最喜欢的游戏）
电影、电影、电影	看电视时间
答案是：	答案是：
某某＿＿＿＿＿＿＿＿＿最喜欢的电影	某某＿＿＿＿＿＿＿＿＿最喜欢的电视节目
（名字）	（名字）
问题是：	问题是：
＿＿＿＿＿＿＿＿＿是什么？	＿＿＿＿＿＿＿＿＿是什么？
（最喜欢的电影）	（最喜欢的电视节目）
"家"，甜蜜的家	"眼里有它"
答案是：	答案是：
生活的城市是＿＿＿＿＿＿＿＿＿	某某＿＿＿＿＿＿＿＿＿眼睛的颜色
（名字）	（名字）
问题是：	问题是：
＿＿＿＿＿＿＿＿＿是什么？	＿＿＿＿＿＿＿＿＿是什么？
（生活的城市的名字）	（你的眼睛的颜色）

第5章 课时3：对话技巧Ⅲ——电子通讯交流

一、治疗师对家长课时的指导

（一）家长课时指导原则

最新研究表明，信息技术（例如：网络、手机、便携式音乐播放器 MP3 等等）的使用成为青少年生活的重要组成部分（Thurlow & McKay，2003）。除此之外，电话沟通（包括打电话和发短信）依然是青少年互相交流的主要方式。超过 70% 的青少年使用电子邮件以及即时讯息与朋友联络。线上游戏，社交网站以及音乐下载网站也快速地在青少年人群中变得越来越流行。青少年训练的重点以及家长训练的部分内容将会着重探讨如何有效引导青少年的电子通讯交流。

在家庭作业回顾部分，治疗师要关注家长对于孩子课外活动的搜寻和调查。绝望的家长会试图找到捷径，例如橄榄球运动员会把孩子置于自己的庇护之下（称之为"指导"），"接受"自己的孩子跟别人不一样的想法，以及为孩子找到以作业俱乐部（以敦促青少年完成作业为目的，而非社交）为例的课后活动。这些课外活动都是不符合"家长要帮助孩子交朋友而非找导师"这一目标的要求的。家长的注意力应该集中在帮助孩子找到自己适合的地方上。第三讲的讲义中所列出的青少年群体或朋辈组织通常会出乎家长的意料。家长们通常不会考虑到人群，而对于潜在朋辈组织的考量则非常重要，因为这可以帮助他们确定自己的孩子如何很好地融入。框 5.1 所列出的是一些家长组治疗师者可以使用到的一些技能，这些技能可以帮助家长提高家庭作业的完成质量。

框 5.1　治疗师在帮助家长标准化地完成作业时所需的优化技能

1. 在家庭作业回顾阶段，首先询问成功案例，并对报告不符合要求的家长进行适时调整和指导。

2. 具体说明下一次家庭作业需要遵守的标准。例如，要问家长"你们在这周寻找课外活动过程中要怎样做？"而不要只是说"要继续寻找课外活动"；要分别与每一个家长沟通，了解他们的具体计划，而不要直接将想法灌输给整个家长小组。

3. 询问每一个家长"你们遇到了什么困难？"如果你没有可以帮助家长解决困难的办法让家长尝试，可以在家长小组中进行公开讨论，例如询问其他家长"谁可以提供一些解决问题的建议？"如果你从小组中得到很多解决方案，那么就选择出其中最有效的一个让家长尝试。

4. 避免笼统的讨论。要保持每个话题的针对性，每个家长的孩子在家庭作业过程中所面临的相关内容都要有所讨论。

（二）复习作业

1. 家长与孩子练习"交换信息"以及进行"双向对话"

- a. 请家长和孩子举手，自愿表演"交换信息"。
- b. 让家长指出在本次"交换信息"练习中所发现的"共同兴趣"。
- c. 指出这一过程中任何可能出现的问题。

2. 小组成员之间的通话练习

- a. 确保青少年在电话中交换信息
- b. 让家长指出在本次"交换信息"练习中所发现的"共同兴趣"。
- c. 指出这一过程中任何可能出现的问题。

  这一过程中可能出现的一个比较常见的问题是过长的对话。例如，同一小组内两个青少年进行了 90 分钟的对话，结果由于无聊而结束此次通话，这样的结束就不太好。

  对于有社交障碍的孩子来说，他们很难跟一个刚刚见过面的人进行这么长的交谈。通常一个电话应该持续 10 ~ 15 分钟。

3. 朋友的来源

- a. 一如既往，我们要从成功完成家庭作业的家长开始（如某一位家长帮助自己的孩子找到了适合的课外活动），然后对于那些偏离主题的家长进行指导和修正。偏离主题的家长常常会试图逃避自己没有遵守作业规则这一事实。常见的掩饰自己没有遵守作业规则的方法甚至包括有些家长会谈论自己的孩子在 PEERS 做得多么好。也有一些家长试图通过讨论自己的孩子生病，面临繁重的课业压力等等来转移话题。
- b. 如果有孩子因为要自己尝试新的活动而感到不舒服的话，我们要帮助他们的家长找到适合他们相处的方法，不要强迫他们参与这一个新活动，而是推迟这项安排，直到可以与孩子协商之后再进行活动的练习。
- c. 一些家长表示他们的孩子没什么兴趣，总是自己待着。我们要跟家长解释说"孩子现在还没有准备好"，然后问他们"如果孩子准备好了，他们喜欢做什么事情？"
- d. 如果有家长还没有找到一个适合自己孩子的课外活动，或者不知道自己该怎样为自己的孩子找到适合他兴趣的活动，那么就先跟他们一起浏览家长讲义（handout）。家长讲义在这方面通常都很有帮助。

（三）教学课时：选择合适的朋友或电子通讯交流方法

◆ 分发家长讲义。

◆ 解释：今天，我们要讨论选择合适的朋友。青少年有时候在选择合适的朋友方面，需要帮助。交朋友是一种选择。我们并不需要和每个人都成为朋友。你需要学会帮助自己的孩子交到合适的朋友。为了帮助他们，我们首先要探讨的是你们的孩子在学校里的朋辈名誉以及他们可能融入的人群。每个学校的孩子都有不同的"团体"或"群体，你们知道哪些孩子们的团体吗？

◆ 在教室中走动，让家长轮流朗读家长讲义内容。并组织家长进行头脑风暴，讨论不同的孩子的朋辈团体。

◆ 以下课时中的**加粗的部分就是**家长讲义。

朋辈组织与团体举例

运动员	聪明孩子	瘾君子
啦啦队队长	棋类俱乐部成员	摇滚歌手
受欢迎的孩子	游戏玩家	嘻哈团体

学生会成员	书呆子	懒惰的学生、问题学生
戏剧协会成员	数学天才	帮派分子
合唱团成员	电脑天才	音乐家、乐队
啦啦队（PEP SQUAD）	乐队、音乐天才	滑冰运动员
派对爱好者	科学天才	冲浪运动员
大学预科生	数学天才	嬉皮士
艺术家	野蛮人	后备军官
漫画天才	情绪化的人	宗教组织成员

◆ 家长如何辨别青少年属于哪一个组织？
— 衣着，发型，打扮
— 兴趣爱好
— 他们周围的人
— 放学后的活动

◆ 解释：一些孩子会尝试融入错误的团体。这会导致朋辈排挤。作为家长，了解自己的孩子想要加入哪个组织以及这一组织是否适合自己的孩子，是非常重要的。如果你的孩子正尝试融入一个错误的朋友圈，能够及时意识并帮助他们找到适合的或可能接受他们的团体是非常重要的。

◆ 在教室中走动，并让家长回答：
— 他们认为自己的孩子正在尝试融入哪一个组织。
— 他们认为自己的孩子最适合的组织是什么。
— 如果家长不确定，提醒他们这是本周做过的家庭作业。

◆ 家长是否能够掌握自己的孩子可能融入得最开心的组织是非常重要的。对于患有孤独症的孩子来说，一个需要思考的问题是他们是否能融入主流团体或者融入同样患有孤独症的孩子的群体，融入后者他们可能更开心且更被接受。另一个重要的问题在于考虑自己的孩子现在在学校是不是有负面的朋辈声誉。如果是这种情况，那么在改变这种负面声誉或者找到一个接纳度比较高的组织之前，学校并不是这些孩子交朋友的良好资源。

◆ 解释：下周我们会教孩子们学校里关于不同的组织和团体的知识，以及如何选择适合的朋友。这周你们的孩子会学习如何正确使用电子通讯交流。包括如何打电话、发电子邮件、发短信、发即时讯息以及使用网络。电子通讯交流是非常受青少年欢迎的交流方式，所以他们需要学习的是在试用电子通讯工具与朋友交流时应当遵守的规则。

◆ 在教室中走动，让家长轮流朗读家长讲义。

◆ 以下课时中的加粗是家长讲义中的内容。

（四）开始和结束打电话的规则
◆ **开始电话交谈**
— **报出你要找的人的名字**
  • 例如："你好，麻烦你请 Lance 接电话"
— **报出自己的名字**
  • 例如："Lance 你好，我是 Janet"
— **询问接电话的人是否方便谈话**
— **用一个托辞（cover story）解释自己为什么要打电话**
  • **"托辞"**就是打电话的原因

◆ 例一：我就是打给你看看你在干嘛？
◆ 例二：我打给你是想问问你能不能告诉我今天的作业是什么？

◆ **结束通话**
— **等一个比较长的谈话停顿／空档（例如切换话题的时候）**
 • 有些家长会过度关注孩子在朋友面前的能力。家长可能会误认为他们的孩子不能或者不会将停顿看作是对话结束的标志。你可以鼓励家长：我们看看他们现在能不能做到。我们可以准备一个备用方案，让你在孩子做不到的时候适当介入。
— **给出适当的托辞结束通话**
 • "托辞"就是结束通话的原因
  ◆ 例一：要吃饭了，我得挂电话了。
  ◆ 例二：我要写作业去了，先挂了。
 • 家长要帮助孩子找到适当的托辞
— **告诉对方跟他通话很愉快**
— **告诉他以后再聊**
— **说再见**

托辞范例

通话原因	通话结束原因
看看你在干嘛	我得挂电话了
想看看你最近有什么事儿发生	你忙吧，我不打扰了
想问问你今天的作业是什么	我要去写作业了
很久没有跟你聊天了	要吃饭了
看看你最近忙什么呢	我妈妈要用电话

（五）留言信箱的使用规则

◆ **报出你的名字**
— 你好我是 XXX
◆ **说明你打电话要找的人**
— 我想打给 YYY
◆ **告知打电话的时间**
— 现在是周四晚上 6 点
◆ **解释打电话的原因**
— 我打电话看看你最近在忙什么
◆ **留下自己的电话号码**
— 请给我回电话（xxxxxxx）
◆ **说"再见"**
— 回头再聊，再见
◆ 告诉家长他们要跟孩子练习如何打电话，如何结束通话，如何在留言信箱留下语音信息。
— 使用"**托辞**"非常重要
— 在正式通话之前进行练习非常有帮助
◆ 让家长考虑并说出在打电话、结束通话以及留语音信息时孩子有可能遇到的困难。
◆ 跟其他家长一起商讨解决问题的方法

（六）打电话、发短信、发即时讯息、发电子邮件的规则

◆ **给不太熟悉的人发短信、即时讯息和电子邮件时，要使用"托辞"**
 — 跟很亲近的朋友练习时，不需要"托辞"
 — 如果是初次联系，最好有一个"托辞"
  ▪ 举例：
   ◆ 我觉得应该关注你的 Facebook
   ◆ 想知道你最近在忙什么
   ◆ 想看看你周末做什么
   ◆ 想问你想不想去玩游戏

◆ **不要打"陌生电话"**
 — **如果对方没有留下电话号码、电子邮件地址或者网名，不要跟对方联系**
 — **留下电话、电子邮件地址或者网名代表你同意对方联系你**
  ▪ 因为孩子们可以从学校通讯录或者网络通讯录找到别人的电话号码，但这些人并没有同意可以跟他联系
 — **在打电话之前询问对方的联系方式**
 — **得到电话号码代表得到打电话给对方的许可**
  ▪ 举例：
   ◆ 我们有空可以一起玩，能给我你的电话吗？
   ◆ 你玩 Facebook 或者 MySpace 吗（你玩 QQ 或者微信吗？）我可以加你好友（要关注对方的反应来判断其兴趣）

◆ **如果你试图在 Facebook 和 MySpace 或者其他社交网站上加某人为好友，你得先认识他**
  ▪ "加某人为好友"就是要把他加进你主页联系人名单里
  ▪ 你得先认识他们才能在网上加他们为好友

◆ **遵从"两遍法则"（two-message rule）**
  ▪ **如果对方没有回应，不要连续给对方留下两条以上加好友请求**
   ◆ 这可能会让对方很烦，会让对方拒绝你的请求
  ▪ **"两遍法则"的例外：当你试图在社交媒体上加某人为好友，对方有"同意""忽略"两个选项**
  ▪ **如果对方第一次忽略掉你的请求，就不要再次发送请求**
  ▪ **继续寻找（move on）其他的认识你并且对你感兴趣的朋友，并向他们发送加好友请求**

◆ **不要谈及太过私人的话题**
 — 在电子交流中，避免谈论过度私人的话题，即使你跟他很熟悉也不行
 — 很多人都能看到这种对话，尤其是在网络社交媒体上
 — 如果交流内容太过私人，你可能会让对方很尴尬

（七）互联网的使用规则

◆ 说明青少年使用的互联网社交工具有哪些：
 — 网络聊天室
 — My Space.com（QQ 空间）
 — Facebook.com

◆ **青少年不应该使用网络结交新的朋友**
 — **不可以将自己的个人信息告诉网上的陌生人**
 — **不能同意与陌生网友见面**
 — **不能接受 Facebook、MySpace 或其他社交网络的陌生人加为好友的请求**

—— 家长应该帮助孩子在 Facebook、MySpace 等其他网络上进行隐私设置，以防陌生人可以入侵他们的个人账户

◆ 网络的最佳作用是增进与现实生活中朋友之间的友谊

—— 可以利用网络交换信息，计划聚会

◆ 家长应该小心监督孩子的社交网站以保证孩子的安全

—— 关注孩子的社交网站也可以帮助家长了解哪个朋友是比较适合的朋友

◆ 青少年要避免网络欺凌

—— 不要取笑他人

—— 如果你的孩子正在遭受网络欺凌，找人参与为孩子辩护是有效的方法

—— 如果网络欺凌发生而且人身安全受到威胁，青少年要告知成人

· 家长要与学校保持信息相通

· 家长需要联系网络专家

（八）家庭作业

家长组的治疗师要跟家长一起浏览家庭作业的内容，共同解决可能出现的困难和问题。

1. 朋友的来源（不要跟孩子一起完成这个任务）

a. 家长要根据孩子的个人兴趣，为孩子找到和调查至少一个课外活动

b. 家长要明确：

i. 自己的孩子试图融入哪一个团体

ii. 他们认为哪个团体是孩子最适合的

2. 家长要用一个托辞跟孩子练习打一个电话

a. 回顾打电话的规则，包括使用托辞在内

b. 跟孩子交换信息，找到一个共同兴趣

3. 小组内通话

a. 通话之前：

i. 在离开小组之前，家长要给自己的孩子安排好给另一个组员打电话，练习对话技巧

ii. 定好打电话的时间

iii. 协商打电话过程中家长在哪里？家长的角色是什么？

iv. 家长要和孩子练习开始和结束打电话

b. 通话过程中

i. 孩子在打电话时要交换信息

ii. 找到一个共同兴趣，在小组课时讨论

iii. 遵守开始和结束通话的规则，包括使用托辞

c. 通话结束之后

i. 家长和孩子要讨论通话内容并讨论出：

（1）共同兴趣

（2）托辞

（3）通话是怎样开始和结束的

ii. 家长要帮助孩子发现并解决通话中出现的困难

4. 带一件个人物品来课时

a. 带来孩子最喜欢的物品与其他人分享（如 CD、杂志、游戏、书、图片）——治疗师要与每一个孩子和家长协商

b. 做好准备与小组成员对这件物品进行一对一的信息交换

二、家长讲义 3：对话技巧Ⅲ——电子信息交流

不同的朋辈组织

运动员	聪明孩子	瘾君子
啦啦队队长	象棋俱乐部成员	摇滚乐手
受欢迎的孩子	电子游戏爱好者	嘻哈团队
学生会成员	书呆子	小混混
戏剧社	数学天才	帮派分子
合唱团成员	计算机天才	音乐家、乐队
啦啦队	乐队狂人	滑板运动员
派对爱好者	科学狂人	冲浪运动员
预科生	数学狂人	嬉皮士
艺术家	野蛮人	后备军官
漫画天才	情绪化的人	宗教组织成员

（一）开始和结束通话的规则
◆ 开始一个对话
　— 报出你打电话要找的人的名字
　— 报出自己的名字
　— 询问你要找的人是不是方便接电话
　— 交代你打电话的托辞
◆ 结束对话
　— 等待一个比较长的停顿（如切换话题的时候）
　— 交代结束通话的托辞
　　· 家长可以帮助孩子找到一个托辞
　— 告诉对方跟他通话很开心
　— 告诉对方以后再聊或者稍后见面
　— 说再见

托辞范例

通话原因	通话结束原因
看看你在干嘛	我得挂电话了
想看看你最近有什么事儿发生	你忙吧，我不打扰了
想问问你今天的作业是什么	我要去写作业了
很久没有跟你聊天了	要吃饭了
看看你最近忙什么呢	我妈妈要用电话

（二）语音信箱留言规则
◆ 报出自己名字
◆ 报出你要找的人的名字
◆ 报出自己打电话的时间
◆ 交代打电话的托辞
◆ 留下你的电话号码
◆ 说再见

（三）打电话、发信息、发即时讯息、发邮件的规则
◆ 给自己不太熟悉的人打电话、发信息、发即时讯息或者邮件时要交代托辞
　— 联系自己熟悉的朋友不需要托辞
　— 如果你跟一个人第一次联络，最好要有一个托辞
◆ 不要打"陌生电话"
　— 如果对方没有留下电话号码、电子邮件地址或者网名，不要跟对方联系
　— 留下电话、电子邮件地址或者网名代表你同意对方联系你
　— 打电话之前询问对方的联系方式
　　· 这是可以给他们打电话的许可
　— 如果你试图在 Facebook 和 MySpace 或者其他社交网站上加某人为好友，你得先认识他。
◆ 遵从"两遍法则"
　— 如果对方没有回应，不要连续给对方留下两条以上加好友请求
　— "两遍法则"的例外：当你试图在社交媒体上加某人为好友，对方有"同意"或"忽略"两个选项
　　· 如果对方第一次忽略掉你的请求，就不要再次发送请求
◆ 不要谈及太过私人的话题

（四）使用互联网的规则
◆ 青少年不应该使用网络结交新的朋友
　— 不可以将自己的个人信息告诉网上的陌生人
　— 不能同意与陌生网友见面
　— 不能接受 Facebook、MySpace 或其他社交网络的陌生人加为好友的请求
　— 家长应该帮助孩子在 Facebook、MySpace 等其他网络上进行隐私设置，以防陌生人可以入侵他们的个人账户
◆ 网络的最佳作用是增进与现实生活中朋友之间的友谊
　— 可以利用网络交换信息和计划聚会
◆ 家长应该小心监督孩子的社交网站以保证孩子的安全
　— 关注孩子的社交网站也可以帮助家长了解哪个朋友是比较适合的朋友
◆ 青少年要避免网络欺凌
　— 不要取笑他人
　— 如果你的孩子正在遭受网络欺凌，找人参与为孩子辩护是有效的方法
　— 如果网络欺凌发生而且人身安全受到威胁，青少年要告知成人
　　· 家长要与学校保持信息相通
　　· 家长需要联系网络专家

（五）家庭作业

家长组的治疗师要跟家长一起浏览家庭作业的内容，共同解决可能出现的困难和问题。

1. 朋友的来源（不要跟孩子一起完成这个任务）

a. 家长要根据孩子的个人兴趣，为孩子找到和调查至少一个课外活动

b. 家长要明确：

　i. 自己的孩子试图融入哪一个团体

　ii. 他们认为哪个团体是孩子最适合的

2. 家长要用一个托辞跟孩子练习打一个电话

a. 回顾打电话的规则，包括使用托辞

b. 跟孩子交换信息，找到一个共同兴趣

3. 小组内通话

a. 孩子们要在通话过程中交换信息

b. 找到一个共同的兴趣，在小组课时讨论

c. 遵守开始和结束通话的规则，包括使用托辞

4. 带一件个人物品来课时

a. 带来孩子最喜欢的物品与其他人分享（如 CD、杂志、游戏、书、图片）

b. 做好准备与小组成员对这件物品进行一对一的信息交换

三、治疗师对青少年课时的指导 3：
对话技巧Ⅲ——电子通讯交流

（一）青少年课时指导原则

　　每一个成功的一代都表明青少年在很小的时候就学会了复杂的电子通讯交流技巧。本课时的目的是帮助青少年学会与朋辈电子通讯交流的合适的技巧。对于一些青少年来说，教学过程的第一部分已经包含打电话在这一过程之内。其难点在于将他们的兴趣保持到对于更复杂的电子讯息交流的教学部分。在这一个过程中，角色扮演部分会很有帮助。治疗师要提醒青少年，即使有些人已经掌握了这些技巧，但人们还是很容易忘掉一到两个步骤。另一个有效的方式就是让青少年在同伴忘记某些步骤的时候认真思考，考虑这些步骤的缺失对对话效果的影响。例如，你可以说，我知道你可以在打电话的时候很容易地辨别是你自己，但是你们当中有多少人经历过在有人给你打电话但并没有报出自己的名字的时候，你就不知道自己在跟谁说话了。大家经常忘记自报姓名。

　　在网络安全课时的讲授部分，常常会有一两个学员质疑"网络不应该用于结识新的朋友"这一点。随着网络社交媒体如 MySpace 和 Facebook 的日渐流行，青少年常常会在网上与朋友和陌生人交流。尽管在网上与朋友交流是很合适的选择，但与陌生人的网络交流存在一定的危险性。前面的课时讲过，遇到这样的情况最好的应对方法是问小组其他同学：在网上结交新朋友可能会有哪些问题？其他孩子会很快指出这样做很危险，他们常常会引用一些坏人在网上诱拐青少年的故事或者新闻。当这些问题被指出来的时候，治疗师要提醒青少年网络社交可以很好地巩固和发展与认识的朋友之间的友谊。

　　在写这本书的时候，网络欺凌还是相对比较新的概念，刚刚开始引起广泛注意。因此一些组员已经遭受了网络欺凌的情况，在这种情况下，这些内容有可能会刺激情绪。治疗师要避免青少年过于详细地描述遭受网络欺凌的方式，以此将谈论这一话题的负面影响减到最小。相反，你要将重点放在应对网络欺凌的方法上。你可以引导谈论个人体验的青少年改变方向，说：我们可以继续分享自己或者自己认识的人遭受网络欺凌的故事。但我更想跟大家讨论的是当我们遇到网络欺凌的时

候，要怎样应对，来减少被欺凌的可能性。通过关注对网络欺凌的应对方式，你可以将个人分享的负面影响降到最低。如果一些青少年受到比较大的影响，治疗师要在课时结束之后与这个孩子及其家长单独会面，讨论额外的应对策略（邀家长参与，通知学校等等）。

（二）复习规则

[只在有青少年没有遵守规则时，复习课时的规则]

1. 听其他同学讲话（他人发言时不可以说话）
2. 遵守指令
3. 发言先举手
4. 尊重他人（不可以嘲笑他人）
5. 不允许触摸他人（不可以打人、踢人、推人、抱人等等）

（三）复习作业

注意： 以每项作业的一部分为单位给学生加分，不要一个作业只加一分

1. 与家长练习交换信息
   a. 说：这周第一个作业是跟家长练习交换信息，有一个双向的对话。如果你跟家长练习了交换信息，请举手
   i. 让完成了作业的孩子先回答问题
   ii. 提问内容
     （1）你跟谁一起练习了双向对话？爸爸还是妈妈？
     （2）你们交换信息了吗？
     （3）你有没有发现共同兴趣
       当他们说出共同兴趣的时候，问他们：当你和家长在一起的时候怎样利用这些信息？
   b. 如果有时间的话，提问没有完成作业的孩子，帮助他们解决可能出现的问题和提出改进并完成这周任务的方法。

2. **小组内通话**
   a. 说：这周第二个作业是跟小组另一个成员打电话进行对话练习。完成这个作业的举手。
   i. 先叫完成任务的孩子回答
   ii. 提问内容
     （1）你跟谁聊天了？
     （2）你们谁给谁打的电话？
     （3）你们交换信息了吗？
     （4）你们发现什么共同兴趣了吗？
       当他们说出共同兴趣的时候，问他们：当你和小组另一个成员在一起的时候怎样利用这些信息？
   iii. 避免问一些比较普通的问题，如"电话打得怎么样？"
   b. 接下来让这次通话的另外一个人回答问题，但不要让他们同时回答。
     不要让青少年谈论另一个人犯的错误
   c. 解决这个过程中出现的问题
   d. 如果有时间的话，提问没有完成作业的孩子，帮助他们解决可能出现的问题和提出改进并完成这周任务的方法。

（四）教学课时：电子讯息交流

说明：今天，我们要讨论电子通讯交流。这其中包括打电话、发邮件、发短信、发即时讯息以及使用网络。电子通讯交流是大家非常喜欢的方法，我们要学习在与朋友用电子工具联络的时候的规则。

○ 开始和结束通话的规则

说：大家在平时交流的时候最喜欢打电话，但是开始和结束一次通话通常会比较困难。今天要介绍的是一些具体的方法帮助我们开始和结束通电话。

1. 开始通话

  a. 治疗师和教练要做一个开始通话的错误示范的角色扮演

    i. 表演开始前说：观察这个演示，看看我做错了什么。

    ii. 错误角色扮演举例：

      治疗师：（假装拿起电话贴近耳朵）叮铃铃……

      教　练：（假装接起电话贴近耳朵）喂，你好。

      治疗师：你好，你在干嘛呢？

      教　练：（听起来很疑惑）呃，我在看电视。

      治疗师：你看什么呢？

      教　练：（语带疑惑）一个真人秀。

      治疗师：是吗，我也喜欢真人秀。

      教　练：（听起来有点恼怒）挺好的。

      治疗师：那你周末要做什么？

      教　练：（听起来不耐烦）嗯那个，我得挂电话了。

    iii. 结束时问大家：演示结束，在打电话过程中我做错了什么？

      答案：治疗师没有报出自己的名字，没有报出自己要找的人的名字，没有问对方是否方便接电话，也没有交代自己打电话的托辞。

  b. 给出开始打电话的规则。

    i. 报出你打电话要找的人的名字

      举例：你好，麻烦请 Jennifer 接电话

    ii. 报出自己的名字

      举例：你好 Jennifer 我是 Blair

    iii. 询问对方是否方便通话

      举例：你现在方便接电话吗？

    iv. 交代一个自己打电话的托辞

      （1）举例：

        a）我就是看看你在干什么

        b）我想问问你今天的作业是什么

      （2）让孩子们想出不同的托辞（见托辞范例表格）

  c. 治疗师和教练要做一个开始打电话的正确角色扮演

    i. 演示开始前说，现在我们知道了开始通话的规则，看看下面的演示然后告诉我我做对的地方。

    ii. 正确角色扮演举例：

      治疗师：（假装拿起电话贴近耳朵）叮铃铃……

      教　练：（假装接起电话贴近耳朵）喂，你好。

      治疗师：你好，麻烦请 Jennifer 接电话。

教　练： 我就是。

治疗师： Jennifer 你好，我是 Blair。

教　练： 哦，你好 Blair。

治疗师： 你现在方便接电话吗？

教　练： 当然方便。

治疗师： 我就是打来问问你最近怎么样。

教　练： 我最近很好，你呢？

治疗师： 挺好的，学校生活怎么样？

教　练： 挺好，这周末我们学校有一个舞会。

治疗师： 听着很有趣的样子。你要参加吗？

治疗师： 我有点想去。

　　iii. 演示结束治疗师说：时间到，这一次打电话我哪些地方做对了？

　　　　答案：治疗师报出了自己的名字，报出了自己要找的人的名字，询问对方是否方便接电话，然后交代了自己打电话的托辞

2. 结束通话

　a. 治疗师和教练要做一个结束通话的错误示范的角色扮演

　　i. 表演开始前说：现在我们知道了开始通话的规则，让我们来讨论一下如何结束通话。观察这个演示，看看我做错了什么。

　　ii. 错误角色扮演举例：

　　　　治疗师：（接着刚才结束的地方）那都有谁去跳舞？

　　　　教　练：还不知道呢，我还没想好去不去，我不太喜欢跳舞，但我喜欢音乐。

　　　　治疗师：是吗，我也是，你喜欢什么音乐？

　　　　教　练：什么都喜欢，你呢？

　　　　治疗师：我也是，再见

　　iii. 结束时问大家：演示结束，在结束通话过程中我做错了什么？

　　　　答案：治疗师没有等一个停顿，没有给出挂电话的托辞，没有说跟对方聊天很开心，没有说以后再聊，也没有说再见。

　b. 给出结束通话的规则。

　　i. 等一个比较长的停顿（如切换话题的时候）

　　ii. 说明一个要挂电话的托辞

　　　　（1）我得挂电话了，要吃饭了

　　　　（2）我要去做作业了

　　　　（3）让学生自己想出不同的挂电话的托辞（见托辞范例表格）

　　iii. 跟对方说跟他聊天很开心

　　iv. 跟对方说以后再聊或者之后见面

　　v. 说再见

托辞范例

通话原因	通话结束原因
看看你在干嘛	我得挂电话了
想看看你最近有什么事儿发生	你忙吧，我不打扰了
想问问你今天的作业是什么	我要去写作业了

通话原因	通话结束原因
很久没有跟你聊天了	要吃饭了
看看你最近忙什么呢	我妈妈要用电话

c. 治疗师和教练要做一个结束通话的正确角色扮演
  i. 演示开始前说，现在我们知道了结束通话的规则，看看下面的演示然后告诉我我做对的地方。
  ii. 正确角色扮演举例：
    治疗师：（接着刚才结束的地方）那都有谁去跳舞？
    教　练：还不知道呢，我还没想好去不去，我不太喜欢跳舞，但我喜欢音乐。
    治疗师：是吗，我也是，你喜欢什么音乐？
    教　练：什么都喜欢，你呢？
    治疗师：我也是。（停顿）我妈妈要用电话，所以我得挂电话了。
    教　练：好吧。
    治疗师：跟你聊天很开心。
    教　练：我也是。谢谢你打电话来。
    治疗师：那我们回头再聊。
    教　练：好啊。
    治疗师：保重。
    教　练：你也是。
    治疗师：再见。
    教　练：再见。
  iii. 演示结束治疗师说：时间到，这一次打电话我哪些地方做对了？
    答案：治疗师等到了一个停顿，给出挂电话的托辞，表达跟对方聊天很开心，并说以后再聊，最后说再见。

3. 留语音信息
  a. 治疗师和教练要做一个留语音信息的错误示范的角色扮演
    i. 表演开始前说：现在我们知道了开始和结束通话的规则，但有时候我们给朋友打电话，他们没有接，因此我们得留语音信息。观察这个演示，看看我做错了什么。
    ii. 错误角色扮演举例：
      治疗师：（假装拿起电话贴近耳朵）叮铃铃……
      教　练：（语音留言）你好，我是 Jennifer，我现在不方便接电话，请在提示音后留下口讯，滴—
      治疗师：是我，你怎么不在家，我自己待着什么也没干，等下给我打电话。
    iii. 结束时问大家：演示结束，在留下语音信息过程中我做错了什么？
      答案：治疗师没有报出自己的名字，没有报出自己要找的人的名字，没有说明打电话的时间，没有交代自己打电话的托辞，没有留下自己的电话号码，没有说再见。
  b. 给出留语音信息的规则。
    i. 报出自己的名字
      举例：你好，我是 Blair
    ii. 报出自己打电话要找的人的名字
      举例：我要打电话给 Jennifer

iii. 说明打电话的时间

现在是周四晚上 6 点。

iv. 交代一个自己打电话的托辞

我就是看看你在忙什么

v. 留下自己的电话号码

听到留言请回电话，如 1234567

vi. 说再见

回头聊，再见。

c. 治疗师和教练要做一个留语音信息的正确角色扮演

i. 演示开始前说，现在我们知道了留语音信息的规则，看看下面的演示然后告诉我我做对的地方。

ii. 正确角色扮演举例：

治疗师：（假装拿起电话贴近耳朵）叮铃铃……

教　练：（语音留言）你好，我是 Jennifer，我现在不方便接电话，请在提示音后留下口讯，滴—

治疗师：你好，我是 Blair。我想给 Jennifer 打电话。现在是周四晚上 6 点。我就是打来看看你在忙什么。听到留言请回电话 xxx-xxxx。回头聊，再见。

iii. 结束时问大家：演示结束，在留下语音信息过程中我做对了什么？

答案：治疗师报出了自己的名字，报出了自己要找的人的名字，说明了打电话的时间，交代了自己打电话的托辞，留下了自己的电话号码，说了再见。

（五）打电话 / 发短信 / 即时讯息 / 发邮件的规则

说明：既然我们已经了解了打电话的规则，了解发短息 / 即时讯息 / 发邮件时候要遵守的规则也很重要。一些规则很类似，所以比较好记。

1. 给不是很熟的人发短息 / 即时讯息 / 写邮件的时候要使用托辞

a. 说：首先跟打电话是一样的，我们在给不是很熟的人发短息 / 即时讯息 / 写邮件的时候要使用托辞。为什么跟不太熟悉的人联系的时候使用托辞很重要？

答案：因为不这样做的话，他们会不知道我们为什么打电话

b. 提问：我们给自己熟悉的朋友发短息 / 即时讯息 / 写邮件的时候需不需要使用托辞？

答案：不需要，但使用一个托辞也是可以的。

c. 让青少年给出一些托辞

例如：

（1）"我想来你的 Facebook 主页上看看"

（2）"看看你最近在忙什么"

（3）"我打来问问你周末做什么"

（4）"想看看你想不想去玩游戏"

2. 避免打"陌生电话"

a. 说：另外一个规则是给不太熟悉的人发短信 / 即时讯息 / 发邮件的时候要避免"陌生电话"。有人知道什么是陌生电话吗？

答案：陌生电话是给那些没有留下联系方式的人发短息 / 即时讯息 / 写邮件。

留下电话号码、邮件地址或者网名等联系方式就是给了一个人联系你的许可

b. 你可以从学校通讯录或者网络通讯录上得到别人的联系方式，但并不代表对方给了你跟他联系的许可。

这条规则也适用于在 Facebook、MySpace 或者其他社交网站上加其他人为好友。

（1）如果想要加某人为好友，你首先得得到他们的许可，并且你得认识他们

（2）问题：如果你未经许可给对方打电话，他们会怎么看你？

答案：他们可能觉得你很奇怪，像偷窥狂

（3）提问：你觉得他们会接受你的好友申请吗？

答案：应该不会

（4）说：你应该在打电话之前问对方的联系方式。这代表对方允许你跟他联系。如果你想要得到对方的电话号码，你可以说："我们有空可以一起玩，可以给我你的电话号码吗？"或者如果你想在 Facebook 上加对方为好友，你可以说："你玩 Facebook 吗？我们可以互加好友。"然后你要关注他们的反应，看看他们是不是感兴趣。

3. 遵从"两遍法则"

a. 提问：跟打电话一样，当我们发短信，即时讯息或者发邮件的时候，有可能联系不到对方。如果我们联系不到对方，那我们最多要连续给对方留下几个语音信息？

回答：大概两次。

b. 提问：如果我们留下两条以上语音信息会有什么问题？

回答：对方可能在忙，或者不想跟你聊天。

c. 提问：当我们发短信、即时讯息的时候，如果对方不回应，那我们要最多连续给对方发几条信息？

回答：大概两次。

d. 提问：如果我们发两条以上的短信会有什么问题？

回答：对方可能在忙，或者不想跟你聊天，也有可能对你的信息感到不耐烦

e. 提问：当我们发电子邮件的时候，如果对方不回应，那我们要最多连续给对方发几条信息？

回答：大概两次。

f. 提问：如果我们发两封以上的邮件会有什么问题？

回答：对方可能因为你的邮件不耐烦，觉得你很怪，也有可能不想跟你做朋友，甚至会给你带来偷窥狂的名号。

g. 提问："两遍法则"规则只有一个例外。就是当你在 Facebook 或者 MySpace 或者其他社交网站加某人为好友的时候。当你想要加某人为好友，他们有选择可以"接受"或者"忽略"你的请求，如果他们忽略了你的请求，你要怎么做？

回答：继续寻找其他认识你的，对你也感兴趣的人加为好友，不要加同一个人两次好友。

4. **不要谈论太过私人的话题**

提问：另外一个有关于电子讯息交流的重要规则就是避免谈论太过私人的话题。即使你跟对方很熟悉也不可以。为什么我们在发电子邮件，发短信、即时讯息以及使用社交网络的时候要避免谈论太过私人的话题？

回答：这种交流是公开的，特别是在使用社交网络的时候。如果谈论太过私人的话题，你可能会引起对方的尴尬，你要避免讨论不想让别人知道的事情。

（六）使用网络的规则

说明：我们都知道，网络的使用在青少年的社交生活中非常受欢迎，你们很多人都有自己的社交网站如 MySpace 和 Facebook。就像其他很多交流方式，网络交流也要遵守规则以保护你们在网络上的安全。

1. **青少年不应该使用网络来结识新的朋友**

a. 提问：为什么不能在网上结识新朋友？

回答：因为那样很危险，对方可能是个坏人

b. 解释以下规则：

　　i. 不可以将自己的个人信息告诉网上的陌生人

　　ii. 不能同意与陌生网友见面

　　iii.不能接受 Facebook、MySpace 或其他社交网络的陌生人加为好友的请求

　　iv. 在 Facebook、MySpace 等其他网络上进行隐私设置，以防陌生人可以入侵他们的个人账户

2. 网络的最佳作用是强化与已有朋友的友情

a. 提问：可不可以使用网络来加强自己和朋友的友谊？

　　回答：可以

b. 提问：可不可以使用网络来和长时间不联络的朋友重新联系？

　　回答：可以

c. 说明：网络是一个与朋友交换信息、计划聚会的绝佳工具，但我们不能用网络来结交新的朋友。

3. 避免网络欺凌

a. 提问：谁听说过过网络欺凌，或者谁可以给大家解释一下什么是网络欺凌？

　　回答：在网上嘲笑，欺负或者威胁其他人

b. 提问：网络欺凌会有什么后果？

　　回答：这样很刻薄，会伤害别人的感情，让人有不好的名声，大家不愿意跟你做朋友。

c. 提问：在网上嘲笑和欺负别人是不可以接受的行为，在网上被欺负也是不可接受的。如果有人在网上欺凌你，找一个朋友来支持你、为你辩护是很有帮助的。为什么？

　　回答：网络欺凌的人会选择无力反抗的孩子为目标；让朋友来支持你抗击网络欺凌。

d. 说明：如果有人在网上欺凌你，而且对你的人身安全构成了威胁，你应该告诉大人。你们的家长应该通知学校或者联系网络专家。

（七）行为演练

◆ 让青少年练习在电话上进行一个双向对话。

◆ 确保青少年遵守开始和结束通话的规则。

◆ 让青少年练习 2~3 分钟

◆ 指定一个打电话的人和接电话的人

　　— 让打电话的人开始打电话

　　— 让接电话的人结束打电话（在治疗师的提示之下）

◆ 在结束练习之后讲解

　　— 让打电话的学生说出自己是怎样开始一个对话的

　　　　• 说出自己打电话的托辞

　　— 询问他们是否交换了信息

　　— 让他们说出自己的共同兴趣

　　— 让接电话的人说明自己是怎样结束通话的

　　　　• 说出结束通话的托辞

（八）家庭作业

◆ 简要说明本周的作业：这周大家要继续练习双向对话以及如何开始和结束通话。具体作业内容如下：

　　— 跟自己的家长练习开始和结束通话、双向对话，找到你们的共同兴趣

　　— 给自己小组的成员打电话

　　　　• 通话时长要保持在 5~10 分钟

- 遵守开始和结束通话的步骤
- 在通话过程中要与对方交换信息，找到你们的共同兴趣，在下次小组课时上报告
  - 下周要带来一件自己的个人物品来用于交换信息活动（如 CD、杂志、游戏、书、图片）
◆ 治疗师和教练要制定这周组员之间打电话的分组，把分组名单写在"组员通话分配记录"上，用作以后课时使用
  - 如果人数是单数不能两两分组，就让某一个人领双重任务。
    - 这个人要在两个打电话的分组中，要完成两次组员通话（在其中一个组打电话，在另一个组接电话）。
    - 因为双重任务的人完成了额外任务，可以获得额外的加分

（九）青少年活动：问答游戏
◆ 在游戏开始之前，孩子们要完成问答游戏答题纸（如果之前没有填写完成的话）。
  - 为了节省时间，可以让他们在课时开始之前在走廊上的等待时间完成
◆ 孩子们要在开始问答游戏之前跟其他人交换信息，练习提问题：
  - 在黑板上写下主题，让孩子们两人一组或者三人一组。
  - 留出两到三分钟在孩子们跟大部分组员交换完信息之后，让他们重新集合成一个小组开始玩问答游戏。
◆ 孩子们用通过交换信息得到的答案回答问题，正确的答案可以得分。
  - 最先举手的孩子先回答问题
  - 如果第一个孩子回答错误，则其他孩子有机会回答（第二个举手的孩子）
  - 一个问题每个人只有一个回答机会
  - 不要给孩子们提示
◆ 在游戏中鼓励孩子们给其他同伴鼓掌
◆ 游戏中的使用不同颜色的笔在黑板上记录得分
◆ 在游戏的最后，得分最多的人是问答游戏挑战的胜利者

（十）集合总结
◆ 通知孩子们跟家长汇合
  - 确保孩子站 / 坐在家长身边
  - 确保大家保持安静和集中注意力
◆ 说明：今天我们学习了如何打电话。谁来说说我们应该如何开始和结束通话？（让孩子们重复所有的步骤，在必要的时候做出提示）
  - 报出自己打电话要找的人
  - 报出自己的名字
  - 询问对方是否方便通话
  - 交代自己打电话的托辞
    - 让孩子们给出一个适当的打电话托辞
◆ 提问：结束一次通话的步骤是什么？
  - 等待一个停顿（如在切换话题的时候）
  - 给出一个挂电话的托辞
    - 让孩子们给出一个适当的结束通话的托辞
  - 告诉对方跟他聊天很开心
  - 跟对方说下次再聊或者见面
  - 说再见

◆ 提问：留语音信箱的步骤是什么？
  — 报出自己的名字
  — 报出你打电话要找的人的名字
  — 说明打电话的时间
  — 说明打电话的托辞
  — 留下电话号码
  — 说再见
◆ 提问：打电话、发邮件、发短信、即时讯息以及使用网络社交的规则是什么？
  — 遵守"两遍法则"
  — 避免陌生电话
  — 注意交代托辞
  — 不要谈及太过私人的话题
◆ 解释说明在使用网络的时候：
  — 不要使用网络去结交新朋友
  — 使用网络来强化与自己已有的朋友的友谊
  — 避免网络欺凌
    • 如果有人在网络上威胁你，要告知大人寻求帮助
◆ 说明：今天这个小组在打电话和进行双向对话的过程中表现得很好，请大家为他们鼓掌。
◆ 浏览下周作业的内容（见下节内容）
  — 确保在家长面前读出组员间通话任务的名单
  — 提醒家长记录谁打电话谁接电话
◆ 跟每个家庭单独交流
  — 在打电话的过程中家长会在哪里。
  — 下节课带来的个人物品是什么

（十一）家庭作业

1. 朋友的来源 [不要在集合总结的环节说这个任务]（这个任务由家长完成，孩子们不参与）
  a. 家长应该根据孩子的兴趣爱好，调查和找出至少一个自己孩子参加的课外活动
  b. 家长要了解
    i. 自己的孩子试图融入哪一个组织
    ii. 自己的孩子最适合融入哪一个组织
2. 家长和孩子要练习打电话过程中使用托辞：
  a. 回顾打电话的规则，包括使用托辞
  b. 交换信息并且找到一个共同兴趣
3. 小组内通话
  a. 打电话之前
    i. 离开课时之前，家长要安排好自己的孩子给小组同伴打电话，练习对话技巧
    ii. 确定打电话的日期和时间
    iii. 讨论打电话期间家长应该在哪，扮演什么角色。
  b. 打电话期间
    i. 孩子们要在打电话过程中交换信息
    ii. 找到一个共同兴趣，在小组课时上报告
    iii. 遵守开始 / 结束通话的规则，包括使用托辞

c. 通话结束之后
  i. 家长要跟孩子讨论打电话的内容，并找到：
     （1）共同兴趣
     （2）通话托辞
     （3）此次通话是怎样开始和结束的
  ii. 家长要帮助孩子发现并解决这一过程中可能出现的问题

4. 带来一件个人物品
  a. 带来一件最喜欢的东西跟小组同伴分享（如 CD、杂志、游戏、书、图片）——治疗师要跟每位家长和青少年协商这件事
  b. 准备好与小组其他成员就这件物品进行一对一的信息交换

（十二）计算得分

　　记录每周干预治疗过程中下列内容
◆ 计算每个孩子的得分
◆ 计算小组得分总和
◆ 不要在青少年面前计算分数
　　— 不要泄露个人得分或者小组总分
　　— 避免青少年比较小组成员之间的得分
◆ 提醒他们要团队协作来争取更大更好的毕业派对。

四、青少年活动指导 3：问答游戏

（一）所需材料
◆ 黑板、粉笔 / 白板、水笔
◆ 答题纸
◆ 剪刀
◆ 笔

（二）规则
◆ 孩子们要根据信息交换的成果进行比赛
◆ 就如电视节目"智力问答"一样，孩子们要在治疗师的引导下以问问题的形式给出答案
　　— 举例：
　　　• 治疗师："答案是 Jimmy 最喜欢的运动。"
　　　• 回答："什么是棒球？"
◆ 治疗师要在游戏过程中给孩子们的正确答案加分以此激发孩子们的兴趣和参与度
◆ 在交换信息练习之前发答题纸（如果之前没有发的话）
◆ 让孩子们填写答题纸并且交回给治疗师
　　— 为了节省时间，可以让孩子们在课时开始之前在走廊的等待过程中完成答题纸的填写。
◆ 让孩子们用 2 ~ 3 分钟两人一组或三人一组练习交换信息，直到他们跟小组全部的成员交换完信息。
◆ 治疗师要给出交换信息的主题，并把他们写在黑 / 白板上：
　　— 姓名
　　— 居住城市

　　　　— 学校名称

　　　　— 最喜欢的游戏

　　　　— 最喜欢的运动

　　　　— 最喜欢的电视节目

　　　　— 最喜欢的电影

　　　　— 最喜欢的周末活动

　　　　— 眼睛的颜色（这个不需要问，而是在交换信息中通过眼神交流得到答案）

◆ 在黑／白板上写下分类，来帮助孩子们对应答题纸：

　　　　— "学校"校风

　　　　　　• 答题纸上写学校的名字

　　　　— TGIF（谢天谢地又到周五了）

　　　　　　• 最喜欢的周末活动

　　　　— 运动和休闲

　　　　　　• 最喜欢的运动

　　　　— 游戏时间

　　　　　　• 最喜欢的游戏

　　　　— 电影！电影！电影！

　　　　　　• 最喜欢的电影

　　　　— 电视时间

　　　　　　• 最喜欢的电视节目

　　　　— 家，甜蜜的家

　　　　　　• 家庭所在城市

　　　　— "眼里有它"

　　　　　　• 眼睛的颜色

◆ 当孩子们在交换信息过程中，其中一个教练要：

　　　　— 将答题纸沿线剪开，分成单独的问题

　　　　— 将答题纸按照不同的分类分开，并打乱顺序

◆ 如果有必要治疗师和教练要提示孩子们提出跟问答游戏话题相关的问题。

◆ 当孩子们完成交换信息之后，重新集合为小组开始问答游戏挑战。

　　　　— 让得分最高的孩子选择分类

　　　　— 告知孩子们如果没有在治疗师提问之前举手，将会被取消回答资格

　　　　— 最先举手的孩子第一个回答问题。

　　　　— 如果第一个给出的答案是错误的，第二个举手的人回答，依次类推

　　　　— 每人每题只有一次回答机会。

　　　　— 不要给出提示。

◆ 读到某条信息的时候，要指向与该信息相关的人，因为孩子们对于彼此刚刚认识还不太熟悉。

◆ 如果某个孩子回答问题的时间过长，要设置时间限制。

◆ 如果孩子们回答问题没有按照标准方法，不要纠正他们。（如应该说"什么是棒球？"但孩子们说成了"棒球"）

　　　　— 重要的是他们记住了他们在交换信息过程中得到的信息。

◆ 回答正确的人得一分，并且可以选择下一个类别

◆ 如果没有人回答正确，答案最贴近最后一个问题的人选择下一个类别

◆ 在游戏过程中鼓励孩子们为自己的同伴鼓掌

◆ 回答正确的人得分

◆ 在黑板上用不同颜色的记号笔记录得分
◆ 在游戏结束时，得分最多的人是危问答游戏挑战的胜利者。

（三）"问答游戏"答题纸

"学校"校风	谢天谢地又到周五了"TGIF"
答案： _____的学校名字 （学生名字） 问题： 你学校名字：_____ （学校名字）	答案： _____最喜欢的周末活动 （学生名字） 问题： 你最喜欢周末活动：_____ （活动内容）
"运动和休闲"	"游戏时间"
答案： _____最喜欢的运动 （学生名字） 问题： 你最喜欢的运动：_____ （运动名字）	答案： _____最喜欢的游戏 （学生名字） 问题： 你最喜欢的游戏：_____ （游戏名字）
"电影！电影！电影！"	"看电视时间"
答案： _____最喜欢的电影 （学生名字） 问题： 你最喜欢的电影：_____ （电影名字）	答案： _____最喜欢的电视节目 （学生名字） 问题： 你最喜欢的电视：_____ （电视名字）
"我爱我家"	"眼里有它"
答案： _____居住的城市 （学生名字） 问题： 你居住的城市：_____ （城市名字）	答案： _____眼睛的颜色 （学生名字） 问题： 你眼睛的颜色：_____ （颜色）

第6章 课时 4：选择合适的朋友

一、治疗师对家长课时的指导

（一）家长课时的指导原则

本周的家庭作业回顾的注意点应该继续放在寻找课外活动上。对于已经参与某项活动中的青少年，他们可以在活动中找到新朋友，那么寻找课外活动对他们来说就不是一个问题。治疗师要做好部分家长对该作业的抗拒，这些家长的孩子们没有参与课外活动。一些家长可能报告活动的时间过短，以为不会太过困难。还有一些家长会报告一些自己的孩子已经参与其中的活动，但这些活动对孩子结交亲密朋友并无益处。例如一个青少年可能会喜欢参与青年团活动，但并不愿意问任何队友的电话号码。仅仅是因为青少年对于参与青年团活动的喜爱并不能意味这一活动符合作业的要求和特点。由于孩子们要完成 PEERS 的家庭作业，他们参与活动的动机更强，因此现在是帮助孩子找到新的活动的最好时机。如果一个课外活动并不合适，家长组治疗师要通过与家长讨论活动不适合的原因帮助家长，鼓励他们找到更合适的活动。在课外活动讨论结尾时，治疗师要总结所有的好主意。让每一个家长说明他们在未来的一周要跟进的事情。

本次课时的第二个注意点在于最终让青少年参与到新的课外活动中。许多青少年可能会不愿意这么做。如果家长在前期充分处理，这个过程会更加顺利。如果青少年已经参与了一个功能正常的课外活动，而且家长表示有好的交友资源，他们就不需要寻找新的课外活动了。

本次课时会第一次布置给小组外的成员通电话的任务，这对于让训练到现在的青少年们练习新学到的技巧来说是全新的经历。对于青少年来说，找一个小组外的成员来打电话可能会使得青少年更加焦虑或者更抗拒。家长在识别打电话合适选择的过程中，会非常有帮助，而且治疗师对可以参与讨论，找到打小组外电话的对象也非常有帮助。在家长和青少年找到至少一个青少年愿意尝试的打电话的对象之前，他们需要继续学习本次课时的内容。

（二）复习作业

1. 家长与自己的孩子使用托辞练习打电话
- a. 询问家长是否复习了打电话所有的规则，包括使用托辞
- b. 询问家长是否跟自己的孩子练习了交换信息
- c. 让家长汇报在交换信息过程中发现的共同兴趣
- d. 帮助家长发现并解决这一过程中可能出现的问题

2. 小组内通话
- a. 确保孩子在通话过程中交换了信息
- b. 让家长明确
  - i. 在通话中，孩子可以通过交换信息发现共同兴趣
  - ii. 在通话过程中要使用托辞
  - iii. 孩子是怎样开始和结束这次通话的

3. 朋友的来源
  a. 让家长根据自己孩子的兴趣，调查和找到至少一个新的课外活动
  b. 让家长明确：
     i. 哪一个组织是自己的孩子想要融入的
     ii. 哪一个组织是自己的孩子最适合融入的

4. 带来自己的个人物品
  a. 明确孩子们带来的他们最喜欢的，并且愿意在小组中分享的物品（例如 CD、杂志、游戏、书、图片）
  b. 只给带来合适的个人物品的孩子加分

（三）课时教学：朋友的来源
◆ 分发家长讲义
◆ 说明：今天，我们继续来讨论选择合适的朋友。请注意，青少年在选择合适的朋友的过程中有时候是需要帮助的。你们可能得帮助自己的孩子做出正确的选择。上周，我们讨论了孩子的朋辈声誉和他们在学校中可能找到合适的朋友的组织。这周，我们将继续讨论孩子们可以有自己的朋友圈的重要性，以及大家可以怎样帮助自己的孩子在适合的朋辈组织中发展友谊。

1. 拥有朋友圈的重要性
◆ 拥有朋友圈可以保护青少年免于遭受欺凌
  — 欺凌者通常不会选择对处在集体中的人实施欺凌
  — 处在集体中的孩子会更坚强，受到更多的保护
◆ 当处在集体中的孩子受到欺凌时
  — 他们可以从集体其他成员那里获得支持感
  — 他们可以跟集体其他成员建立联结
  — 他们可以体验团队中的集体感
◆ 组织与组织之间的竞争是普遍的正常现象
  — 在组间竞争过程中，成员之间会建立紧密的联结
     • 举例：运动员们可能不喜欢天才少年们，而天才少年们可能也不喜欢运动员们
       ◆ 每个组织都会对其他组织有不满
       ◆ 在这个过程，组员之间建立联结
◆ 讨论青少年如何能识别能否被某个组织接受的方法
  — 组织其他成员的反应
     • 他们给出了自己的电话号码，邮箱地址和网名
     • 他们给你打电话，发邮件或短信息来聊天
     • 他们邀请你一起活动
     • 他们接受你的邀请
     • 他们在网上加你为好友
     • 他们跟你商量一起活动
◆ 讨论青少年如何能识别没有被某个组织接受的方法
  — 组织其他成员的反应
     • 他们嘲笑你或者开你的玩笑
     • 他们不给你他们的电话号码，邮箱地址以及网名
     • 他们从不给你打电话
     • 他们不接你的电话
     • 他们不接受你的邀请

- 他们拖延你的邀请（他们可能会说"改天再说"但不会有后续行动）
- 他们不接受你们在社交网络上的加好友申请
- 他们不邀请你一起活动

◆ 让家长轮流报告自己想要让孩子参加的组织，并让他们识别自己的孩子是否被这一组织接受
  — 让家长给出识别自己的孩子是否被接受的具体例子
  — 如果孩子不被接受，让家长找到另一个自己的孩子可能被接受的组织

◆ 解释：作为家长，帮助自己的孩子的其中一个方法就是帮助他们找到友谊的来源。最好的朋友的来源就是课外活动，俱乐部或者运动，因为这些组织中的成员显然具有一些共同的兴趣。当你帮助孩子找到朋友的来源，你就要帮助他们决定哪些朋友才是合适的。

◆ 让家长轮流读家长讲义中的内容

◆ 加粗的部分是家长讲义的内容

2. 朋友的来源

◆ **鼓励自己的孩子与学校中的其他同学交朋友**
  — **上学前或者放学后**
  — **在课间时间**
  — **在午餐时间**

◆ **帮助孩子在学校发展爱好或者特殊兴趣，这些爱好或兴趣要有包含其他人的可能性（你可以通过打电话询问学校或者在网上搜寻得到学校俱乐部的名单）**
  — **棋类俱乐部**
  — **电脑俱乐部**
  — **科学俱乐部**
  — **电子游戏俱乐部**
  — **动漫俱乐部**

◆ **鼓励自己的孩子参与适合的课外活动**
  — **运动队**
  — **年鉴俱乐部**
  — **学校戏剧社（舞台策划、设计、表演等）**
  — **乐队、合唱团**
  — **社区服务项目**
  — **课外活动**

◆ **鼓励你的孩子加入社区中的娱乐活动和休闲活动，特别是当孩子在学校里有不太好的声誉时。**
  — **男子童子军**
  — **女子童子军**
  — **基督教男子青年会**
  — **基督教女子青年会**
  — **四健会**
  — **社区青年运动队**
  — **体育课（游泳、网球、高尔夫……）**
  — **青少年活动中心**
  — **戏剧社**
  — **舞蹈课**
  — **艺术课**
  — **音乐课**
  — **电脑课**

- 武术课
- 社区俱乐部
- 玩具店（战锤游戏）
- 教堂，寺庙，清真寺
  - 青年团
  - 唱诗班
  - 圣经学习班，希伯来语学校
- 青少年读书俱乐部（公共图书馆，书店，咖啡书屋）

◆ 带自己的孩子去他们可以跟其他青少年接触的地方（去之前确保要检查这些地方，确保没有帮派活动）
- 娱乐中心
- 公园（篮球场等）
- 社区游泳池
- 私人健身房
- 运动俱乐部、高尔夫俱乐部
- 公共图书馆（在青少年活动期间）

◆ 向家长说明孩子们参与可以与其他青少年接触的活动是非常重要的。
- 我们建议孩子们每次只参加一到两个课外活动
- 一个活动结束，再进行第二个活动

◆ 提醒家长本周要根据孩子的兴趣，开始跟孩子讨论并决定他们要参加的课外活动
- 家长要帮助自己的孩子报名参加这些活动
- 一些家长需要稍微强制自己的孩子参加这些活动，另一些家长只需要强烈建议自己的孩子们参加这些活动
- 当家长向孩子们展示新活动时，要问自己的孩子"你想参加哪个活动？"而不是"你想不想参加这个活动？"
  - 给孩子提供不同的选择
  - 参加活动不可以讨价还价

◆ 选择加入哪些活动是可以进行协商的

（四）家庭作业

◆ 说明：今天，孩子们要谈论学校里各种组织和团体，就像我们上周讨论的那样。你们的孩子要考虑在学校里自己想要融入哪些集体，以及学校里有哪些是他们最适合融入的集体。你们这周的作业之一还是跟自己的孩子讨论，帮助他们找到一个适合交朋友的集体。本周孩子们要跟这些集体中的某些成员练习**交换信息**。你要跟孩子讨论可能的课外活动，并且决定孩子要参与哪一项活动。

◆ 家长组治疗师要帮助家长回顾作业内容，发现并且解决一些可能出现的问题。

1. 朋友的来源

  a. **孩子们要找到一个新的组织，这个组织的成员并不是他们一起玩或者交换信息的对象。**
    i. 找出一个共同兴趣
    ii. 家长要帮助孩子们找到合适的组织

  b. **家长要根据孩子的兴趣，跟孩子讨论并决定参加哪一项课外活动，并且开始帮助孩子报名参加这些活动。**
    理想的课外活动的标准：
      （1）每周见一次面，或者两周见一次面

（2）孩子的年龄处在这一组织要求的年龄范围内

（3）活动包含自由活动的时间，期间孩子们可以跟其他成员互动

（4）活动在未来几周之内开始

（5）你可以帮助孩子融入这些活动

2. 小组内通话

    a. 打电话之前

        i. 在离开小组之前，家长要安排好孩子和另一位小组成员打电话练习对话技巧。

        ii. 确定打电话的时间和日期

        iii. 协商在通话过程中家长在哪里，以及扮演怎样的角色

        iv. 家长和孩子需要练习开始和结束通话

    b. 打电话过程中

        i. 孩子们在通话过程中要交换信息

        ii. 找到一个共同兴趣，并在下次小组课时报告

        iii. 遵守开始和结束通话的规则，包括托辞的使用

    c. 通话结束之后

        i. 家长和孩子要讨论此次通话，并且明确

          （1）共同兴趣

          （2）托辞

          （3）本次通话是怎样开始和怎样结束的

        ii. 家长要帮助孩子发现并解决本次通话中出现的问题

3. 小组外通话

    a. 打电话之前

        i. 家长和孩子共同安排跟自己孩子通话练习对话技巧的对象，这个对象是小组以外的成员

        ii. 选择孩子愿意交流的对象

        iii. 协商在通话过程中家长在哪里

    b. 打电话过程中

        i. 孩子们在通话过程中要交换信息

        ii. 找到一个共同兴趣，并在下次小组课时报告

        iii. 要遵守双向通话的规则

        iv. 遵守开始和结束通话的规则，包括托辞的使用

    c. 通话结束之后

        i. 家长和孩子要讨论此次通话，并且明确与对方的共同兴趣

        ii. 家长要帮助孩子发现并解决本次通话中出现的问题

4. 带来一件个人物品

    a. 带来一件孩子最喜欢的个人物品，与小组其他成员分享（例如 CD、杂志、游戏、书、图片）

    b. 准备与小组成员对这件物品进行一对一的信息交换

◆ 让家长轮流发言，确保他们找到这周与孩子练习小组以外通话、**交换信息**的对象。

   — 选择孩子们愿意交流的对象

   — 在开始阶段，孩子们可以选择好朋友或者年龄相仿的兄弟姐妹

   — 这一任务的重点是孩子们可以完成通话

   — 我们的最终目标是要扩展孩子们的社交范围，以此让孩子们愿意开始向潜在的朋友人选索要联系方式

◆ 让家长轮流发言，明确下周自己的孩子要带来分享的个人物品。

二、家长讲义 4：选择合适的朋友

（一）朋友的来源

◆ 鼓励自己的孩子与学校里的其他同学交朋友
   — 上学前或者放学后
   — 在课间时间
   — 在午餐时间
◆ 帮助孩子在学校发展爱好或者特殊兴趣，这些爱好或兴趣要有包含其他人的可能性（你可以通过打电话询问学校或者在网上搜寻得到学校俱乐部的名单）
   — 棋类俱乐部
   — 电脑俱乐部
   — 科学俱乐部
   — 电子游戏俱乐部
   — 动漫俱乐部
◆ 鼓励自己的孩子参与学校适合的课外活动
   — 运动队
   — 年鉴俱乐部
   — 学校戏剧社（舞台策划、设计、表演等）
   — 乐队、合唱团
   — 社区服务项目
   — 课外活动
◆ 鼓励你的孩子加入社区中的娱乐活动和休闲活动，特别是当孩子在学校里有不太好的声誉时。
   — 男子童子军
   — 女子童子军
   — 基督教男子青年会
   — 基督教女子青年会
   — 四健会社区青年运动队
   — 体育课（游泳、网球、高尔夫……）
   — 青少年活动中心
   — 戏剧社
   — 舞蹈课
   — 艺术课
   — 音乐课
   — 电脑课
   — 武术课
   — 社区俱乐部
   — 玩具店（战锤游戏）
   — 教堂，寺庙，清真寺
     · 青年团
     · 唱诗班
     · 圣经学习班，希伯来语学校
   — 青少年读书俱乐部（公共图书馆，书店，咖啡书屋）
◆ 带自己的孩子去他们可以跟其他青少年接触的地方（去之前确保要检查这些地方，确保没有帮

派活动）

  — 娱乐中心

  — 公园（篮球场等）

  — 社区游泳池

  — 私人健身房

  — 运动俱乐部、高尔夫俱乐部

  — 公共图书馆（在青少年活动期间）

（二）家庭作业

1. 朋友的来源

 a. 孩子们要找到一个新的组织，这个组织的成员并不是他们一起玩或者交换信息的对象

  i. 找出一个共同兴趣

  ii. 家长要帮助孩子们找到合适的组织

 b. 家长要根据孩子的兴趣，跟孩子讨论并决定参加哪一项课外活动，并且开始帮孩子报名参加这些活动。

  理想的课外活动的标准：

   （1）每周见一次面，或者两周见一次面

   （2）孩子的年龄处在这一组织要求的年龄范围内

   （3）活动包含自由活动的时间，期间孩子们可以跟其他成员互动

   （4）活动在未来几周之内开始

   （5）你可以帮助孩子融入这些活动

2. 小组内通话

 a. 打电话之前

  i. 在离开小组之前，家长要安排好孩子和另一位小组成员打电话练习对话技巧。

  ii. 确定打电话的时间和日期

  iii.协商在通话过程中家长在哪里，以及扮演怎样的角色

  iv.家长和孩子需要练习开始和结束通话

 b. 打电话过程中

  i. 孩子们在通话过程中要交换信息

  ii. 找到一个共同兴趣，并在下次小组课时报告

  iii.遵守开始和结束通话的规则，包括托辞的使用

 c. 通话结束之后

  i. 家长和孩子要讨论此次通话，并且明确

   （1）共同兴趣

   （2）托辞

   （3）本次通话是怎样开始怎样结束的

  ii. 家长要帮助孩子发现并解决本次通话中出现的问题

3. 小组外通话

 a. 打电话之前

  i. 家长和孩子共同安排跟自己孩子通话练习对话技巧的对象，这个对象是小组以外的成员

  ii. 选择孩子愿意交流的对象

  iii.协商在通话过程中家长在哪里

 b. 打电话过程中

  i. 孩子们在通话过程中要交换信息

    ii. 找到一个共同兴趣，并在下次小组课时报告

    iii.要遵守双向通话的规则

    iv.遵守开始和结束通话的规则，包括托辞的使用

  c. 通话结束之后

    i. 家长和孩子要讨论此次通话，并且明确与对方的共同兴趣

    ii. 家长要帮助孩子发现并解决本次通话中出现的问题

4. 带来一件个人物品

  a. 带来一件孩子最喜欢的个人物品，与小组其他成员分享（例如 CD、杂志、游戏、书、图片）

  b. 准备与小组成员对这件物品进行一对一的信息交换

三、治疗师对青少年课时的指导 4：选择合适的朋友

（一）青少年课时的指导原则

    青少年会发现自己处在一个多层次系统的朋辈归属中。最底层的是最好的朋友网络，也就是亲密朋友圈，大概有二到六个人。最高层的关系是校友关系，通常包含了同年级的同龄人。这些层次甚至从小学就开始划分了（Frankel & Myatt，2003）。从中学开始，一个中间层级开始出现，这个层级就是群体，并且在定义青少年的社交世界上变得非常重要（Hartup，1933）。与"人群"或"群体"相关联（这两个术语可以互换使用），群体是青少年名誉和学校身份的重要组成部分。群体之间的竞争非常普遍，这种竞争也强化了群体成员之间的联结。识别适合的群体可以保护个体免遭欺凌。群体识别在发展新的友谊方面非常有帮助，因为这种认同指出了可能有共同兴趣的个体，这些都是潜在的朋友来源。

    被要求参与社交训练的个体往往存在群体识别的困难。典型的情况是他们不能找到合适的群体因而被孤立，或者他们不停地尝试与在不适合的群体中与青少年发展友谊。在社交方面被孤立的青少年往往要么发展成为完全回避社交的人（孤独的人），要么成为不适合的群体中的边缘人物（漂浮人）。

    本节课时的内容通过帮助青少年理解群体的运作模式和社交意义，帮助青少年识别合适的朋友资源。孩子们会学到仅仅对一项活动有兴趣是远远不够的，如果想要被一个组织（例如运动队或者电脑天才们）接受，他们必须要具有一定的运动水平或者专业知识。

    在这种情况下，孩子们会将青少年治疗师看成这一领域的专家，因为来接受治疗的孩子通常都听说过这些组织，但并没有考虑过这些组织是如何运作的。因此，对于青少年组治疗师来说，在教学之前对这些组织有充分的了解很重要。

    一些孩子可能会错误地认为自己能够融入受欢迎的青少年或者运动队员群体。青少年治疗师在本周课时上最重要的任务就是帮助青少年在自己的兴趣爱好的基础上识别适合的群体，进而阻止这些青少年试图融入不合适的群体。本周的课时内容是让青少年识别对方接受自己或者拒绝自己的身体语言和行为表象。如果这些内容让孩子们接受了前期被拒绝的经验，治疗师要进一步帮助青少年找到更为适合的组织。

    一些参与治疗的孩子缺乏良好的声誉，在学校范围内寻找群体并不是合适的选择。在这种情况下，找到校外的课余活动对于发现潜在的朋友的来源是非常重要的。家长要参与到这一过程之中。

（二）复习规则

    注意： 只在有青少年不能遵守规则的时候，再次复习课时规则。

1. 听其他同学讲话（他人发言时不可以说话）。

2. 遵守指令。

3. 发言先举手。

4. 尊重他人（不嘲笑他人）。

5. 不允许触摸他人（不能打人、踢人、推人、抱人等）。

（三）复习作业

1. 标注：给家庭作业的每部分打分——而不是每次作业只给一个分数

带来一件个人物品：

   a. 明确青少年带来与大家分享的最喜欢的物品（例如 CD、杂志、游戏、书、图片）

   b. 只给带来合适物品的人加分

   c. 避免青少年转移注意力，让教练将物品收走，课时活动的时候再拿回来

2. 跟家长练习打电话和使用托辞

说明：你们上周有一个作业是要跟家长打一个电话，并使用托辞。这周完成了和父母练习打电话并使用托辞的请举手。

   i. 叫完成了作业的孩子发言

   ii. 问：

      （1）你跟谁练习了打电话（爸爸还是妈妈）

      （2）你们是怎么开始的

         你们使用托辞了吗？

      （3）你们交换信息了吗？

      （4）你们发现共同兴趣了吗？

         当孩子们说出共同兴趣后，问他们：你跟家长一起玩的时候要怎么利用这个共同兴趣

      （5）你怎么结束通话的？

         你结束通话的时候试用托辞了吗？

3. 小组内通话

   a. 说明：这周另一个作业是跟小组另一个成员练习开始和结束通话。完成的举手

   i. 叫完成了作业的孩子回答问题

   ii. 问：

      （1）你跟谁对话了？

      （2）谁打给谁？

      （3）你们怎么开始对话的？

         你们使用托辞了吗？

      （4）你们交换信息了吗？

      （5）你们发现共同兴趣了吗？

         当他们回答发现共同兴趣时，问他们：跟她/他一起玩的时候要怎么利用这个共同兴趣

      （6）这个对话是怎么结束的？

         你们结束对话的时候使用托辞了吗？

   iii. 避免问过于笼统的问题：电话打得怎样？

   b. 第一个人回答完问题后让通话的另一个人回答问题，但不要同时回答问题

      不要让孩子们讨论对方犯的错误

   c. 发现并解决这一过程中出现的问题

      如果孩子们的答案不正确，问他们：下次你会用什么不同的说法？或者是你认为你还可以怎样结束这次通话？

   d. 关注没有完成作业的孩子，分析问题帮助他们完成本周的任务

（四）教学课时：选择合适的朋友

◆ 说明：今天我们来讨论怎样选择合适的朋友。朋友是一种选择，明智地选择朋友非常重要。在选择潜在的朋友时，我们会做出好的选择也会做出坏的选择（选择有好有坏）。

◆ 给出好的选择朋友的建议，说"你想跟_____样的人交朋友吗？"（边问边点头）空格中可以填写：

　　— 对你友好的人
　　— 对你有兴趣的人
　　— 跟你有同样喜好的人
　　— 跟你年纪相仿的人
　　— 不会给你找麻烦的人

◆ 每一个问题的后续问题：为什么跟这样的人交朋友是好的选择？

◆ 给出坏的选择朋友的建议，说"你想跟_____样的人交朋友吗？"（边问边摇头）空格中可以填写：

　　— 对你刻薄的人
　　— 嘲笑你的人
　　— 比你更受欢迎，和对你不好的人一起玩的人
　　— 比你聪明但跟你没有共同爱好的人
　　— 名声不好，可能给你惹麻烦的人

◆ 每一个问题的后续问题：为什么跟这样的人交朋友是不好的选择？

1. 识别不同的群体

◆ 说明：既然我们已经讨论了一些选择朋友的原则，我们要来谈谈你的名声以及你在学校中可能适合融入的群体。每所学校都有不同的组织或群体。这些群体中都有一些朋友圈，或者一小群最好的朋友。如果想跟别人发展密切的友谊，我们得找到一个最适合我们的群体。谁知道都有哪些群体？

◆ 让大家轮流回答，头脑风暴不同的群体

运动员	聪明孩子	瘾君子
啦啦队队长	棋类俱乐部成员	摇滚歌手
受欢迎的孩子	游戏玩家	嘻哈团体
学生会成员	书呆子	懒惰学生、问题学生
戏剧协会成员	数学天才	帮派分子
合唱团成员	电脑天才	音乐家、乐队
啦啦队（PEP SQUAD）	乐队、音乐天才	滑冰运动员
派对爱好者	科学天才	冲浪运动员
大学预科生	数学天才	嬉皮士
艺术家	野蛮人	后备军官
漫画天才	情绪化的人	宗教组织成员

◆ 当孩子们开始讨论天才的时候，需要讨论下列信息

　　— 天才代表了那些对某些领域很有兴趣并且相关知识储备丰富的人

    ◈ 电脑天才是喜欢电脑，而且电脑知识很丰富的人

    ◈ 游戏天才（也称为 Gamers）是特别喜欢电脑游戏而且玩得特别好的人

    ◈ 乐队天才是那些喜欢乐器而且玩得很好的学校乐队成员

    ◈ 科学天才是喜欢科学而且在科学领域很有天赋的人，他们通常是科学俱乐部的成员

    ◈ 数学天才喜欢数学而且在数学领域有非凡的能力

    ◈ 动漫天才非常喜欢漫画而且具有非常丰富的专业知识

— 想要成为一个天才，仅仅是喜欢是不够的，你还得在这方面擅长，并且具有丰富的知识

    · 例如：想变成一个真正的电脑天才，你不仅仅需要热爱电脑，你还得是使用电脑的专家

— 成为天才是一件很酷的事情，因为这意味着你非常擅长这件事

    · 例如，我们常常听到别人称赞某些天才

◆ **注意**：治疗师要表达成为天才的好处，因为参加治疗的孩子通常很适合融入天才群体的。如果治疗师可以使天才组织正常化甚至变成好事，大部分孩子会认为自己很适合其中一个或多个这样的组织。

2. 拥有朋友圈的重要性

在不使用苏格拉底问答法演示方式的情况下介绍以下内容：

◆ 朋友圈可以保护青少年免于遭受欺凌

— 欺凌者通常不会选择对处在朋友圈中的人实施欺凌

— 处在集体中的孩子会更坚强，受到更多的保护

◆ 当处在集体中的孩子受到欺负时

— 他们可以从集体其他成员获得支持感

— 他们可以跟集体其他成员建立联结

— 他们可以体验团队中的集体感

◆ 组织与组织之间的竞争是普遍的正常现象

— 在组间竞争过程中，组员之间会建立紧密的联结

    · 举例：运动员们可能不喜欢天才少年们，而天才少年们可能也不喜欢运动员们

        ◆ 每个组织都会对其他组织有不满

        ◆ 在这个过程中，组员之间建立联结

3. 发现适合自己的组织

◆ 帮助青少年识别一个人属于哪个组织的方法

— 说明：我们知道学校里有很多不同的组织。你怎样分辨某人属于哪个组织

— 答案：衣着，发型，形象

— 兴趣：朋辈组织通常基于共同兴趣

— 他们跟谁玩

— 课外活动

◆ 讨论青少年如何能识别被某个组织接受的方法

— 问题：你怎么识别你被某个组织接受了？

— 回答：组织其他成员的反应

    · 他们给出了自己的电话号码，邮箱地址和网名

    · 他们给你打电话，发邮件或短信息来聊天

    · 他们邀请你一起活动

    · 他们接受你的邀请

    · 他们在网上加你为好友

    · 他们跟你商量一起活动

◆ 讨论青少年如何能识别没有被某个组织接受的方法
   — 问题：你怎么识别你没被某个组织接受？
   — 回答：组织其他成员的反应
     • 他们嘲笑你或者开你的玩笑
     • 他们不给你他们的电话号码，邮件地址以及网名
     • 他们从不给你打电话
     • 他们不接你的电话
     • 他们不接受你的邀请
     • 他们拖延你的邀请（他们可能会说"改天再说"但不会有后续行动）
     • 他们不接受你们在社交网络上的加好友申请
     • 他们不邀请你一起活动
◆ 帮助青少年识别群体都在哪里汇集
   — 问题：你在哪里可以找到这些群体
   — 回答：
     • 电脑天才在电脑室
     • 游戏玩家通常在玩游戏，而且他们的衣服上通常会有游戏图案
     • 书虫通常待在图书馆，常常读书
     • 艺术家通常在艺术间上艺术课
     • 乐队天才玩音乐，常常带着他们的乐器
     • 运动员参与运动，常常穿运动衫或者有号码的衣服
◆ 让青少年提出两到三个自己可能适合的群体
   — 问题：我们前几周花了很多时间交换信息，讨论你们喜欢做的事。根据你们的兴趣，你们认
     为自己最适合的群体是什么？你们要轮流回答，我希望每个人都能根据自己的兴趣说出两三
     个你们认为自己适合的群体。
     • 问孩子们之前有没有试过跟这个群体一起玩
       ◆ 如果他们说是的话，问问他们是否认为自己被群体接受
◆ 如果他们说自己被接受了，让他们举出例子证明他们是如何知道自己被接受的
◆ 治疗师要判断青少年是否被群体接受
◆ 如果有被群体排斥的青少年，治疗师要提供反馈，帮助他们找到新的更适合的组织
   — 质疑选择不适合组织的青少年
     • 举例：如果一个孩子认为偷懒的人是自己适合的群体，问其他人，如果选择偷懒的人作为
       自己的群体会有什么结果？
   — 不要让青少年选择"漂浮人（边缘人）"（游走在各个组织的人）或孤独的人作为一个群体，
     因为这两者都不是一个真正的群体
   — 确保将青少年说出的群体写在白板上，在集合的时候展示给家长
   — 问孩子们如果他们不被某个群体接受，他们可以做什么？
     • 回答：找一个新的可以接受自己的群体

（五）家庭作业

◆ 简要说明家庭作业：本周我们要继续练习对话技巧，你们要给另一个孩子打电话。本周的家庭
  作业是：
   — 接下来的一周，你们要跟你们认为合拍的另一个成员一起练习交换信息
     • 找到一个共同兴趣，下周在小组课时报告
   — 根据自己的兴趣爱好，开始报名参加课外活动

- 你们的家长会提供给你们一个清单，你们要跟家长讨论自己的选择
- — 给小组的另一个成员打电话
  - • 通话时间保持在五到十分钟以上
  - • 使用开始和结束通话的步骤
  - • 你要跟他交换信息，找到一个共同兴趣并在下周小组课时汇报
- — 给小组以外没有参加 PEERS 项目的青少年打电话
  - • 通话时间保持在五到十分钟
  - • 选择一个你愿意与他交换信息的朋友
  - • 找到一个共同兴趣，在下周小组课时汇报
- — 你下周要带来一件个人物品，用来交换信息（例如 CD、杂志、游戏、书、图片）
- ◆ 治疗师和教练要安排这周小组成员间的通话，将名单写在组内通话登记表上。
  - — 如果人数为单数，选出一个人完成双份任务
    - • 这个人要完成两个组内成员通话，一次作为打电话的人，一次作为接电话的人
    - • 这个人会因为完成了双份任务得到双倍分数

（六）青少年活动——交换信息：个人物品

注意： 参照"青少年活动指导"的规则。

- ◆ 青少年分为两两一组，根据带来的个人物品交换信息
- ◆ 如果有人没有带个人物品，让他们用杂志练习
- ◆ 如果可能的话，女生跟女生配对，男生跟男生配对
- ◆ 如果是单数，可以安排一个三人小组
- ◆ 青少年做到交换信息就可以得分
- ◆ 如果有人没有带来个人物品，他们也得参与活动，通过问问题来交换信息

（七）重新集合

- ◆ 通知孩子和家长会合
  - — 确保孩子站在或坐在家长旁边
  - — 确保大家安静并集中注意
- ◆ 说明：今天我们讨论了选择合适的朋友。我们也根据个人的兴趣，讨论了在学校里有哪些我们可能适合的群体。我们还在教室里走动，轮流让大家根据自己的兴趣，说出了两到三个自己可能适合的群体。现在让我们在教室里走动，让孩子们轮流分享他们找到的各个群体，家长要记下这些群体。
  - — 让孩子们说出这些群体
  - — 教练们要从本次课时中记下笔记，以防孩子们忘记他们选中的合适的群体
- ◆ 说明：孩子们还用自己带来的物品进行了信息交换的练习。今天孩子做得很好，请给孩子们鼓掌
- ◆ 回顾下周的家庭作业（见后）
  - — 确保在家长面前朗读组间通话的任务
  - — 提醒家长记录谁打电话谁接电话
- ◆ 跟各个家庭分别见面讨论
  - — 孩子会跟哪个小组成员交换信息
  - — 计划报名参加的课外活动
  - — 小组外通话练习的对象
  - — 下周要带来的个人物品

（八）家庭作业

1. 朋友的来源

孩子们要找到一个新的组织，这个组织的成员并不是他们一起玩或者交换信息的对象。

i. 找出一个共同兴趣

ii. 家长要帮助孩子们找到合适的组织

iii. 家长要根据孩子的兴趣，跟孩子讨论并决定参加哪一项课外活动。理想的课外活动的标准：

（1）每周见一次面，或者每两周见一次面

（2）孩子的年龄处在这一组织的年龄范围内

（3）活动包含自由活动的时间，期间孩子们可以跟其他成员互动

（4）活动在未来几周之内开始

（5）你可以帮助孩子融入这些活动

2. 小组内通话

a. 打电话之前

i. 在离开小组之前，家长要安排好跟自己孩子打电话练习对话技巧的另一位小组成员

ii. 确定打电话的时间和日期

iii. 协商在通话过程中家长在哪里，以及扮演怎样的角色

iv. 家长和孩子需要练习开始和结束通话

b. 打电话过程中

i. 孩子们在通话过程中要交换信息

ii. 找到一个共同兴趣，并在下次小组课时报告

iii. 遵守开始和结束通话的规则，包括托辞的使用

c. 通话结束之后

i. 家长和孩子要讨论此次通话，并且明确

（1）共同兴趣

（2）托辞

（3）本次通话是怎样开始怎样结束的

ii. 家长要帮助孩子发现并解决本次通话中出现的问题

3. 小组外通话

a. 打电话之前

i. 家长和孩子共同安排跟自己孩子打电话练习对话技巧的对象，这个对象是小组以外的成员

ii. 选择孩子愿意对话的人

iii. 协商在通话过程中家长在哪里

b. 打电话过程中

i. 孩子们在通话过程中要交换信息

ii. 找到一个共同兴趣，并在下次小组课时报告

iii. 遵守双向通话的规则

iv. 遵守开始和结束通话的规则，包括托辞的使用

c. 通话结束之后

i. 家长和孩子要讨论此次通话，并且明确与对方的共同兴趣

ii. 家长要帮助孩子发现并解决本次通话中出现的问题

4. 带来一件个人物品

a. 带来一件孩子最喜欢的个人物品，与小组其他成员分享（例如 CD、杂志、游戏、书、图片）

b. 准备与小组成员对这件物品进行一对一的信息交换

（九）计算得分

记录每周的得分情况

◆ 计算每个人的得分

◆ 计算小组所有成员得分之和

◆ 不要在青少年面前计算分数

　　— 不要告诉他们个人和集体的得分

　　— 不要让他们试图比较彼此的得分

◆ 提醒他们要团队合作，争取更大更好的毕业典礼和派对

四、青少年活动指导 4："交换信息：个人物品"

（一）所需材料

◆ 孩子们带来的个人物品

◆ CD 机，耳机（可选）

◆ 为防止有人忘带个人物品，准备一些杂志

　　— 电脑杂志

　　— 动漫杂志

　　— 青少年杂志

　　— 运动杂志

（二）规则

◆ 青少年两两分组

◆ 让他们根据自己的个人物品交换信息

◆ 鼓励他们在交换信息的过程中发现共同兴趣

◆ 鼓励他们在合适的时候问问题

◆ 大约每五分钟交换交流对象

　　— 如果可以，女生和女生配对，男生和男生配对

　　— 如果总人数是单数，可以有三人小组

◆ 孩子们做到交换信息就加分

◆ 在青少年课时最后五分钟回顾总结

　　— 在教室里走动，让孩子们轮流报告交换信息过程中对对方的了解

　　— 让他们回答共同兴趣

◆ 回答正确的孩子给予得分

第7章 课时 5：恰当使用幽默

一、家长课时指导

（一）家长课时的指导原则

　　这周课时主要内容为幽默。对于孤独症人群，幽默也许是更突出和明显的社交缺陷之一。ASD 青少年常常在幽默笑点的理解上存在（很大程度的）不足（Emerich，Creaghead，Grether，Murray & Grasha，2003）。Van Bourgondien 和 Mesibov 的报告中指出，尽管有 16% 的孤独症成年人可以讲相当于青少年的水平的笑话，但大多数人还是只会讲仅有学前儿童水平的笑话。尽管在这方面有缺陷，但很多 ASD 青少年喜欢讲笑话。因为讲笑话能力不足，还有在讲完笑话后对他人的反馈不敏感，因此我们将这一治疗单元纳入整个治疗过程。

　　这节课的内容强调了家长协助方法的优点。如果给青少年一份普通讲义来讲解幽默的话，也许效果不是很好。如果了解了这些信息，家长更有可能在孩子讲不恰当的笑话的时候，用青少年可以理解的具体的方法，抓住"教学契机"进行干预。这份讲义提供给家长和青少年一般性的口语，来判断青少年的幽默。这次小组课时确保青少年在充分考虑后，给予对家长的反馈。

　　由于家长和青少年可能会对通话对象建立友谊的可能性存在错误判断，对小组外通话的汇报是本周家庭作业回顾的重要部分。对方没礼貌地回应、两个电话都不回、缺乏兴趣都是选错朋友的信号。家长和青少年组治疗师应当委婉地把这点指出来，让青少年可以继续选择，获得更有收获的友谊。

（二）复习家庭作业

◆ 小组内通话和个人物品不需要花太多时间。

◆ 将大多数时间放在回顾朋友资源和小组外通话的作业上。

1. 朋友的来源

    a. 家长要根据孩子的兴趣，跟孩子讨论并决定参加哪一项课外活动

       确认家长是否让孩子参与到这个活动中

    b. 确认青少年是否与新的群体的青少年练习过交换信息

       i. 找出他们交换信息的群体

       ii. 确认他们是否找到了一个共同兴趣

2. 小组外通话

    a. 确保青少年在这次通话中交换了信息

    b. 让家长确认：

       i. 电话交换信息的过程中，发现了一个共同兴趣

       ii. 通话中青少年使用了托辞

       iii. 他们的孩子是如何开始和结束电话的

    c. 发现并解决这一过程中出现的任何问题

       i. 如果家长报告作业很难，提问所有家长：其他人有过类似的问题吗？你怎么解决的？

　　ii. 在家长组治疗师提供解决问题的建议之前，先让其他家长提供建议。
3. 小组内通话
　　a. 确保青少年在通话中交换了信息
　　b. 让家长确认：
　　　　i. 在打电话交换信息的过程中，发现了一个共同兴趣
　　　　ii. 通话中青少年使用了托辞
　　　　iii. 他们的孩子是如何开始和结束通话的
4. 带来一个自己的物品
　　a. 简短地确定青少年带来的与小组分享的最喜欢的物品（例如，CD、杂志、游戏、书、照片）。
　　b. 只给带来合适的个人物品的孩子加分

（三）课时教学：恰当使用幽默
◆ 分发家长讲义
◆ 说明：今天你们的青少年将会学习到恰当使用幽默的规则。幽默是人们之间互相沟通的重要方法。问题是有时青少年不会恰当地使用幽默，导致大家远离他们。在交朋友或维持友谊时，学习会使用幽默的规则是很重要的。后面的几周，你们将要协助你们的孩子关注幽默的反馈。如果你已经观察到你的孩子已经在装傻逗大家笑，或是说一些没人觉得好笑的笑话，那你就要特别抓住这次机会，给你孩子关于他或她幽默的反馈。
◆ 在教室里走动，让家长轮流阅读家长讲义。
◆ 加粗的部分就是家长讲义。
　　使用幽默的规则：
◆ **当你一开始认识某人的时候，保持一点点严肃：**
　— **他们也许不能理解你的幽默：**
　　· **他们也许认为你在嘲笑他们。**
　　· **他们也许认为你很奇怪。**
　— 一旦你对他们了解了，就可以不那么严肃。
◆ **不要反复讲一个笑话：**
　— **永远不要在同一个人面前讲一个笑话多于一遍。**
　— **避免重复大家已经听过的笑话。**
　　· 就算群体中大多数人从没听过这个笑话，也要遵守这个规则。
　　　◆ 例外情况：某人虽然听过这个笑话，但让你再讲一遍。
　　· 如果你听过这个笑话了，那就不好笑了。
　　　◆ 这会让讲笑话的人看起来没别的笑话可讲。
◆ **幽默需要与年龄相适应：**
　— **青少年需要避免讲幼稚的笑话**
　　· 敲敲门笑话
　　· 装傻的笑话
◆ **避免"冒犯的笑话"：**
　— **不要讲损人的笑话：**
　　· 你也许会伤别人的心。
　　· 会让你看起来很不友好。
　　· 人们不会想和你做朋友。
　— **不要讲种族、民族或宗教的笑话：**
　　· 很多人觉得这种笑话有攻击性（尽管他们不来自你所说的群体）。

♦♦ 尽管听你讲笑话的这个人没有被冒犯到，但其他偶然听到这个笑话的人会感到难过。

♦♦ 讲冒犯性的笑话是一个快速损坏名声的方法，而且让别人不想和你做朋友。

◆ **避免对可能不了解情况的人讲"内部笑话"：**
— 内部笑话是只有少部分人会懂的笑话，在某些特定情形下才会好笑，而且只能在小范围朋友圈内分享的笑话。
— 不要与不懂这部分内容的人讲内部笑话，除非你想要跟他们解释。
  · 要注意的是，需要解释的笑话对接收者一般来说是不好笑的。

◆ **避免"黄色笑话"：**
— 黄色笑话一般是与性相关的。
  · 黄色笑话不适合青少年的年龄段。
— **黄色笑话经常让其他人感到不舒适，并给青少年带来坏名声。**

◆ **考虑讲笑话的时机是否合适：**
— 合适的时机：派对、聚会
— 错误的时机：上课时、老师在讲话时、时间比较短的情况下（别人正着急赶路时）

◆ **关注幽默的反馈：**
— 如果你试图去做个讲笑话的人，需要关注他人是否觉得你有趣。
  · 他们不觉得你有趣的信号：
    ◆ **他们不笑**
    ◆ **他们出于礼节地笑：**
      · 出于礼节的笑是他们为了礼貌而笑，而不是认为你有趣
— **他们看起来很困惑**
— **他们侮辱你或你的笑话（例如，翻白眼，做一个讽刺的评论）**
— **他们走开**
— **他们嘲笑你**
— **注意到他们是嘲笑还是和你一起笑，这点很重要**
  · 为了能做到这点，你必须观察他人，看他或她的反应。
    ◆ 简单地听他人有没有笑，不会给你足够的反馈。

（四）幽默反馈

嘲笑你还是和你一起笑

嘲笑你	和你一起笑
笑并翻白眼	笑并且在有笑点的地方微笑
看着其他人，然后笑	称赞你的笑话或幽默感
在笑话结束前笑	他们说"这个很好"，然后微笑
在他们笑之前有长时间的停顿	他们说："我要记住这个。"
他们讽刺地说："你很搞笑"然后翻白眼	他们说："你很有趣"，然后微笑

◆ 他人嘲笑你的最明显的表现为：
— 翻白眼
— 讽刺的评论
◆ **记住，不是每个人都需要做个讲笑话的人：**

— 你也可以做一个听笑话的人。

- 更重要的是你可以和你的朋友一起笑，比你让你朋友笑更好

- 做一个讲笑话的人是很难的

  ◆ 能把笑话讲得很好的人很少。

  ◆ 大多数人更擅长做听笑话的人。

◆ 听笑话的人也会偶尔讲笑话，但他们不会常常主动让自己表现得很有趣。

1. 如何处理幽默的反馈

— 如果幽默的反馈是别人嘲笑你：

- 变得更严肃

- 避免成为一个讲笑话的人

- 尽量做一个听笑话的人

— 如果幽默的反馈是别人和你一起笑：

- 当你刚认识别人的时候，保持稍微严肃

- 不要重复笑话

- 只使用与年龄适合的笑话

- 避免冒犯的笑话

- 避免与不了解情况的人讲内部笑话

- 避免黄色笑话

- 考虑讲笑话的时机是否合适

- 关注你的幽默反馈

2. 家庭作业

家长组的治疗师需要和家长一起复习家庭作业，发现和解决潜在的问题。

a. 幽默反馈

青少年应当关注幽默的反馈。

（1）青少年应当注意别人是否在嘲笑你、和你一起笑、或一点都没笑

（2）青少年需要和家长讨论幽默的反馈

　　1）青少年和家长需要决定青少年是个讲笑话的人，还是一个听笑话的人

b. 朋友的来源

i. 青少年需要找到一个之前不常接触的团体，而且可以与团体中的某个人**交换信息**

（1）尽量找一个**共同兴趣**。

（2）家长应当帮助青少年考虑选择合适的团体

ii. 家长要根据孩子的兴趣，跟孩子讨论和选择课外活动，并开始报名参与到这些活动中（如果他们还没有参与到活动中）

c. 小组内通话

i. 打电话之前：

（1）在离开小组前，家长需要为孩子安排好给另一个小组成员打电话来练习对话技巧

（2）确定打电话的日期和时间

（3）协商在打电话时，家长在哪里，以及家长的角色是什么

（4）家长和青少年可能需要练习如何开始和结束电话

ii. 在打电话时：

（1）青少年应当在通话中交换信息

（2）找到一个共同兴趣，并在下次小组课时报告

（3）遵守开始和结束通话的规则，包括使用托辞

iii. **打电话之后：**

（1）家长和青少年需要讨论这次通话并确定：

1）共同兴趣

2）托辞

3）通话是如何开始和结束的

（2）家长需要帮助孩子发现并解决可能出现的任何问题

d. **小组外通话**

i. **在打电话之前**

（1）家长安排孩子给小组外的人打电话练习对话技巧

（2）选择你孩子愿意交流的人

（3）协商打电话时家长应该在哪里

ii. **在打电话时：**

（1）青少年需要在通话时交换信息

（2）找到一个共同兴趣，并在小组课时报告

（3）遵从双向对话的规则

（4）使用开始和结束对话的规则，包括使用托辞

iii. **结束通话后：**

（1）家长和孩子应当讨论这次通话和确立共同兴趣

（2）家长应当帮助青少年解决可能出现的问题

e. **带来一件个人物品**

i. **带来一个最喜欢的物品到小组内分享（例如，CD、杂志、游戏、书本、照片）**

ii. **准备好关于这件物品的与小组内其他人进行一对一的交换信息的练习**

二、家长讲义 5：恰当使用幽默

（一）应用幽默的规则

◆ 当你一开始认识某人的时候，保持适当的严肃：

— 他们也许不能理解你的幽默：

· 他们也许认为你在嘲笑他们。

· 他们也许认为你很奇怪。

◆ 不要反复讲一个笑话：

— 永远不要在同一个人面前讲一个笑话多于一遍。

— 避免重复大家已经听过的笑话。

· 如果你听过这个笑话了，那就不好笑了。

◆ 幽默需要与年龄相适应：

— 青少年需要避免幼稚地讲笑话

◆ 避免"冒犯的笑话"：

— 不要讲损人的笑话

— 不要讲种族、民族或宗教的笑话：

◆ 避免与不了解情况的人讲"内部笑话"：

— 内部笑话是只有少部分人会懂的笑话，在某些特定情形下才会好笑，而且只能在小范围朋友圈内分享。

— 不要与不了解情况的人讲内部笑话，除非你想要跟他们解释。

◆ 避免"黄色笑话"：
　　— 黄色笑话一般是与性相关的。
　　— 黄色笑话经常让其他人感到不舒适，并给青少年带来坏名声。
◆ 考虑讲笑话的时机是否合适。
◆ 关注幽默的反馈：
　　— 如果你试图去做个讲笑话的人，需要关注他人是否觉得你有趣。
　　　　· 他们不觉得你有趣的信号：
　　　　　　◆ 他们不笑
　　　　　　◆ 他们出于礼节地笑：
　　　　　　　　· 出于礼节的笑是他们为了礼貌而笑，而不是认为你有趣。
　　— 他们看起来很困惑
　　— 他们侮辱你或你的笑话（例如，翻白眼，做一个讽刺的评论）
　　— 他们走开
　　— 他们嘲笑你
　　— 注意他们是嘲笑你还是在和你一起笑，这点很重要
　　　　· 为了能做到这点，你必须观察他人，看他或她的反应。
　　　　　　◆ 简单地听他人有没有笑，不会给你足够的反馈。

（二）幽默反馈

嘲笑你还是和你一起笑

嘲笑你	跟你一起笑
笑并翻白眼	笑并且在有笑点的地方微笑
看着其他人,然后笑	称赞你的笑话和幽默感
在笑话结束前笑	他们说"这个很好",然后微笑
在他们笑之前,有长时间的停顿	他们说:"我要记住这个"。
他们讽刺地说:"你很搞笑"然后翻白眼	他们说:"你很有趣",然后微笑

◆ 记住，不是每个人都需要做个讲笑话的人：
　　— 你也可以做一个听笑话的人：
　　　　· 更重要的是你可以和你的朋友一起笑，比你让你朋友笑更好。
　　　　· 做一个讲笑话的人是很难的。
　　　　　　◆ 能把笑话讲得很好的人很少。
　　　　　　◆ 大多数人更擅长做听笑话的人。
◆ 听笑话的人也会偶尔讲笑话，但他们不会常常主动让自己表现得很有趣。

（三）如何处理幽默的反馈
　　— 如果幽默的反馈是别人嘲笑你：
　　　　· 变得更严肃
　　　　· 避免成为一个讲笑话的人
　　　　· 尽量做一个听笑话的人
　　— 如果幽默的反馈是别人和你一起笑：
　　　　· 当你刚认识别人的时候，保持稍微严肃

- 不要重复笑话
- 只使用与年龄适合的笑话
- 避免冒犯的笑话
- 避免与不了解情况的人讲内部笑话
- 避免黄色笑话
- 考虑讲笑话的时机是否合适
- 关注你的幽默反馈

（四）家庭作业

1. 幽默反馈

青少年应当关注幽默的反馈。

    i. 青少年应当注意别人是否在嘲笑你、和你一起笑、或一点都没笑。

    ii. 青少年需要和家长讨论幽默的反馈。

    青少年和家长需要决定青少年是个讲笑话的人，还是一个听笑话的人。

2. 朋友的来源

    a. 青少年需要找到一个之前不常接触的团体，而且可以与团体中的某个人交换信息。

      i. 尽量找一个共同兴趣。

      ii. 家长应当帮助青少年考虑选择合适的团体。

    b. 家长要根据孩子的兴趣，跟孩子讨论和选择课外活动，并开始参与到这些活动中（如果他们还没参与到活动中）

3. 小组内通话

    a. 打电话之前：

      i. 在离开小组前，家长需要为孩子安排好给另一个小组成员打电话来练习对话技巧。

      ii. 确定打电话的日期和时间。

      iii. 协商在打电话时，家长在哪里，以及家长的角色是什么

      iv. 家长和青少年可能需要练习如何开始和结束电话。

    b. 在打电话时：

      i. 青少年应当在通话过程中交换信息。

      ii. 找到一个共同兴趣，并在下次小组课时报告。

      iii. 遵守开始和结束通话的规则，包括使用托辞。

    c. 打电话之后：

      i. 家长和青少年需要讨论这次通话并确定：

        （1）共同兴趣

        （2）托辞

        （3）通话是如何开始和结束的

      ii. 家长需要帮助孩子发现并解决可能出现的任何问题

4. 小组外通话

    a. 在打电话之前

      i. 家长安排孩子与小组外的人打电话练习对话技巧。

      ii. 选择你孩子愿意交流的人。

      iii. 协商在打电话时家长应该在哪里。

    b. 在打电话时：

      i. 青少年需要在通话过程中交换信息。

      ii. 找到一个共同兴趣，并在小组课时报告。

　　　　iii. 遵从双向对话的规则。

　　　　iv. 使用开始和结束对话的规则，包括使用托辞。

　　c. 结束电话时：

　　　　i. 家长和孩子应当讨论这次通话和确立共同兴趣。

　　　　ii. 家长应当帮助青少年发现并解决可能出现的问题。

5. 带来一件个人物品

　　a. 带来一个最喜欢的物品到小组内分享（例如，CD、杂志、游戏、书本、照片）。

　　b. 准备好与小组内其他成员对这件物品进行一对一的信息交换。

━━ 三、治疗师对青少年课时的指导 5：恰当使用幽默 ━━

（一）青少年课时的指导原则

　　对某些团体中的青少年，学习恰当使用幽默应当作为发展友谊的极其重要的方面，尤其是对于孤独症的青少年，他们经常讲一些愚蠢的、不成熟的笑话，或者讲一些谁也听不懂的笑话。很多被朋辈排挤的青少年常常无法理解来自他人对自己幽默的负面反馈。这会让他们进一步被拒绝，有的甚至会在同伴中有个坏名声。不恰当地使用幽默的青少年经常在同伴中显得奇怪或怪异，这会让他们被同伴排挤，甚至也会带来戏弄和霸凌。因此，关注一个人的幽默反馈，并学会恰当地使用幽默是被朋辈排挤的青少年团体的学习的重点。对于某些青少年，是否能掌握这个核心技能，也许会成为 PEERS 项目成败的关键。换句话说，尽管青少年可以成功地掌握 PEERS 单元中的其他所有技能，但如果他们持续坚持使用不恰当的幽默，他们也很有可能继续经历在同伴中被排挤。

　　也许青少年组治疗师在这节课中最大的挑战就是，重新出现"对学校而言太酷了"综合征的症状。有些青少年尽管自己重复经历社交上的失败，依旧把自己认定为一个讲笑话的人。青少年会说，他们是讲笑话的人，是因为这个角色也许看起来有更高的社会地位，而且也许一开始会很不情愿认为自己是个听笑话的人，错误地认为这个角色让他们变得低级。这个问题要从两个方面来解决：第一，听笑话的人是存在的，并且作为一个帮助别人的社会角色，大多数的人可以是听笑话的人（包括治疗师和教练），而且极少数的人才是成功的讲笑话的人。这可以帮助青少年"保全面子"。第二，其中一个作业的完成需要关注幽默的反馈，这项作业是一个帮助他们重新考虑自己是否是个讲笑话人的错误观念的好机会。家长也应当指出同伴的幽默反馈并且在教学的时间自己演示出来。

（二）复习规则

　　注意： 只有在青少年不遵守规则时，才复习课时规则。

1. 听小组其他成员讲话（他人发言时不可以说话）

2. 遵守指令

3. 发言先举手

4. 尊重他人（不要取笑别人）

5. 不可以与他人有肢体接触（不能打人、踢人、推人、抱人等）

（三）复习作业

　　注意： 给家庭作业的每部分打分——而不是每次作业只给一个分数。

1. 带来一件个人物品

　　a. 简单地确认每个人带来和小组成员分享的自己最喜欢的物品（例如，CD、杂志、游戏、书、照片）。

　　b. 只给带来合适物品的人加分

c. 避免青少年转移注意力，让教练将物品收走，课时活动的时候再拿回来。

2. 朋友的来源

确认青少年是否与新的团体中的青少年练习了交换信息。

    i. 说：上周我们讨论了学校中不同的团体或人群，包括有可能最适合你的群体。你们这周作业的一部分是要和这些群体中的某个人交换信息。如果你和合适团体中的某人交换了信息，请举手。

       简单地问：

       （1）你觉得你适合的团体是哪些？

       （2）你跟这些团体中的某个人交换信息了吗？

       （3）你选的是哪一个团体呢？

       （4）你有找到共同兴趣吗？

    ii. 说：另外一个作业是要你和你的家长确定一个你要参加的课外活动，这样你可以遇到和你有共同爱好的青少年，并参加这些活动。如果你找到了一个课外活动，请举手。

       简单地问：

       （1）你选择了哪个课外活动？

       （2）你参加这个活动了吗？

       （3）在团体里有和你年龄相仿的青少年吗？

       （4）这看起来是让你结交新朋友的地方吗？

3. 小组外通话

    a. 说：这周的另一个作业是要和没有参加 PPERS 项目的人打电话交换信息。如果你完成了小组外通话，请举手。

       i. 从完成通话的青少年开始发言。

       ii. 问：

         （1）你是与谁交流的？

         （2）对话是怎么开始的？

         （3）你交换信息了吗？

         （4）你找到共同兴趣了吗？

           当他们确定共同兴趣时，问：如果你要出去玩，你怎么利用这些信息？

         （5）对话是如何结束的？

       iii. 避免一般性的问题，如"通话进展得如何？"

    b. 处理任何可能出现的问题。

       如果青少年提供了不对的答案，问：你可以下次说点不同的吗？或你觉得你应当如何结束对话？

    c. 如果你有时间，核查没有完成任务的青少年，并帮助他们解决下周如何能完成作业得问题。

4. 小组内通话

    a. 说：这周的最后一个作业是与小组内的另一个成员通电话。如果你完成了通话，请举手。

       i. 开始提问完成通话的青少年。

       ii. 简单地问：

         （1）你和谁交流的？

         （2）谁给谁打的电话？

         （3）你们交换信息了吗？

         （4）你找到了共同兴趣了吗？

           当他们确认共同兴趣时，问：如果你要出去玩，你怎么利用这些信息？

       iii. 避免一般性的问题，如"通话进展得如何？"

iv. 让打这个电话的另一个人在之后进行补充，但不要让他们同时回答。

不要让青少年讨论另一个人犯的错。

b. 处理任何可能出现的问题。

如果青少年提供了不对的答案，问：你可以下次说点不同的吗？或你觉得你应当如何结束对话？

c. 如果你有时间，核查没有完成任务的青少年，并帮助他们解决下周如何能完成作业得问题。

（四）教学课时：使用幽默的规则

解释：今晚我们将要讨论恰当使用幽默。幽默是人们互相交流的一个重要方式。问题是有的时候人们没有恰当使用幽默，导致大家远离他们。在交朋友和维持友谊的时候，学会使用幽默的规则是很重要的。

◆ 当你一开始认识某人的时候，保持严肃：
— 说：第一个恰当使用幽默的规则是，当你刚开始认识某人时，保持适当的严肃。为什么当我们开始认识别人时要保持严肃很重要呢？
  · 答：他们也许不能理解你的幽默：
    ◆ 他们也许认为你在嘲笑他们。
    ◆ 他们也许认为你很奇怪。
— 问：如果你开始了解某个人了，可以变得不那么严肃吗？
  · 答：是的。
◆ 不要重复笑话：
— 永远不要在同一个人面前讲一个笑话多于一遍。
— 避免重复大家已经听过的笑话。
— 说：另一个恰当使用幽默的规则是不要重复别人已经听过的笑话。为什么我们要避免重复笑话？
  · 答：如果你听过这个笑话了，那就不好笑了。
  · 就算团体中大多数人从没听过这个笑话，也要遵守这个规则。
    ◆ 例外情况：某人虽然听过这个笑话，但让你再讲一遍。
  · 如果你听过这个笑话了，那就不好笑了。
    ◆ 这会让讲笑话的人看起来没有笑话可讲了。
◆ 幽默需要与年龄相适应：
— 青少年需要避免讲幼稚的笑话
  · 敲敲门笑话
  · 装傻的笑话
— 说：幽默与年龄相适应也是很重要的。这就意味着青少年不应该讲五岁小朋友讲的敲敲门的笑话或很傻的笑话。为什么需要与年龄相适应呢？
  · 答：因为如果你的笑话太幼稚，你的朋友不会觉得好笑。
◆ 避免"冒犯的笑话"：
— 不要讲损人的笑话。
— 说：另一个幽默的规则是避免讲冒犯的笑话。这些笑话是取笑另一个人。讲笑话取笑别人的问题是什么呢？
  · 答：你有可能会伤了他们的心。
— 不要讲种族、民族或宗教的笑话。
  · 说：这也包括取笑别人的种族、民族或宗教等。为什么我们要避免取笑别人种族、民族或宗教呢？

◆ 答：很多人会觉得这些笑话是挑衅的（尽管他们不是这个群体的人）；让你看起来不友好；人们不想和你交朋友。
  · 尽管你没有冒犯到听笑话的这个人，但其他偶然听到这个笑话的人会感到难过。
 — 讲冒犯性的笑话是一个快速获取坏名声的方法，而且让别人会不想和你做朋友。
◆ 避免与不了解情况的人讲"内部笑话"：
 — 说：恰当使用幽默的另一个规则是避免与不懂的人讲内部笑话。内部笑话是只有少部分人会懂的笑话，在某些特定情形下才会好笑，而且只能在小范围朋友圈内分享的笑话。与不了解情况的人讲内部笑话的问题是什么呢？
  · 答：不懂这个笑话的人会感到被忽略。
 — 解释：所以不要与不了解这部分内容的人讲内部笑话，除非你想要跟他们解释。但是记住，如果要和别人解释这个笑话，那这个笑话就不好笑了。
◆ 避免"黄色笑话"：
 — 说：另一个恰当使用幽默的规则是避免讲黄色笑话。黄色笑话是某人取笑性的内容，或是某人身体的部分，或人的身体机能，而且这一般不适合青少年这个年龄段。讲黄色笑话有什么问题呢？
  · 答：黄色笑话经常让其他人感到不舒适，并给青少年带来坏名声。
◆ 考虑讲笑话的时机是否合适。
 — 说：我们考虑是否是讲笑话的合适时机也很重要。为什么需要考虑讲笑话的时机？
  · 答：因为如果在错误的时机讲笑话，笑话就不好笑了。
    ◆ 正确的时机：派对、聚会
    ◆ 错误时机：上课时、老师在讲话时或时间比较短的情况下（别人正着急赶路时）
◆ 关注幽默的反馈：
 — 如果你试图去做个讲笑话的人，关注他人是否觉得你有趣。
 — 说：讲笑话是很难的事情，而且大多数人都没有尝试过；但如果你讲了个笑话，你需要关注你的幽默反馈。幽默反馈是他人在你讲完笑话之后的反应。为什么关注你的幽默反馈很重要？
  · 答：因为如果人们不觉得你有趣，那也许你应当尽量不要讲笑话；当你尽量去讲笑话而且没人觉得有趣的时候，你也许最后会导致别人远离你；他们也许认为你很奇怪而且不想做你的朋友。
 — 说：当你关注你的幽默反馈的时候，你需要注意的其中一个事情是其他人是否认为你有趣。
 — 他们不觉得你有趣的信号：
  · 他们不笑。
  · 他们出于礼节地笑：
    ◆ 出于礼节的笑是他们为了礼貌而笑，而不是认为你有趣。
  · 他们看起来很困惑。
  · 他们侮辱你或你的笑话（例如，翻白眼、做一个讽刺的评论）。
  · 他们走开。
  · 他们嘲笑你（而不是因为你的笑话才笑）。
 — 说：关注幽默反馈的最好的一个办法是注意到他们是在嘲笑你还是在和你一起笑。为了能做到这点，你必须观察他人，看他或她的反应。简单地听他人是否在笑，不会给你足够的反馈。
◆ 问：你如何辨别别人是嘲笑你，还是和你一起笑？

嘲笑你	和你一起笑
笑并翻白眼	笑并且在有笑点的地方微笑
看着其他人,然后笑	称赞你的笑话或幽默感
在笑话结束前笑	他们说"这个很好",然后微笑
在他们笑之前,有长时间的停顿	他们说:"我要记住这个"。
他们讽刺地说:"你很搞笑"然后翻白眼	他们说:"你很有趣",然后微笑

◆ 他人嘲笑你最明显的表现为:
 — 翻白眼
 — 讽刺的评论
◆ 说:记住,不是每个人都需要做个讲笑话的人。你也可以做一个听笑话的人。最后,你可以和你的朋友一起笑,这比你让你的朋友笑更重要。
 — 做一个讲笑话的人是很难的。
  ◆ 能把笑话讲得很好的人很少。
  ◆ 大多数人更擅长做听笑话的人。
 — 听笑话的人也会偶尔讲笑话,但他们不会常常主动让自己表现得很有趣。
 — [小组治疗师如果能宣布他或她是听笑话的人,并指出很少人是成功的讲笑话的人,大多数青少年可以做成功的听笑话的人,这个很有用。指出作为听笑话的人是同等有趣的,都是与朋友分享笑声和愉快时光的角色。]
◆ 说:有些人一点都不喜欢幽默,觉得不舒服,而且倾向于不在讲笑话的人周围。在这种情况下,他们既不做讲笑话的人,也不做听笑话的人;但是重要的是记住,人们有时想要讲笑话,我们也应当有礼貌,甚至在恰当的时候有礼貌地笑一笑。为什么表现出有礼貌的笑很重要呢?
 — 答:因为这是礼节,而且我们不想让别人感到难堪。
◆ 说:所以你如果对幽默感到不舒服,记住友谊是一种选择,如果他们让你感到不舒服的话,你没有必要强迫自己和讲笑话的人做朋友。

(五) 如何处理幽默的反馈

解释下文
◆ 如果幽默的反馈是别人嘲笑你:
 · 变得更严肃
 · 避免成为一个讲笑话的人
 · 尽量做一个听笑话的人
◆ 如果幽默的反馈是别人和你一起笑:
 · 当你刚认识别人的时候,保持严肃。
 · 不要重复笑话。
 · 只使用与年龄合适的笑话。
 · 避免冒犯的笑话。
 · 避免与不了解情况的人讲内部笑话。
 · 避免黄色笑话。
 · 考虑讲笑话的时机是否合适。
 · 关注你的幽默反馈。
◆ 在教室里走动,让每个青少年轮流发言来决定他或她更倾向于做讲笑话的人还是听笑话的人。
 — 对那些说自己是听笑话的人进行奖励。

— 对任何说自己是讲笑话的人的青少年，都应该问他们这样说的依据，包括描述他或她收到的幽默反馈，并提供人们是倾向于和他们一起笑，还是嘲笑他们的细节。

· 提醒他们做讲笑话的人很难，而且你希望他们能够密切关注他们的幽默反馈。

· 让他们知道他们的家长也会给他们提供反馈。

◆ 告知青少年我们会下周检查他们，让他们报告他们的幽默反馈。

（六）行为演练

◆ 在教室里走动，让每个青少年轮流练习关注他或她的幽默反馈。

— 说明：现在我们正要练习关注我们的幽默反馈。记住关注幽默反馈的最重要的方式是观察他人的反应。听他们是否笑是不够的，因为他们也可能会翻白眼或做鬼脸。

— 在两种不同的情景下，让每个青少年对治疗师说同样的敲敲门的笑话。

· 说：我们要在教室里走动，让大家轮流说两遍同样的敲敲门的笑话。这个笑话不一定好笑；事实上它是一个与你年龄不相符的例子。

· 确保每个青少年使用同样的笑话，不然这个小组就会脱离控制。

◆ 举例：

青少年："敲敲门。"

治疗师："是谁啊？"

青少年："香蕉。"

治疗师："谁是香蕉？"

青少年："敲敲门。"

治疗师："是谁啊？"

青少年："香蕉。"

治疗师："谁是香蕉？"

青少年："敲敲门。"

治疗师："是谁啊？"

青少年："橙子。"

治疗师："谁是橙子"

青少年："橙子你是不是很高兴，我没有说香蕉？"

· 青少年要向治疗师讲这个笑话，同时其他人在旁观看。

◆ 鼓励所有的人观察治疗师对这个笑话的反应。

· 治疗师需要在练习中随机交换示范嘲笑（例如，笑，但之后翻白眼或做鬼脸）和一起笑（例如，笑和微笑）。

· 第一种情况下，青少年需要在他或她讲笑话的时候，眼睛闭着，并关注幽默反馈。

◆ 当笑话结束，治疗师已经做出了反应之后，让青少年说出幽默的反馈。

· 说：好了，现在睁开你的眼睛。告诉我们你认为这是嘲笑还是一起笑。

◆ 让青少年来猜，然后让其他青少年（睁着眼的）来说出幽默的反馈。

◆ 治疗师要告诉他们是否正确。

· 第二种情况下，青少年要在他或她讲笑话的时候睁着眼睛，并看着治疗师，并且要关注他或她的幽默反馈。

◆ 当笑话结束，治疗师已经做出了反应之后，让青少年说出幽默的反馈。

· 说：好了，告诉我们你认为这是嘲笑还是一起笑。

◆ 让青少年来猜，然后让其他青少年也说出幽默的反馈。

◆ 治疗师要告诉他们是否正确。

◆ 然后问青少年哪种方式更容易说出幽默的反馈。

◆ 问：哪个方法更容易注意到幽默的反馈？是睁着眼睛还是闭着眼睛呢？

　· 答：睁着眼。

· 在这个练习中，在青少年闭着眼睛的时候，更难说出幽默的反馈。

◆ 有的青少年也许会开玩笑，或者反着说，说眼睛闭着的时候更简单。

◆ 不要与青少年辩论；而是把问题抛给小组，然后说：大家怎么想的？一般情况下睁着眼睛更容易还是闭着眼睛？

◆ 小组很大可能会说"睁着眼睛"，而这会给对立的青少年一定的同伴压力，他就会放弃对立了。

— 这个演示的目的是告诉青少年，他们需要通过眼神接触来观察其他人的反应。

· 当你不观察别人的反应的时候，你也许会错过幽默的反馈。

（七）家庭作业

◆ 简单介绍本周的作业，说：本周，我们要继续通过打电话，并与其他青少年对话的方式练习你的对话技巧。你们本周的作业是：

— 在接下来的一周，选择小组中适合你的人练习交换信息。

· 寻找一个共同兴趣，并且在小组课时汇报。

— 基于共同兴趣开始参加课外活动。

· 你的家长会提供给你一些想法，而且你可以和他们协商你的选择。

— 与小组内另一个成员开始小组内通话。

· 通话至少持续 5 到 10 分钟。

· 按步骤开始和结束通话。

· 你需要交换信息，并且找到共同兴趣，然后在小组课时汇报。

— 与没有参加 PEERS 项目的人进行小组外通话。

· 通话至少持续 5～10 分钟。

· 选择一个你愿意交流的人来交换信息。

· 寻找到共同兴趣，并在小组课时汇报。

— 下周你也要带来一件个人物品来交换信息（例如，CD、杂志、游戏、书本、照片）。

— 如果你这周讲了笑话，关注你的幽默反馈：

· 注意人们是嘲笑你还是和你一起笑。

· 决定你更适合做讲笑话的人还是听笑话的人。

◆ 治疗师和教练应安排好本周的小组内通话，并写在"小组内通话记录表"中，供以后参考。

— 如果青少年的人数为奇数，有人会获得"双重任务"的分配。

· 这个人将有两次小组内通话（一次为打电话者，一次为接电话者）。

· 这个人会因为多完成了一次打电话作业而获得额外的分数。

（八）青少年活动——交换信息：个人物品

注意： 参见"青少年活动指导"中的规则。

◆ 青少年两人一组进行关于个人物品的信息交换

◆ 让没有带来个人物品的青少年挑选杂志。

◆ 如果可能的话，女孩和女孩一组，男孩和男孩一组。

◆ 如果青少年人数为奇数，让三个人成为其中一组。

◆ 交换信息的青少年有得分。

◆ 如果一个青少年没有带来个人物品，这个青少年依旧需要参与，通过提问问题，交换信息。

（九）与家长重新集合

◆ 宣布青少年要和家长一起参与。

— 确保青少年在家长身边，站着或坐着。

— 确保小组内保持安静并集中注意力。

◆ 说：今天我们讨论了在对话中恰当使用幽默，并练习了关注幽默反馈。谁可以告诉我们恰当使用幽默的规则有哪些？[让青少年分别讲出所有的规则。如果必要的话，准备好给出提示。]

— 当你刚认识别人的时候，保持适当严肃。

— 不要重复笑话。

— 只使用与年龄合适的笑话。

— 避免冒犯的笑话。

— 避免与不了解情况的人讲内部笑话。

— 避免黄色笑话。

— 考虑说笑话的时机是否合适。

— 关注你的幽默反馈。

• 关注人们是嘲笑你，和你一起笑还是一点都没笑。

— 不是所有人都需要做个讲笑话的人。

• 做听笑话的人一样有趣。

• 说：今天我们也通过分享我们的个人物品来交换了信息。而且我们小组在交换信息方面做得很好。让我们一起鼓掌。

◆ 回顾下周的作业（见下文）：

— 确保在家长面前读过了小组内通话的任务。

— 提醒家长记下谁要给谁打电话。

◆ 与每个家庭私下单独协商：

— 青少年想要和小组的哪个同伴交换信息。

— 他们想要参与哪种课外活动。

— 青少年想要给谁打小组外电话。

— 下周他们打算带哪件个人物品。

（十）家庭作业

1. 幽默反馈

青少年应当关注幽默的反馈。

i. 青少年应当注意别人是否在嘲笑你、和你一起笑、或一点都没笑。

ii. 青少年需要和家长讨论幽默的反馈。

青少年和家长需要决定青少年是个讲笑话的人，还是一个听笑话的人。

2. 朋友的来源

a. 青少年需要找到之前不常接触的新的团体，而且可以与团体中的某个人交换信息。

i. 尽量找一个共同兴趣。

ii. 家长应当帮助青少年考虑选择合适的团体。

b. 如果孩子没有准备好，家长要根据孩子的兴趣，跟孩子讨论和选择课外活动，并开始参与到这些活动中。（如果他们还没参与到活动中）

3. 小组内通话

a. 打电话之前：

i. 在离开小组前，家长需要为孩子安排好给另一个小组成员打电话来练习对话技巧。

ii. 确定打电话的日期和时间。

iii. 协商在打电话时，家长在哪里，以及家长的角色是什么

iv. 家长和青少年可能需要练习如何开始和结束电话。

b. 在打电话时：

i. 青少年应当在通话中交换信息。

ii. 找到一个共同兴趣，并在下次小组课时报告。

iii. 遵守开始和结束通话的规则，包括使用托辞。

c. 打电话之后：

i. 家长和青少年需要讨论这次通话并确定：

（1）共同兴趣

（2）托辞

（3）通话是如何开始和结束的

ii. 家长需要帮助孩子发现并解决可能出现的任何问题

4. 小组外通话

a. 在打电话之前

i. 家长安排孩子与小组外的人打电话练习对话技巧。

ii. 选择你孩子愿意交流的人。

iii. 协商在打电话时家长应该在哪里。

b. 在打电话时：

i. 青少年需要在通话过程中交换信息。

ii. 找到一个共同兴趣，并在小组课时报告。

iii. 遵从双向对话的规则。

iv. 使用开始和结束对话的规则，包括使用托辞。

c. 结束电话时：

i. 家长和孩子应当讨论这次通话和确立共同兴趣。

ii. 家长应当帮助青少年发现并解决可能出现的问题。

5. 带来一件个人物品

a. 带来一个最喜欢的物品到团体内分享（例如，CD、杂志、游戏、书本、照片）。

b. 准备与小组内其他成员对这件物品进行一对一的信息交换。

（十一）计算分数

在每周干预中记录以下内容的得分：

◆ 计算每个青少年的得分。

◆ 把小组中的总分加起来。

◆ 不要当着青少年的面算分。

— 不要公开个人或团体的得分。

— 不鼓励青少年试图比较他们之间的得分。

◆ 提醒他们，他们正作为一个团体，为了更大更好的毕业派对而努力。

四、青少年活动指导 5：交换信息——个人物品

（一）需要的材料

◆ 青少年带来的个人物品

◆ CD 播放器和听音乐的耳机（可选择）

◆ 如果青少年忘记带个人物品，可提供一些杂志供他们选择：
　　— 电脑杂志
　　— 动漫杂志
　　— 青少年杂志
　　— 体育杂志

（二）规则

◆ 青少年两人一组
◆ 让青少年通过分享个人物品来交换信息。
◆ 鼓励青少年通过交换信息确立共同兴趣。
◆ 鼓励青少年在合适的时机问问题。
◆ 大约每五分钟轮换青少年：
　　— 如果可能的话，让女孩与女孩一组，男孩与男孩一组。
　　— 如果人数为奇数，可以有一个组三个人。
◆ 给交换信息的青少年分数。
◆ 在青少年课时只剩最后 5 分钟时，询问青少年交换信息的情况。
　　— 在教室里走动，并让青少年回忆他们刚刚与同伴交换信息时学到什么。
　　— 让青少年确立共同兴趣。
◆ 准确回忆起信息的，给他们分数。

第 8 章

课时 6：同伴邀入 I
——进入对话

━━━━━ 一、治疗师对家长课时的指导 ━━━━━

（一）家长课时的指导原则

我们所了解的青少年结交新朋友和维持友谊的方法，很多是从小朋友的研究中获取的（Frankel & Myatt，2003）。我们成功地把这些研究结果推广到青少年当中。通过推广，我们让青少年成功地进入到正在对话的团体中。一开始可能为低风险的策略，例如等待和倾听，直到获得正在对话的青少年允许他进入对话的正性反馈（Dodge，Schlundt，Schocken & Delugach 1983；Garvey，1984）。试图进入对话的不成功方法可能包括，通过询问信息或不同意观点的方式打扰一个正在进行的对话。

这次课时的重点在于让青少年自然地进入到最适合他/她的"群体"对话中。帮助家长和青少年选择这个拟加入的群体是很重要的，这能帮助青少年建立基本的成功的友谊，但更直接的是能够帮助青少年成功地进入到一个对话中。大多数重要的工作将在本次课时的青少年小组中进行，因为通常情况下青少年加入对话的时候家长都不在场。家长需要有意识地鼓励青少年尝试加入最适合他的群体，以及如何去找到这个群体。如果小组外通话没有很好的反馈，这就有可能让青少年有坏名声，或是让青少年试图加入不合适的群体（例如，一个不太可能接受他或她的群体）。家长和青少年小组治疗师应当准备向家长和青少年指出这一点，并帮助他们选择群体。

（二）复习作业

◆ 除非家长正在报告新的课外活动，花费较少时间在：
　　— 朋友的来源
　　— 小组内通话
　　— 个人物品
◆ 大多数时间用在小组外通话的作业回顾，以及幽默反馈的回顾上。

1. 小组外通话
　　a. 确保青少年在这次通话中交换了信息。
　　b. 让家长确认：
　　　　i. 通过这次通话交换的信息，青少年发现了共同兴趣。
　　　　ii. 青少年在打电话时使用的托辞。
　　　　iii. 青少年是如何开始和结束通话的。

2. 幽默反馈
　　a. 让家长确认：
　　　　i. 青少年是否与家人和朋友解释他们的幽默反馈。
　　　　ii. 青少年是否注意到人们是在嘲笑他们、和他们一起笑、还是一点都没笑。
　　　　iii. 青少年是否决定他或她更像是一个讲笑话的人还是听笑话的人。

3. 朋友的来源

    a. 家长要根据孩子的兴趣，跟孩子讨论并决定参加哪一项课外活动。

       确认家长是否让他们的青少年参与到活动中。

    b. 确认青少年是否与新团体的青少年练习了交换信息。

       i. 找出他们要交换信息的团体是哪一个。

       ii. 确认他们是否找到了共同兴趣。

4. 小组内通话

    a. [非常简单地回顾—每个家长两句话。]

    b. 让家长确认：

       i. 是否打电话了。

       ii. 通过电话中交换信息，发现的共同兴趣。

    c. 解决可能出现的任何问题。

       i. 如果家长很难报告作业，问："有没有人有相似的问题？你们是怎么解决的？"

       ii. 在治疗师对解决这个问题提供建议之前，让其他家长来提供建议。

5. 带来一件个人物品

    a. 确认青少年带来与小组分享的自己最喜欢的物品（例如，CD、杂志、游戏、书本、照片）。

    b. 只给带来合适物品的人加分。

（三）教学课时：同伴进入

◆ 分发家长讲义。

◆ 解释：现在你们的孩子已经进行了很多交换信息的练习，而且已经确立了至少一个他们认为适合加入的团体。我们将要开始教你们的孩子如何加入到其他那些他们试图加深了解的青少年的对话中。我们叫这种同伴进入为"自然地进入对话"—因为你的孩子将要无意地不知不觉地进入其他青少年的对话。这是你孩子被期待做的事情。

◆ 在教室里走动，让家长轮流阅读家长讲义。

◆ 以下加粗的部分是家长讲义的内容。

（四）自然地加入对话的步骤

1. 观察 / 倾听

    a. **当你试图加入之前，要观察和倾听这个对话。**

       i. **在你加入之前，你需要知道他们在谈论些什么。**

       ii. **你需要知道自己是否对这个对话有帮助。**

       iii. **如果你在不知道人们讨论什么的情况下，试图加入这个对话，你就只能是在打扰这个对话。**

    b. **观察看看，你是否认识其中的某人：**

       i. **如果你认识至少其中的一个人的话，那加入对话就变得容易很多。**

       ii. **他们更容易把你接纳到对话中来。**

    c. **走更近一些（不是特别近）去观察这个活动 / 对话，来发现自己是否想要加入。**

    d. **倾听，并确保他们在很友善地谈话。**

       如果他们互相不友善，那就尝试加入另一个团体。

    e. **倾听，确保他们的谈话内容不高于你的范畴（例如，太高深）。**

    f. **在对话中找到一个共同兴趣。**

    g. **在团体中表现出兴趣：**

       i. **在相关的时候轻轻地笑或微笑。**

　　　　ii. 在同意的时候点头。
　　h. 尝试时不时的眼神接触。
　　　　不要盯着—这会看起来像是在偷听别人讲话。
2. 等待
　　等待下面三种情况其中一种的发生：
　　　　i. 等待对话中有短暂的停顿或暂停；
　　　　ii. 如果没有停顿，等待正确的时机（例如，一个过渡的时间），这时你不会造成严重的打扰。
　　　　iii. 等待一些团体接纳你的信号（例如，他们会朝你看过来并微笑）。
3. 加入
　　a. 有一个加入这个对话的原因（例如，对它有所帮助）。
　　b. 走得更近些（一臂长的距离），但是不要太近。
　　c. 做出一个评论，问一个问题，或者是带来一个和对话相关的物品。
　　d. 不要谈论过于私人的话题。
　　e. 获得团体的接纳：
　　　　i. 他们有没有和你有眼神接触？
　　　　ii. 团体中的评论是否与你有直接关系？
　　　　iii. 团体成员是否更朝向你了（例如，他们"打开了圆"）？
　　f. 使用避免凝视（这会保护你远离可能的拒绝）：
　　　　i. 不要盯着别人看。
　　　　ii. 偶尔地看着团体；其他时间看别的地方。
　　g. 不要做一个话唠—你应当在你说话之前多倾听。
　　h. 如果他们忽略你或是不想让你加入对话—继续找别的团体。
◆ 在房间里走动，并让每个家长确认孩子在自然地加入合适群体的对话时可能出现的问题。
　　— 说：现在我们已经复习了自然地加入对话的合适方法，你的孩子会在哪些方面（如果有的话）遇到困难？
◆ 在小组的帮助下解决这些问题。
　　— 一般情况下，家长可以通过青少年在以下几个方面的努力有效帮助青少年加入对话：
　　　　• 问青少年他或她最近是否曾有机会**自然地加入一个对话**。
　　　　• 让青少年提供这个互动的详尽描述。
　　　　• 奖励青少年做得好的地方。
　　　　• 为青少年可以改变的地方提供建议。
　　　　　　◆ 建议可以通过这样开始："……如何"
　　　　　　◆ 例如："你下次进入一个对话的时候，等到一个停顿之后再加入如何？"
　　　　• 不要过度告诉青少年他或她哪里做得不对。
　　　　　　◆ 这会让他们感到灰心和尴尬。
　　　　• 例如："你没有正确地**加入**！"
　　— 让家长想出其他的建议来解决**加入对话**的可能的问题。可以这样问：大家有没有其他建议？

（五）家庭作业

　　家长组治疗师要和家长一起复习家庭作业，并且解决可能出现的问题。

1. 青少年需要练习自然地加入至少两个他们愿意与之交流的青少年之间的对话。
　　a. 在进入对话之前：
　　　　i. 想出一个你也许会被接纳的一个地方（例如，低风险的地方）而且你不会在这个地方有坏名声。

    ii. 家长和青少年应该在试图自然地加入一个对话之前，演习相应的步骤。

  b. 在加入过程中：

    i. 遵守加入对话的步骤。

  c. 在加入之后：

    i. 家长和青少年应当讨论青少年是如何加入对话的。

    ii. 家长应当帮助青少年解决任何可能出现的问题。

  d. 对那些尤其有社交焦虑而且不情愿完成任务的青少年，在这些情况下，可以让青少年练习同伴进入的第一步（例如，观察／倾听），同时建立对团体中的亲近和兴趣。在之后的课时中，鼓励这些青少年增加其他他或她感到舒适的步骤。

2. **小组内通话**（通知家长这将是最后一次小组内通话任务）

  a. **打电话之前：**

    i. 在离开小组前，家长需要为孩子安排好给另一个小组成员打电话来练习对话技巧。

    ii. 确定打电话的日期和时间。

    iii. 协商打电话时，家长在哪里，家长的角色是什么。

    iv. 家长和青少年需要练习如何开始和结束通话。

  b. **在打电话时：**

    i. 青少年应当在通话中交换信息。

    ii. 找到一个共同兴趣，并在小组课时汇报。

    iii. 遵守开始和结束通话的规则，包括使用托辞。

  c. **打电话之后：**

    i. 家长和青少年需要讨论这次通话并确定：

     （1）共同兴趣

     （2）托辞

     （3）通话是如何开始和结束的

    ii. 家长需要帮助孩子发现并解决可能出现的任何问题

3. **小组外通话**

  a. **在打电话之前**

    i. 家长安排孩子给小组外的人打电话练习对话技巧。

    ii. 选择你孩子想要加深了解的人。

    iii. 协商打电话时家长应该在哪里。

  b. **在打电话时：**

    i. 青少年需要在通话时交换信息。

    ii. 找到一个共同兴趣，并在小组课时汇报。

    iii. 遵从双向对话的规则。

    iv. 使用开始和结束对话的规则，包括使用托辞。

  c. **结束电话时：**

    i. 家长和孩子应当讨论这次通话并确立共同兴趣。

    ii. 家长应当帮助青少年解决可能出现的问题。

4. **幽默反馈**

  a. 青少年练习与家人和朋友解释幽默的反馈。

  b. 青少年应当关注幽默的反馈。

    i. 青少年应当注意别人是否在嘲笑你、和你一起笑、还是一点都没笑。

    ii. 青少年需要和家长讨论幽默的反馈。

    青少年和家长需要决定青少年是个讲笑话的人，还是一个听笑话的人。

5. 带来一件个人物品

　　a. 带来一个最喜欢的物品到小组内分享（例如，CD、杂志、游戏、书本、照片）。

　　b. 准备与小组内其他成员对这件物品进行一对一的信息交换。

二、家长讲义 6：同伴进入——进入对话

（一）自然地进入对话的步骤

1. 观察／倾听

　　a. 当你试图加入之前，要观察和倾听这个对话。

　　　i. 在你加入之前，你需要知道他们在谈论些什么。

　　　ii. 你需要知道自己是否对这个对话有帮助。

　　　iii. 如果你在不知道人们讨论什么的情况下，试图加入这个对话，你就只能是在打扰这个对话。

　　b. 观察看看，你是否认识其中的某人：

　　　i. 如果你认识至少其中的一个人的话，那加入对话就变得容易很多。

　　　ii. 他们更容易接纳你到对话中来。

　　c. 走更近一些（不是特别近）去观察这个活动／对话，来确保自己是否想要加入。

　　d. 倾听，并确保他们在很友善地谈话。

　　　如果他们互相不友善，那就尝试另一个团体。

　　e. 倾听，确保他们的谈话内容不高于你的范畴（例如，太高深）。

　　f. 在对话中找到一个共同兴趣。

　　g. 在团体中展示出兴趣：

　　　i. 在相关的时候轻轻地笑或微笑。

　　　ii. 在同意的时候点头。

　　h. 尝试时不时的眼神接触。

　　　不要盯着—这会看起来像是在偷听别人讲话。

2. 等待

　　a. 等待下面三种情况其中一种的发生：

　　　i. 等待对话中有短暂的停顿或暂停。

　　　ii. 如果没有停顿，等待正确的时机（例如，一个过渡的时间），这时你不会造成严重的打扰。

　　　iii. 等待一些团体接纳你的信号（例如，他们会朝你看过来并微笑）。

3. 加入

　　a. 有一个加入这个对话的原因（例如，对它有所帮助）。

　　b. 走得更近些（一臂长的距离），但是不要太近。

　　c. 做出一个评论，问一个问题，或者是带来一个和话题相关的物品。

　　d. 不要谈论过于私人的话题。

　　e. 获得个人或团体的接纳：

　　　i. 他们有没有和你有眼神接触？

　　　ii. 团体中的评论是否直接关于你？

　　　iii. 团体成员是否更朝向你了（例如，他们"打开了圆"）？

　　f. 避免凝视（这会保护你远离可能的拒绝）：

　　　i. 不要盯着别人看。

　　　ii. 偶尔地看着团体；其他时间看别的地方。

　　g. 不要做一个话唠—你应当在你说话之前多倾听。

h. 如果他们忽略你或是不想让你加入对话—**继续找别的团体**。

（二）家庭作业

1. 青少年需要练习自然地加入至少两个他们愿意与之交流的青少年之间的对话。

    a. 在进入对话之前：

        i. 想出一个你也许会被接纳的一个地方（例如，低风险的地方）而且你不会在这个地方有坏名声。

        ii. 家长和青少年应该在试图自然地加入一个对话之前，演习相应的步骤。

    b. 在加入过程中：

        遵守加入对话的步骤。

    c. 在加入之后：

        i. 家长和青少年应当讨论青少年是如何加入对话的。

        ii. 家长应当帮助青少年解决任何可能出现的问题。

    d. [对那些尤其社交焦虑而且不情愿完成任务的青少年，在这些情况下，可以让青少年练习同伴进入的第一步（例如，观察 / 倾听），同时建立团体中的亲近和兴趣。在其他课中，鼓励这些青少年加入另外他或她感到舒服的步骤。]

2. 小组内通话

    a. 打电话之前：

        i. 在离开小组前，家长需要为孩子安排好给另一个小组成员打电话来练习对话技巧。

        ii. 确定打电话的日期和时间。

        iii.协商打电话时，家长在哪里，家长的角色是什么。

        iv.家长和青少年也许需要练习如何开始和结束通话。

    b. 在打电话时：

        i. 青少年应当在通话中交换信息。

        ii. 找到一个共同兴趣，并在小组课时汇报。

        iii.遵守开始和结束通话的规则，包括使用托辞。

    c. 打电话之后：

        i. 家长和青少年需要讨论这次通话并确定：

            （1）共同兴趣

            （2）托辞

            （3）通话是如何开始和结束的

        ii. 家长需要帮助孩子发现并解决可能出现的任何问题

3. 小组外通话

    a. 在打电话之前

        i. 家长安排孩子给小组外的人打电话练习对话技巧。

        ii. 选择你孩子想要加深了解的人。

        iii.协商打电话时家长应该在哪里。

    b. 在打电话时：

        i. 青少年需要在通话时交换信息。

        ii. 找到一个共同兴趣，并在小组课时汇报。

        iii.遵从双向对话的规则。

        iv.使用开始和结束对话的规则，包括使用托辞。

    c. 结束电话时：

        i. 家长和孩子应当讨论这次通话并确立共同兴趣。

ii. 家长应当帮助青少年解决可能出现的问题。

4. 幽默反馈

    a. 青少年练习与家人和朋友解释幽默的反馈。

    b. 青少年应当关注幽默的反馈。

        i. 青少年应当注意别人是否在嘲笑你、和你一起笑、还是一点都没笑。

        ii. 青少年需要和家长讨论幽默的反馈。

        青少年和家长需要决定青少年是个讲笑话的人，还是一个听笑话的人。

5. 带来一件个人物品

    a. 带来一个最喜欢的物品到团小组内分享（例如，CD、杂志、游戏、书本、照片）。

    b. 准备好与小组内其他成员对这件物品进行一对一的信息交换。

三、治疗师对青少年课时的指导 6：
同伴进入 I ——进入对话

（一）青少年课时的指导原则

    这一课时是青少年在学习接触到潜在朋友技能的关键的一节课时。课程到现在，青少年已经在学习提高他们的交流技巧，并确认合适的朋友。他们现在应当掌握了发展新友谊的技巧。

    青少年将要学习到基本的同伴进入步骤（也就是，如何自然地进入到同伴的对话中）。当在教青少年同伴进入的时候，把这个复杂的社会行为拆分为分开的步骤是很有帮助的。在青少年学习自然地进入对话的三个主要步骤：观察／倾听，等待和加入时，他们会觉得更容易理解。

    同伴进入技巧成功的关键在于，要识别出自然地进入对话的合适人群或团体。这一点不好理解，而且容易成为青少年最常犯的错误。如果青少年选择的自然进入对话的同伴是有可能排挤他们的同伴（错误的人群，或是在他们有坏名声的地方），这就会给青少年带来挫败感，而且会增强他或她的社交焦虑和回避行为。治疗师和家长需要非常明确，让他们选择他们打算进入对话的人群或团体。如果治疗师和家长怀疑在青少年是否被这个团体接纳上有严重的分歧，则建议让青少年选择一个不同的不太会拒绝他们的人群或团体。

（二）复习规则

    注意： 只有在青少年在不遵守规则时，才回顾课时规则。

◆ 让青少年说出小组的规则。

◆ 给予正确回忆出规则的青少年分数：

    1. 听小组其他成员说话（别人在讲话时，自己不要讲话）

    2. 遵从指令

    3. 举手发言

    4. 尊重他人（不要戏弄或取笑别人）

    5. 不允许触摸他人（不要打人，踢人，推人，抱人等）

（三）复习作业

    注意： 把作业分部分计分—不要每次作业只给一个分数。

1. 带来一个个人物品

    a. 简单地确认青少年带来与团体分享的最喜欢的物品（例如，CD、杂志、游戏、书本和图片）。

    b. 只给带来合适物品的人加分

c. 为了避免分心，让教练把物品拿走，直到青少年活动时再拿出来。

2. 幽默反馈

a. 说：上次我们聊到了适当使用幽默。你们这周的一个作业为关注你们的幽默反馈。如果你本周关注了幽默反馈，请举手。

   i. 简单地问：

     （1）你本周有没有尝试讲笑话？（这不是一个任务）

     （2）如果是：别人看起来是在嘲笑你还是和你一起笑？

     （3）你是如何区分的？

     （4）你觉得你更像是一名讲笑话的人，还是听笑话的人？

       a）奖励那些觉得自己是听笑话的人的青少年。

       b）任何说自己为讲笑话的人的青少年，都应当被问到支持这个观点的幽默反馈，以及提供人们倾向于和他们一起笑，而不是嘲笑他们的细节。

   ii. 提醒他们做一个讲笑话的人很困难，而且你希望他们要非常关注他们的幽默反馈。

3. 小组外通话

a. 说：你们还有一个任务，是这周要和没有参加 PEERS 的人在电话中交换信息。如果你完成了这个小组外通话，请举手。

   i. 从完成通话的青少年开始提问。

   ii. 问：

     （1）你和谁打的电话？

     （2）这个对话是怎么开始的？

     （3）你们交换信息了吗？

     （4）你们找到共同兴趣了吗？

       当他们确认共同兴趣时，问：如果你们出去玩，你会怎么利用这个信息？

     （5）这个对话是怎么结束的？

   iii. 避免一般的问题，例如：通话进行得怎么样？

b. 解决任何可能出现的问题。

   如果青少年提供了一个不正确的回答，问：你下次可以说点不同的吗？或你认为你应该如何结束通话？

c. 如果你有时间，检查那些没有完成任务的青少年，并且帮助他们解决这周如何能完成作业的问题。

4. 小组内通话

a. 说：这周还有一个任务是要与小组中另一个同学通过打电话的方式交换信息。如果你完成了小组内通话，请举手。

   i. 从完成通话的青少年开始提问。

   ii. 问：

     1. 你和谁通的电话？

     2. 是谁打给谁的？

     3. 你们交换信息了吗？

     4. 你们找到共同兴趣了吗？

       a. 当他们确认共同兴趣时，问：如果你们出去玩，你会怎么利用这个信息？

     5. 这个对话是怎么结束的？

   iii. 避免一般的问题，例如：通话进行得怎么样？

   iv. 不要允许青少年讨论其他人犯的错误。

   v. 让参与这次通话的另一个人在此之后立刻回答，但是不是同时回答。

b. 解决任何可能出现的问题。

   i. 如果青少年提供了一个不正确的回答，问：你下次可以说点不同的吗？或你认为你应该如何结束通话？

5. 朋友的来源

a. 说：几周以前，我们讨论了学校中的不同的以及你也许最适合的团体和人群。其中你们这周的一个任务为和这些团体中的某个人交换信息。如果你与合适的团体中的某人交换了信息，举起你的手。

简单地问：

   （1）你确认的你有可能适合的团体是哪一个？

   （2）你是否与这些团体中的某个人交换了信息？

   （3）你选择的是哪个团体？

   （4）你有没有发现一个共同兴趣？

b. 说：另一个任务是，你和你的家长应当确认一个你参加的课外活动。在这个课外活动中，你也许会遇到其他与你有共同兴趣的青少年，之后开始参与进这些活动中。如果你找到一个课外活动，请举手。

简单地问：

   （1）你选择了哪个课外活动？

   （2）你参与到这个活动中了吗？

   （3）这些青少年和你年龄差不多大吗？

   （4）这看起来是一个好的场所，让你能结交潜在的朋友吗？

（四）教学课时：自然地进入对话

1. 交朋友的好的时间和场所

◆ 解释：两周以前我们讨论过在学校中不同的青少年团体或人群以及你可能最合适的团体。现在我们已经找到了你也许最合适的团体，我们需要考虑在何时何地结交新朋友。存在交朋友的好时机和坏时机，而且也存在交朋友的好地方和坏地方。

◆ 在教室里走动，让青少年想出交朋友的好地方和好时机。

  — 问：交朋友的好地方或好时机是哪些？（参见下面的表格）

  — 如有必要，提供建议和解决相关问题。

◆ 在教室里走动，让青少年想出交朋友的坏地方和坏时机。

  — 问：交朋友的坏地方或坏时机是哪些？（参见下面的表格。）

◆ 如有必要，提供建议和解决相关问题。

交朋友的好地方 / 好时机	交朋友的坏地方 / 坏时机
上学前或放学后	放学留校时
班级之间	在校长办公室
吃午饭时	少管所
课外活动	当人们围观打架时
校车	上课老师讲话时
体育活动 / 队伍	在浴室
娱乐中心	在体育活动过程中（人们在集中玩游戏）

交朋友的好地方／好时机	交朋友的坏地方／坏时机
社区游泳池	在自习室
公共图书馆活动	在安静的时候
有一个共同的朋友	在布道时
青少年团体	街角
俱乐部	
男女童子军	
基督教青年会／基督教女青年会	

2. 对朋友的好选择

◆ 解释：现在我们已经确认了一些交朋友的好时机和好地方。让我们想想你们应当试图和谁交朋友，而且去哪里找到这些青少年。我们已经讨论了你们也许适合的不同团体。让我们在教室里走动，而且让每个人确认他们认为他们适合的团体，以及如何识别这些团体的青少年。

◆ 在教室里走动并让青少年确认：

— 他们也许适合的团体。

— 他们会在哪里找到有可能适合他们的团体的孩子。

· 例子：电脑迷也许会在学校的电脑实验室里。

— 他们如何能识别有可能适合他们的团体中的孩子。

· 例子：玩游戏的人也许在玩视频游戏；也许穿着游戏 T 恤。

◆ 如有必要，提供建议和解决相关问题。

3. 自然地进入对话的步骤

◆ 解释：现在我们有一些我们去哪里寻找合适同伴的想法，我们需要讨论如何更好地了解这些青少年。结识新朋友的一个方法是，如果你想要更好地了解一些青少年，可以加入他们的对话。我们把这个叫做"自然地进入对话。"这个被称为"自然地"是因为它应该慢慢地和随意地进入对话，对你要加入对话的人群的影响非常小。一旦你自然地加入进一个对话，你可以开始交换信息而且找到共同兴趣。

◆ 要声明这些方法不是自然地加入你熟悉的人的对话的步骤。

— 对那些我们熟悉的人，我们可以走向前并问好。

— 这些自然加入对话的步骤，适用于你想要进一步了解的人群。

— 这些步骤应当用于在对话的人群中，青少年至少认识其中的一个人，或是了解团体内成员。

· 例外：如果青少年在假期或在聚集的时候，互相都不认识，那就可以尝试这些步骤。

◆ 展示自然地进入对话的步骤。

1. 观察／倾听

a. 当你试图加入之前，要观察和倾听这个对话。

说：自然地进入对话的第一步是观察和倾听对话。大家认为我们观察和倾听的目的是什么？

答：在你加入之前，你需要知道他们在讲些什么。你需要知道自己是否对这个对话有帮助。如果你在不知道人们讨论什么的情况下，试图加入这个对话，你就只能是在打扰这个对话。

b. 观察看看，你是否认识其中的某人：

说：你也需要观察并确保你认识对话中的一个人。为什么这个很重要？

答：如果你认识至少其中的一个人的话，那加入对话就变得容易很多；他们更容易接纳你到对话中来。

　　　c. 走更近一些（不是特别近）去观察这个活动 / 对话，来发现自己是否想要加入。

　　　　　说：为了观察和倾听，你需要走得近一点来听到他们在说什么。重要的是不要走太近。为什么在加入之前不要走得太近？

　　　　　答：因为他们会认为你在偷听（实际上你是的）；他们也许认为你很奇怪；他们会变得不愿意接纳你到对话中来。

　　　d. 倾听，并确保他们在很友善地谈话。

　　　　　i. 说：你也想要倾听，来确认他们是否在友好地交谈。为什么这个很重要？

　　　　　　　答：如果他们互相不友善，那他们也不会友善地对你。

　　　　　ii. 解释：你应该避免那种青少年互相挑逗或取笑的对话。取而代之地去尝试不同的团体。

　　　e. 倾听，确保他们的谈话内容不高于你的范畴（例如，太高深）。

　　　　　说：我们也需要倾听，来确保他们没有在讨论我们不懂的事情。为什么这个很重要？

　　　　　答：因为如果你不懂他们讨论的事情，你就不会对这个对话有帮助；你只会通过问问题把对话拖慢；你会打扰对话的正常走向。

　　　f. 在对话中找到一个共同兴趣。

　　　　　说：我们能分享共同兴趣的对话是我们要加入的最好的对话。为什么加入有共同兴趣的对话很重要呢？

　　　　　答：因为如果讨论你理解和喜欢的东西，就会变得更简单；如果有共同点的话，就更容易交朋友；友谊是基于共同兴趣的。

　　　g. 在团体中展示出兴趣。

　　　　　说：当你在观察和倾听对话时，如果团体注意到了你，那最好展示下你对他们说的事情感兴趣。你可以在相关的时候轻轻地笑或微笑，或在你同意的时候点头。为什么在团体中展示出兴趣很重要？

　　　　　答：因为你在建立对他们说的内容的兴趣；你在展示对他们说的内容的赞同；他们会更有可能接受你进入对话。

　　　h. 尝试时不时的眼神接触。

　　　　　说：与团体间偶尔有眼神接触也是一个好方法。但是不要盯着看！这会看起来像是在偷听别人讲话，并且他们不会那么想要接受你进入对话。相反，你应当时不时地看这个团体。为什么这是一个好方法？

　　　　　答：因为这显示了你对他们和他们聊的事情感兴趣。

2. 等待

　　　a. 说：自然地进入我们只是认识但不是很了解的人之间的对话，下一步就是等待。你认为我们在等待什么？

　　　　　等待下面三种情况其中一种的发生：

　　　　　（1）等待对话中有短暂的停顿或暂停。

　　　　　（2）如果没有停顿，等待正确的时机（例如，一个过渡的时间），这时你不会造成严重的打扰。

　　　　　（3）等待一些团体接纳你的一些信号（例如，他们会朝你看过来并微笑）。

　　　b. 问：是否有一个完美的停顿呢？

　　　　　答：很少。

　　　c. 说：你只需要尽量不要太多打扰到对话。最好的加入的时机通常是某人刚刚结束说话。如果团体在这之前注意到了你，而且他们看起来对你感兴趣，那这就会是一个你加入的好时机。

3. 加入

　　　a. 说：自然地进入我们只是认识但不是很了解的人之间的对话的最后一步，就是实际地加入到对话中。

b. 有一个加入这个对话的原因（例如，对它有所帮助）。

说：但是重要的是，我们有加入对话的原因。我们不应该加入一个我们无法提供任何帮助的对话。为什么给对话提供帮助很重要呢？

答：这会更容易加入；如果你没有任何帮助的话，那你做到的只有打扰对话和让对话进程放缓。

c. 走得更近些（一臂长的距离），但是不要太近。

i. 说：在我们加入对话之前，走近点很重要。一般一臂长的距离是合适的。但是你应当注意不要靠太近。为什么靠太近不好呢？

答：你会入侵到他们的空间；他们也许会认为你很奇怪。

ii. 演示一臂长的距离。

iii. 提醒青少年不要在加入之前丈量距离（你可以用这个开个玩笑）。

d. 做出一个评论，问一个问题，或者是带来一个和话题相关的物品来加入对话—并维持在这个话题上。

说：加入的下一部分是做出一个评论，或是问个问题，显示出你知道他们在说什么。你也可以带来一个与这个话题相关的物品。重要的是保持这个话题！为什么保持话题很重要呢？

答：因为你发言内容不在主题上时，你就在打扰这个对话，并且改变这个话题；他们就不会接受你加入这个对话。

e. 不要谈论太过私人的话题

说：一旦我们加入这个对话，不要谈论太过私人的话题就很重要了。为什么不要谈论太过私人的话题很重要？

答：因为如果你谈论太过私人的话题，你也许会让他们感到不舒服，他们也不会想要和你聊天。

f. 不要做话唠

说：一旦我们加入这个对话，很重要的是不要做话唠。这就意味着我们在第一次加入一个对话时，应当少说一点，而要多倾听。这就像我们是他们对话中的旅客。为什么做对话的主角是不好的？

答：因为你会打扰到他们的对话；你会让对话变得倾向于你，而不是他们刚刚说的话题。

注意：只对那些你觉得能掌握该技能的高功能青少年，展示避免凝视。如果对其他青少年展示，他们会表现出"眼神闪躲"和尴尬。

g. 使用避免凝视（这会保护你远离可能的拒绝）：

i. [避免凝视是在团体中建立兴趣的方法，通过不完全把注意力集中在团体的方式，保护自己不受到可能的拒绝伤害。避免凝视经常用在当某人试图加入一个对话，但是没有被团体完全接纳的时候。这个人试图加入到团体中，使用时不时的眼神接触，但也随意地环顾这个团体的四周，这样就分散了他或她的注意力，并不会让团体成员或他们自己感到不舒服。]。

ii. 说：当自然地进入对话时，我们保护自己不受可能的拒绝的一个办法，是使用所谓的避免凝视的方法。这就包括随意地看着我们与之交谈的人，但是不要完全盯着别人看。除此之外，我们也可以随意地看着房间的其他地方，展示我们的兴趣还没有完全定型。

iii. 展示避免凝视。

（1）不要盯着看。

（2）随意地看着这个团体，其他时间看别的地方。

iv. 展示看起来"眼神闪躲"：

（1）展示这个如何与避免凝视不同。

（2）[使用避免凝视的难点，在于不要看起来和别人短暂的眼神接触中"眼神闪躲"。这个技能也许对社交尴尬的青少年来说更难。在这些人中，这个方法应该避免使用。]

  h. 获得团体的接纳：

    i. 说：最后，我们会想要关注我们是否被接纳到对话中。你如何判断是否被接纳到一个对话中？

    答：

    a）他们和你有眼神接触．

    b）团体中有评论或问题直接关于你。

    c）团体成员更朝向你了；他们"打开了圆"。

    ii. [当人们在小团体对话时，他们会形成一个圆。当你被一个团体接纳的时候，这个团体就会打开他们围成的圆，让你有空间来加入。当你没有被一个对话接纳的时候，团体会关闭他们围成的圆，或者背面朝你，这就把你赶出了对话。]

    iii. 说：如果团体忽略你，或对你关闭了圆，你还应该继续说话，并试图强迫他们和你说话吗？

    答：不。

    iv. 说：相反，你应当继续找别人。尽量去找另一个不同团体的人的对话去加入，但是不要放弃尝试自然地加入对话。

（五）角色扮演

◆ 让青少年组治疗师展示一个不恰当的角色表演。治疗师和两个教练参与，治疗师试图不恰当地自然进入一个对话。

— 一开始说：现在我们将要进行一个小小的角色扮演，我会试图自然地进入一个对话。观看这个，并告诉我我哪里做错了。

— 展示进入两个教练之间的对话，没有一开始观察或倾听，直接问他们在聊什么，并接着完全转变话题。

— [注意：如果这里只有一个教练，你可以选择小组中功能最高的青少年，让他或她来协助角色扮演。确保在角色扮演展示之前，给青少年提供你打算做的事情的概述。这最好在青少年课时开始前完成。青少年会经常感到很荣幸来参加到这个练习中。当让青少年协助扮演角色时，最好让他们自然地与教练交换信息，而不是提供给他们一个剧本。]

◆ 不恰当的角色扮演案例：

青少年组治疗师：（站在距离两个教练几步远的地方）

教练 1："嗨（名字）。你这个周末怎么样？"

教练 2："还不错，你呢？"

教练 1："很好。你做了什么呢？"

教练 2："哦，我做了一些作业，还看了一些电影。"

教练 1："哇，你看了什么电影？"

教练 2："我看了两个（喜剧演员的名字）的电影。你看过他的电影吗？"

教练 1："当然。我爱他的电影，很搞笑……"

青少年组治疗师：（突然地走过来，站得太近）"嗨。你们在聊什么？"

教练 1：（感到惊讶）"我们在讨论我们的周末。（转身远离治疗师，关闭了圆）所以，你在说你看了一些电影……"

青少年组治疗师：（打断）"所以我过了一个好周末。我去了那个新的水上公园。你们去过那里吗？"

教练 2：（看起来很烦）"嗯……没有。（转身远离治疗师，关闭了圆）所以我看了一些电影，也做了一点作业。你做了什么？"

教练1："哦，我和一些朋友去了商场……"

青少年组治疗师：（打断）"所以你们应该去那个新的水上公园。那里非常酷！"

教练1和教练2（看起来很生气，忽略治疗师的话）

— 结束时说：好了，时间到了。所以我刚刚在试图自然地进入对话时，哪里做错了？

  · 答：青少年组治疗师没有遵守这些规则：观察/倾听，等待和加入。

— 问：看起来他们想和我聊天吗？

  · 答：不。

— 问：你们怎么知道的？

  · 答：他们关闭了圆；忽略你的话；看起来生气。

— 问：当我意识到他们不想和我说话的时候，我该怎么做？

  · 答：不要强迫他们聊；继续找别人。

◆ 青少年组治疗师应该再与两个教练（或一个教练一个青少年）展示一个恰当的角色扮演。在这个扮演中，治疗师展示恰当的自然地进入对话。

— 说：现在我们将要再试一遍，这次我会按照自然地进入对话的步骤进行。观看这个，并告诉我哪里做对了。

— 展示自然地进入对话的几个步骤：观察/倾听，等待，加入。

— 恰当的角色扮演案例：

青少年组治疗师：（站在距离两个教练几步远的地方）

教练1："嗨（名字）。你这个周末怎么样？"

教练2："还不错，你呢？"

教练1："很好。你做了什么呢？"

教练2："哦，我做了一些作业，还看了一些电影。"

青少年组治疗师：（时不时地看这两个教练）

教练1："哇，你看了什么电影？"

教练2："我看了两个（喜剧演员的名字）的电影。你看过他的电影吗？"

教练1："当然。我爱他的电影，很搞笑！你喜欢看喜剧吗？"

青少年组治疗师：（走近了一点，进行了时不时的眼神接触）

教练2："是的，我爱看喜剧！你呢？"

教练1："对。我最爱看这种电影！"

教练2："所以你看过（插入几个最近的喜剧电影的名字）了？"

教练1："是的！我刚看过！"

教练2："我也是！很好看！"

青少年组治疗师：（等到一个短暂停顿）"所以你们也看了（插入刚刚提到的电影名）？"

教练1和教练2：（看过去，打开了圆）"是的。你看了？"

青少年组治疗师："是的。很搞笑！我爱（插入演员名）的电影！"

教练2："我也是！我看他们永远都不觉得累。（看着青少年组治疗师）你最爱哪一部？"

— 结束时说：好了，时间到了。所以我在自然地进入对话时做了什么？

  · 答：青少年组治疗师遵守了这些规则：观察/倾听，等待，加入。

— 问：看起来他们想和我聊天吗？

  · 答：是的。

— 问：你怎么知道的？

  · 答：他们打开了圆；回答了问题；有良好的眼神接触；问了青少年组治疗师问题。

（六）家庭作业

◆ 简单地介绍本周的作业，说：本周我们将要让每个人与你稍微了解，但想要了解更多的人练习自然地进入对话。理想状态是，这些人应该是那些你认为可以适合你的团体中的人。我们这周也将要让你们通过打电话来继续练习你的对话技巧。所以，你们这周的作业是：

— 依据我们注明的步骤，自然地进入一个对话。

— 与另一个小组成员有一个小组内通话。

  · 电话至少有 5 ~ 10 分钟。

  · 按步骤开始和结束通话。

  · 你们要交换信息，并且找到共同兴趣，然后在小组课时汇报。

— 与没有参加 PEERS 项目的小组外的人打小组外电话。

  · 电话至少有 5 到 10 分钟。

  · 选择一个你愿意交换信息的朋友。

  · 寻找到共同兴趣，并在小组课时。

— 下周带来一些个人物品来交换信息（例如，CD、杂志、游戏、书本、照片）。

— 这周如果你讲了笑话，关注你的幽默反馈：

  · 注意人们是嘲笑你还是和你一起笑。

  · 决定你更适合做讲笑话的人还是听笑话的人。

◆ 治疗师和教练应当记下本周的小组内通话，并写在"小组内通话分配记录表"中，供以后参考。

— 如果小组成员为奇数的话，有人会获得"双重任务"的分配。

  · 这个人要有两次小组内通话（一次为打电话者，一次为接电话者）。

— 这个人会因为多完成了一次打电话作业，而有额外的分数。

（七）青少年活动：自然而然地进入对话

注意： 参见"青少年活动指导"中的规则。

◆ 将青少年分为几个小组（每个小组不少于三个人）进行关于他们个人物品的信息交换。

◆ 让没有带来个人物品的青少年挑选杂志。

◆ 如果可能的话，女孩和女孩一组，男孩和男孩一组。

◆ 如果人数不均衡，让其中一组有三个人。

◆ 交换信息的青少年有得分。

◆ 告知青少年，他们应该在对他们个人物品交换信息时练习自然地进入对话。

◆ 让每个青少年在其他小组成员之间练习自然地进入对话。

— 告诉其他小组成员，他或她必须允许这个人进入对话。

  · 不允许小组成员拒绝试图自然地加入的行为。

— 在他们试图加入对话之前，让青少年口头上与青少年组治疗师或教练复习一遍自然地加入的步骤。

— 青少年组治疗师和教练应当在试图不自然地加入之后，即刻提供表现反馈：

  · 表扬青少年做得对的地方。

  · 在必要时，对他们可以做改变的地方提供建议。

  · 在不自然地加入时，让青少年重复做他们做的不合适的地方。

  · 在青少年练习避免凝视时，青少年组治疗师会要特别注意"眼神闪躲"，并适当地提供及时表现反馈。

    ◆ 对于一些青少年，避免凝视技能也许太过有挑战性。在这种情况下，他们最好更关注其他同伴进入的技巧，少使用避免凝视。

— 每个青少年应当在这节课时中至少练习一次自然地加入。

— 青少年完成练习会得分。

— 鼓励其他青少年为完成的人鼓掌。

— 青少年拒绝或不情愿练习这个技巧的，有可能有明显的社交焦虑，而且甚至有可能有恐惧回避。

  • 社交焦虑孤独症谱系障碍共病的青少年在本节课时中经常经历明显的焦虑。在这些情况下，可以让青少年练习同伴进入的第一步（例如，观察 / 倾听），同时建立团体中的亲近和兴趣。

  • 在之后的课时中，鼓励这些青少年加入另外他或她感到舒服的步骤。

（八）与家长重新集合

◆ 宣布青少年要和家长一起参与。

— 确保青少年在家长身边，站着或坐着。

— 确保小组内保持安静并集中注意力。

◆ 说：今天我们学习了自然地进入对话。谁可以告诉我们自然地进入对话的步骤是哪些？[让青少年总结出所有的步骤。如果必要的话，准备给予提示。]

1. 观察

◆ 当你试图加入之前，要观察和倾听这个对话。

◆ 观察看看，你是否认识其中的某人。

◆ 走更近一些去观察这个活动 / 对话，来发现自己是否想要加入。

◆ 倾听，并确保他们很友地交谈。

◆ 倾听，确保他们的谈话内容不高于你的范畴（例如，太高深）。

◆ 在对话中找到一个共同兴趣。

◆ 在团体中展示出兴趣。

◆ 尝试时不时的眼神接触。

2. 等待

◆ 等待恰当的时机（例如，对话中有短暂的停顿或暂停）。

◆ 如果没有停顿，等待正确的时机，尽量不要打扰太多。

◆ 在完全加入之前，等待团体接纳你的一些信号。

3. 加入

◆ 有一个加入这个对话的原因（例如，对它有所帮助）。

◆ 走得更近些。

◆ 做出一个评论，问一个问题，或者是带来一个和话题相关的物品。

◆ 不要讨论过于私人的话题。

◆ 不要做话唠——你应当在你说话之前多倾听。

◆ 使用避免凝视 [如果对这些青少年合适的话]。

◆ 获得个人或团体的接纳。

◆ 如果他们忽略你，或是不想让你加入这个对话——继续找别人。

◆ 说：今天我们练习了自然地进入对话，而且这个小组也在交换信息上做得很好。让我们一起鼓掌。

◆ 复习下周的作业（看下文）：

— 确保在家长面前读过小组内通话的任务。

— 提醒家长记录谁给谁打了电话。

— 宣布这将是最后一次小组内通话的任务。

◆ 分别单独与每个家庭协商：

　　— 青少年将与哪个同伴团体，在哪里练习自然地进入。

　　— 青少年将给谁打小组外通话。

　　— 下周会带来什么个人物品。

（九）家庭作业

1. 青少年需要与至少两名愿意交流的青少年练习自然地进入对话。

a. 在进入对话之前：

i. 想出一个你也许会被接纳的一个地方（例如，低风险的地方）而且你不会在这个地方有坏名声。

ii. 家长和青少年也许想要在试图自然地加入一个对话之前，演习相应的步骤。

b. 在加入过程中：

遵守自然地加入对话的步骤。

c. 在加入之后：

i. 家长和青少年应当讨论青少年是如何加入对话的。

ii. 家长应当帮助青少年解决任何可能遇到的问题。

d. [对那些特别社交焦虑而且不情愿完成任务的青少年，在这些情况下，可以让青少年练习同伴进入的第一步（例如，观察 / 倾听），同时建立团体中的亲近和兴趣。在之后的课时中，鼓励这些青少年加入另外他或她感到舒服的步骤。]

2. 小组内通话

a. 打电话之前：

i. 在离开小组前，家长需要为孩子安排好给另一个小组成员打电话来练习对话技巧。

ii. 确定打电话的日期和时间。

iii.协商在打电话时，家长在哪里，而且家长的角色是什么。

iv.家长和青少年也许需要练习如何开始和结束通话。

b. 在打电话时：

i. 青少年应当在通话中交换信息。

ii. 找到一个共同兴趣，并在小组课时报告。

iii.遵守开始和结束通话的规则，包括使用托辞。

c. 打电话之后：

i. 家长和青少年需要讨论这次通话并确定：

（1）共同兴趣

（2）托辞

（3）通话是如何开始和结束的

ii. 家长需要帮助孩子解决可能出现的任何问题

3. 小组外通话

a. 在打电话之前

i. 家长安排孩子给小组外的人打电话练习对话技巧。

ii. 选择青少年想要进一步了解的人。

iii.协商在打电话时家长应该在哪里。

b. 在打电话时：

i. 青少年需要在通话中交换信息。

ii. 找到一个共同兴趣，并在小组课时报告。

iii.遵从双向对话的规则。

iv. 使用开始和结束对话的规则，包括使用托辞。

  c. 结束电话时：

    i. 家长和孩子应当讨论通话和确立共同兴趣。

    ii. 家长应当帮助青少年【发现并】解决可能出现的问题。

4. 幽默反馈

  a. 青少年练习与家人和朋友解释幽默的反馈。

  b. 青少年应当关注幽默的反馈。

    i. 青少年应当注意别人是在嘲笑你，和你一起笑，还是一点都没笑。

    ii. 青少年需要和家长讨论幽默的反馈。

    青少年和家长需要决定青少年是个讲笑话的人，还是是一个听笑话的人。

5. 带来一件个人物品

  a. 带来一个最喜欢的物品到小组内分享（例如，CD、杂志、游戏、书本、照片）。

  b. 准备好关于这件物品的与小组内其他人进行一对一的交换信息的练习。

（十）计算分数

记录每周干预的以下内容的分数：

◆ 计算每个青少年的得分。

◆ 把小组中的总分加起来。

◆ 不要当着青少年的面算分。

  — 不要公开个人或小组的得分。

  — 不鼓励试图比较青少年之间的得分。

◆ 提醒他们，他们正作为一个团体，为了更大更好的毕业派对而努力。

四、青少年活动指导 6：自然而然地加入对话

（一）需要的材料

◆ 青少年带来的个人物品

◆ CD 播放器和听音乐的耳机（可选择）

◆ 如果青少年忘记带个人物品，可提供一些杂志供他们选择：

  — 电脑杂志

  — 动漫杂志

  — 青少年杂志

  — 体育杂志

（二）规则

◆ 把青少年分成小组（每个小组不少于三个人）。

  — 如果可能的话，让女孩与女孩一组，男孩与男孩一组。

◆ 让青少年通过分享个人物品来交换信息，同时轮流自然地加入对话。

◆ 鼓励青少年通过交换信息确立共同兴趣。

◆ 提示青少年在合适的时机问问题。

◆ 对那些练习不自然地加入对话的青少年：

  — 治疗师和教练应当一开始把青少年与小组分开，并让他或她确认自然地进入对话的步骤（他们也许一开始需要看着黑板）。

— 然后让青少年与同伴练习使用自然地进入对话的步骤，这时同伴应当对他们的个人物品交换信息。

— 提醒其他青少年，他们应该接受所有人进入这些对话。

— 青少年也许需要你提供一些特殊步骤的提示，例如：

　• 加入对话的第一步是什么？你知道他们在说什么吗？你知道关于这个话题的一些事情吗？如果你有可以帮助对话的内容，那你也许想要尝试进入了。

　• 加入对话的第二步是什么？你在等什么[答：一个停顿]？如果没有好的停顿，你也许只需要向前加入，但尽量不要打扰太多。

　• 加入对话的最后一步是什么？你如何加入？你可以问一个问题，或对他们聊的内容作出一个评论。确保要在主题上。

◆ 在青少年不正确试图加入的时候，叫一个"时间到了"并用这个教学时间温柔地指出错误，同时提供如何恰当试图加入的反馈。

— 让青少年再试一次，直到他或她成功。

◆ 一旦青少年成功地加入，叫一个"时间到了"并让其他青少年鼓掌。

— 青少年组治疗师需要简单地指出这个青少年遵从的加入的步骤。

◆ 在每个青少年成功加入之后，让青少年轮流尝试加入（每个人需要练习至少一次）。

◆ 给遵从步骤加入的青少年加分。

第 9 章

课时 7：同伴邀入 II
——离开对话

一、治疗师对家长课时的指导

（一）家长课时的指导原则

　　家长组治疗师应该先回顾小组外通话。这是因为不同于加入对话（slip-in）任务，家长参与了这个任务，因此可以报告具体发生了什么。按照惯例，让完成任务的家长先报告。接下来，跟家长一起回顾加入对话任务，利用介绍加入的步骤作为良好的回顾的开始。在帮助那些没有完成进入对话任务的青少年的父母之前，简单地总结那些完成了进入对话任务的青少年。

　　本周的教学课时帮助青少年从加入对话的失败经验中恢复。有时候 ASD 青少年在加入对话的过程中会非常迷惑。由于他们可能被拒绝，他们的计划并不会顺利进行（或者不按照教学内容进行）。虽然每个人都会遇到这种情况，但是对于社交有障碍的青少年们来说，如果其他人的反馈跟预期不同，则会增加他们的疑惑。这一节课时会教他们识别重要的社交线索，利用这些线索，他们可以推断自己是否被一个正在交谈的团体所接受。本节课时还会教他们怎样从一个并不接纳自己的多人对话中抽身出来，并且最大限度地减少负面的社交影响。不幸的是，如何离开的技巧只可以在青少年学会如何加入对话技巧之后教给他们。如果青少年加入对话后仅仅是观察和听别人讲话，那么他们离开一个不接受自己的群体是比较容易的。当青少年们加入了对话参与了讨论但又被拒绝时，离开一个对话才会变得非常复杂。

　　希望我们大部分或者全部的青少年尝试了加入一个对话，这是前一周的家庭作业。如果他们遵守了作业的步骤说明，他们应该试图加入一个可能接受自己的组织，这样他们就不太需要运用离开的技巧了。

（二）复习作业

1. 小组外通话

 a. 确保青少年在这次通话中交换了信息

 b. 让家长确定

  i. 在通话交换信息中找到的共同兴趣

  ii. 青少年打电话时使用的托辞

  iii.青少年是如何开始和结束这次通话的

 c. 发现并解决可能出现的问题

  i. 如果家长提出了困难，提问：有人遇到类似的问题了吗？你们是如何应对的？

  ii. 在小组治疗师提供建议或解决方案前让其他家长提供解决方案

2. 加入一个对话

 a. 说明：上周我们一起讨论了加入不太熟悉人的对话的步骤。这些步骤包括观察、倾听对话的内容，然后等一个停顿，利用一个评论或相关的提问加入对话。青少年们本周一个作业就是练习加入一个对话，对话的成员应该是有可能接纳他们的。如果你的青少年完成加入对话任务，请举手。

b. 让完成任务青少年的家长先发言
c. 让家长确认
  i. 青少年们在哪里加入的对话
  ii. 青少年们是否对这个团体中的某个人熟悉
  iii.青少年们是否遵守了加入对话的步骤
d. 发现并解决这一过程中可能出现的问题

3. 幽默反馈

a. 让家长确认
  i. 自己的孩子是否练习了向家人或者朋友解释幽默反馈
  ii. 自己的孩子是否能注意到别人是在嘲笑自己，跟自己一起笑还是根本不笑
  iii.自己的孩子是否识别出自己是讲笑话的人还是听笑话的人

4. 小组内通话

a. [非常简短地的回顾—每个家长两句话]
b. 让家长确认
  i. 青少年们是否打了电话
  ii. 通话过程中通过交换信息找到的共同兴趣
c. 发现并解决可能出现的问题

5. 带来一件个人物品

a. 让家长报告自己的孩子带来了哪些自己最喜欢的物品在小组内分享（例如：CD、杂志、游戏、书、图片）
b. 只给带来适合物品的人加分

（三）教学课时：离开一个对话

◆ 分发家长资料
◆ 说明：上周青少年们学习了怎样加入一个对话，也在课时中和家庭作业中练习了这个内容。本周青少年们要学习怎样离开一个对话。离开对话是我们在试图加入对话失败的时候要做的事情。今天的课时中，青少年们要练习加入和离开对话。青少年们还会学习到加入对话时不被欢迎是非常正常的事情，不需要因此太过困扰。事实上，青少年们会被告知，将近50%的人加入对话的尝试会失败。为了让大家可以帮助青少年们应对不成功的加入对话尝试，那么了解离开对话的步骤是非常重要的。青少年们在试图加入对话的过程中被拒绝的托辞有很多。家长们学会如何与青少年讨论这一过程并帮助他们理解被拒绝的原因，并在之后的尝试中避免这样的错误是非常重要的。
◆ 让家长轮流阅读家长讲义
◆ 下文加粗部分是家长讲义上的内容

被拒绝的原因	改进办法
他们希望私下聊天	下次再试,在加入之前先倾听
他们在聊不同层次的内容	找别的团体
他们不想交新朋友	找别的团体
他们骄傲自大	找别的团体
他们是一个小团体	找别的团体

被拒绝的原因	改进办法
你给他们的名誉不太好	加入一个不了解你或不关心你声誉的组织
他们不理解你想加入	稍后再试,遵守规则
你没有遵守加入对话的规则	稍后再试,遵守规则
你说的话题太过私人了	尝试不同的团体,遵守规则

（四）自然地离开一个对话

◆ **评估感兴趣的信号**
　　— 找到他们对跟你对话不感兴趣的信号
　　　　· 眼神交流很少
　　　　· 团队成员的身体背对着你
　　　　· 翻白眼
　　　　· 对你叹气
　　　　· 没有人对你有积极的评价
　　　　· 忽略你的评价、问题以及加入的尝试
　　　　· 团队对你进行语言攻击
　　　　· 嘲笑你说的话
　　　　· （不适当地）嘲笑你
　　　　· 对你进行人身攻击
　　— 如果这个团体看起来不想跟你交谈，那就离开（参看下面的步骤）
　　— 记住将近 50% 的加入对话的尝试是不成功的
　　　　· 不要因此对自己产生怀疑
　　　　· 不要放弃未来的尝试
　　— 如果你优雅地接受了这些，下次他们有可能接受你加入对话

1. **保持冷静**
2. **看向别处—自然地停止眼神交流**
3. **转身—自然并缓慢地将身体转向别处**
4. **走开—自然冷静地走开**
　　如果你刚开始被接受加入对话，但稍后被排除在外：

◆ **在离开对话之前想出一个简短的托辞**
　　— 如果你参与了三次或多次的对话往来，这是非常有必要的。
　　— 一个简短的托辞非常重要，因为你已经加入了对话而你的离开有可能会打扰别人
　　— 托辞必须很短，也不必非常具体
　　　　· 这是因为这个团体对你不再感兴趣，他们可能并不关心你要去哪里
　　— 一些托辞举例
　　　　· 我要去上课了
　　　　· 我要走了
　　　　· 我得走了
　　　　· 你们慢慢聊
　　　　· 回头见
◆ **在这种情况下，你要保持自己的冷静，但不要使用看向别处，转身及走开这些额外的步骤。**

（五）家庭作业

◆ 说明：本周的任务之一是练习加入一个对话，这个对话的几个人里至少有一个是你们认识但不太熟的，而且你们的名声在这个组织中不坏

◆ 家长组治疗师应该和家长一起复习作业，发现并解决家长可能出现的问题

1. 练习加入一个至少有两人参与的正在进行的对话
   a. 在加入对话之前
      i. 选择一个对话，对话的参与者中你至少认识一个人但并不是全都认识
      ii. 尝试在一个有可能接受你的地方（低风险的地方），而且你在这个这个地方的名声不坏。你有可能需要选择之前不常去的地方
      iii. 家长和青少年要演练加入对话的步骤
   b. 加入对话过程中
      i. 遵守加入对话的规则
      ii. 如果不被接受，使用离开对话的步骤
   c. 加入对话之后
      i. 家长和青少年要讨论加入这个对话的步骤，有必要的话，讨论离开这个对话的步骤
      ii. 家长要帮助青少年发现并解决这个过程中出现的问题

2. 小组外通话
   a. 打电话之前
      i. 家长安排青少年给小组外的人打电话练习对话技巧
      ii. 讨论通话过程中家长应该在什么地方
   b. 通话过程中
      i. 青少年们要在通话中交换信息
      ii. 找到一个共同兴趣，并在小组课时报告
      iii. 遵守双向对话的规则
      iv. 利用开始和结束对话的规则，包括使用托辞
   c. 通话之后
      i. 家长要和青少年讨论这次通话并确认共同兴趣
      ii. 家长要帮助青少年发现并解决可能出现的问题

3. 带一件可以在室内玩的游戏物品
   a. 带一件可以在室内玩的游戏物品到课时上与小组分享（例如：适合青少年年龄的桌游、纸牌游戏等）
      不要带单人游戏物品
   b. 不要带来如下游戏物品
      i. 不想跟别人分享的游戏物品
      ii. 担心会损坏或丢失的游戏物品

◆ 在教室里走动，让家长确认青少年们可以练习**加入对话**并有可能被接受的地方
   — 他们有可能需要找到一个新的地方

◆ 重点关注上次在加入对话任务被拒绝的青少年的家长
   — 讨论可能被拒绝的原因
   — 讨论可以改进的部分
      · 选择可能接受青少年们加入对话的群体
      · 选择青少年们没有坏名声的地方

二、家长讲义 7: 同伴邀入 II——离开对话

被拒绝的原因	改进办法
他们希望私下聊天	下次再试,在加入之前先倾听
他们在聊不同层次的内容	找别的团体
他们不想交新朋友	找别的团体
他们骄傲自大	找别的团体
他们是一个小团体	找别的团体
你给他们的名誉不太好	加入一个不了解你或不关心你声誉的组织
他们不理解你想加入	稍后再试,遵守规则
你没有遵守加入对话的规则	稍后再试,遵守规则
你所谈的话题太过私人了	尝试不同的团体,遵守规则

（一）自然地离开对话的规则

◆ 检查感兴趣的信号
— 找到他们对跟你对话不感兴趣的信号
— 如果这个组织看起来不想跟你交谈，那就离开（参看下面的步骤）
— 记住将近 50% 的加入对话的尝试是不成功的
  · 不要因此对自己产生怀疑
  · 不要放弃未来的尝试
— 如果你优雅地接受了这些，下次他们有可能接受你加入对话

1. **保持冷静**
2. **看向别处**——自然地停止眼神交流
3. **转身**——自然并缓慢地将身体转向别处
4. **走开**——自然冷静地走开
  如果你刚开始被接受加入对话，但稍后被排除在外:
  — 在离开对话之前想出一个简短的托辞
    · 如果你加入了三次或多次的对话往来，这是非常有必要的
    · 一个简短的托辞非常重要，因为你已经加入了对话而你的离开有可能会打扰别人
    · 托辞必须很短，也不必非常具体
    · 一些托辞举例
      · 我要去上课了
      · 我要走了
      · 我得走了
      · 你们慢慢聊
      · 回头见
  — 在这种情况下，你要保持自己的冷静，但不要使用看向别处、转身及走开这些额外的步骤。

（二）家庭作业

1. 练习加入对话，一个至少有两人参与的，正在进行的对话
  a. 在加入对话之前

    i. 选择一个对话，对话的参与者中你至少认识一个人但并不是全都认识

    ii. 尝试在一个最有可能接受你的地方（低风险的地方），而且你在这个地方的名声不坏。你有可能需要选择之前不常去的地方

    iii. 家长和青少年要演练加入对话的步骤

  b. 加入对话练习中

    i. 遵守加入对话的规则

    ii. 如果不被接受，使用离开对话的步骤

  c. 加入对话之后

    i. 家长和青少年要讨论加入这个对话的步骤，有必要的话，讨论离开这个对话的步骤

    ii. 家长要帮助青少年发现并解决这个过程中出现的问题。

2. 小组外通话

  a. 打电话之前

    i. 家长安排青少年给小组外的人打电话练习对话技巧

    ii. 讨论通话过程中家长应该在什么地方

  b. 通话过程中

    i. 青少年们要在通话中交换信息

    ii. 找到一个共同兴趣，并在小组课时报告

    iii. 遵守双向对话的规则

    iv. 利用开始和结束对话的规则，包括使用托辞

  c. 通话之后

    i. 家长要和青少年讨论这次通话并确认共同兴趣

    ii. 家长要帮助青少年发现并解决可能出现的问题

3. 带一件可以在室内玩的游戏物品

  a. 带一件可以在室内玩的游戏物品与小组分享（例如：适合青少年年龄的桌游、纸牌游戏等等）

    不要带单人游戏物品

  b. 不要带来如下游戏物品

    i. 不想跟别人分享的游戏物品

    ii. 担心会损坏或丢失的游戏物品

三、治疗师对青少年课时的指导 7：
同伴邀入 II——离开对话

（一）对青少年课时的指导原则

    这节课时我们要重点讨论如何帮助那些在朋辈中有不好的名声的青少年，让他们学会在加入朋辈组织时，如何恰当地应对可能遭到的拒绝。在之前的课时中，青少年们学习了识别朋辈没有兴趣与自己聊天的基本信号（例如，没有眼神交流、转向别处、不跟你说话等等）以及在这样的情况下如何继续下去。本次课时我们要学习更为具体的策略来应对尝试进入对话过程中的朋辈排斥。

    在尝试进入对话的过程中，青少年被拒绝的最常见的原因是他们在朋辈中间有不好的名声，或者他选择了不太适合的朋友圈来尝试加入对话。这种情况下，家长就要参与其中，帮助青少年探索那些之前不太熟悉的课外活动及校外的俱乐部，而且青少年组治疗师要跟青少年们一起找到一个更有接纳性的组织，让他们在接下来的几周里练习加入朋辈组织的技巧。

无论造成加入对话失败的原因是什么，青少年需要被告知这些都是正常现象（甚至对于成年人来说这些也是正常现象），他们不需要因此责怪自己。治疗师和家长要帮助他们将这种经验正常化，这是非常有帮助的。治疗师和家长可以告诉青少年们自己尝试加入一个对话被拒绝的经验。如果这些能够帮助他们正常面对被拒绝的经验，青少年们会在未来愿意再次尝试加入对话。

（二）复习规则

注意： 只在有青少年不能遵守规则的时候再次复习可是规则

◆ 让青少年自己说出课时规则

◆ 记得如下规则的人可以得分：

1. 听其他同学讲话（他人发言时不可以说话）
2. 遵守指令
3. 举手发言
4. 尊重他人（不允许嘲笑和戏弄他人）
5. 不可以与他人有肢体接触（不可以打人、踢人、推人、抱人等）

（三）复习作业

注意： 给家庭作业的各个部分打分数，而不仅仅只有整个作业的分数。

1. 带来一件个人物品

  a. 简单确认青少年们要带来的跟同学们分享的物品（例如：CD、杂志、游戏、书、图片）

  b. 只给带来适合物品的人加分

  c. 避免分散青少年的注意力，让教练将物品拿走，活动时再拿出来

2. 加入一个对话

  说明：上周我们一起讨论了加入不太熟悉人的对话的步骤。这些步骤包括观察、倾听对话的内容，然后等一个停顿，利用一个评论或相关的问题加入对话。本周一个作业就是练习加入一个对话，对话的参与者应该是有可能接受你们的。完成这项作业的请举手。

  i. 让完成任务的青少年先发言

  ii. 简要提问：

  （1）你在哪里加入的对话

  （2）你选择哪一个团体加入的对话

  （3）你是否认识这个团体中至少一个人

  （4）你是怎样加入对话的？

    a）确保他们遵守了每个步骤

    b）如果他们没有遵守步骤，问他们：下次你会做怎样的改进？

  iii. 发现并解决这一过程中可能出现的问题

3. 幽默反馈

  说明：这周的另一个任务是注意你的幽默反馈。本周注意了幽默反馈的人举手

  i. 简要提问：

  （1）你这周尝试讲笑话了吗？（这个不是作业内容）

  （2）如果是：你的听众是在跟你一起笑还是在嘲笑你？

  （3）你是怎么发现的

  （4）你认为自己是一个讲笑话的人还是听笑话的人？

    a）表扬那些说自己是听笑话的人的青少年

    b）自称自己是讲笑话的人的青少年需要证明自己的说法，他们要描述自己的幽默反馈，以及判断别人是跟自己一起笑而不是嘲笑自己的细节证明

ii. 提醒他们做一个讲笑话的人是非常困难的，你必须密切注意自己的幽默反馈

4. 小组内通话

a. 说明：本周另一个作业是跟小组其他成员通话的时候交换信息，完成这个任务的请举手。

  i. 叫完成作业的青少年回答问题

  ii. 问他们：

    （1）你跟谁聊天了？

    （2）谁打给谁？

    （3）你们交换信息了吗？

    （4）你们发现共同兴趣了吗？

        当他们确认共同兴趣时，问他们：跟她/他一起玩的时候要怎么利用这个信息

  iii. 避免问过于笼统的问题：电话打得怎样？

b. 不要让青少年们讨论对方犯的错误

c. 第一个人回答完问题后，让通话的另一个人回答问题，但不要同时回答问题

d. 发现并解决这一过程中出现的问题

5. 小组外通话

a. 说明：本周另一个作业是跟一个没有参加 PEERS 项目的人通话，并在通话的时候交换信息。完成这个任务的请举手。

  i. 叫完成作业的青少年回答问题

  ii. 问他们：

    （1）你跟谁聊天了？

    （2）你们交换信息了吗？

    （3）你们发现共同兴趣了吗？

        当他们确认共同兴趣时，问他们：跟她/他一起玩的时候要怎么利用这个信息

  iii. 避免问过于笼统的问题：电话打得怎样？

b. 发现并解决这一过程中出现的问题

c. 如果有时间的话，关注没有完成作业的青少年，帮助他们解决如何完成本周任务的问题

（四）教学课时：离开一个对话

◆ 说明：上周我们讨论了加入一个对话的规则。本周我们要学习如果有人不让你加入对话时，你要怎样做，我们叫它怎样离开一个对话。就算你遵守了加入对话的所有步骤，还是有人不想跟你说话。假设有人尝试加入 10 个对话，平均来讲你认为他会被拒绝多少次？

  — 在教室里走动，并让大家猜一猜

  — 答案：十次里有五次你可能被拒绝加入对话

◆ 有压力没什么

  — 不要因为这个责备自己

  — 向青少年们解释每个人都有可能遇到这种情况（包括治疗师和家长）

  — 不要因此就不再尝试加入一个对话

◆ 说明：在尝试加入对话时候被拒绝是有很多原因的。虽然你有一半的几率不会被邀请加入对话，但思考为什么你会被拒绝，下次如何改进是非常重要的。

◆ 运用苏格拉底问答法让青少年想出自己被拒绝的原因，以及下一次他们会如何改进（见下表）

  — 提问：你可能被拒绝有哪些原因？

◆ 每种可能的追问问题：你可以如何改进？

被拒绝的原因	改进办法
他们希望私下聊天	下次再试,在加入之前先倾听
他们在聊不同层次的内容	找别的团体
他们不想交新朋友	找别的团体
他们骄傲自大	找别的团体
他们是一个小团体	找别的团体
你给他们的名誉不太好	加入一个不了解你或不关心你声誉的组织
他们不理解你想加入	稍后再试,遵守规则
你没有遵守了加入对话的规则	稍后再试,遵守规则
你谈的话题太过私人了	尝试不同的团体,遵守规则

（五）离开对话的规则

◆ 说明：既然有人不想让我们加入对话是非常正常的，我们需要知道的是在这种情况下我们应该如何做。我们把这个称为离开一个对话，离开对话我们要遵守非常具体的步骤。

◆ **评估兴趣信号**

— 说明：我们需要知道的第一件事是评估他们是否还有兴趣跟我们聊天。我们怎么能知道对方不想跟我们聊天？

· 答案：

◆ 很少的眼神交流

◆ 翻白眼

◆ 对你叹气

◆ 团体中所有人对你没有积极的评价

◆ 忽略你的评价或者问题

◆ 团体中有人背对你（例如，合上圈子）

◆ 团队对你进行语言攻击

◆ 嘲笑你说的话

◆ （不适当地）嘲笑你

◆ 对你进行人身攻击

— 如果这个组织看起来不想跟你交谈，那就离开（参看下面的步骤）

— 记住将近 50% 的加入对话的尝试是不成功的

— 不要因此对自己产生怀疑

◆ 如果你优雅地接受了这些，下次他们有可能接受你加入对话

（六）离开一个对话的步骤（从未被接受的对话）

1. 保持冷静

说明：离开一个对话的第一步就是保持自己的冷静。这意味着不要生气或者强迫他们跟你说话。为什么保持冷静非常重要？

答案：因为如果你不冷静并表现出非常生气，他们会认为你很奇怪。他们将来更不想跟你说话了。他们还可能会把你的反应告诉别人，这样你就没有好的名声了。

2. 看向别处

a. 说明：离开对话的下一步是看向别处。这意味着你不盯着他们看。相反，你要自然地停止跟

他们的眼神交流，看向另一个方向。当你看向别处，其他人会怎样理解？

答案：他们可能会认为你的注意力在别处，你不再有跟他们交谈下去的兴趣。

  b. 说明：我们再看向别处的时候要非常小心，不要把过多的注意力集中在自己身上。这意味着看的方向不包括转头，看身后或者干脆向后转。这样做会产生什么问题？（模仿向后转）

答案：这看起来很奇怪，大家会注意到。其他人会觉得你的行为很奇怪，有可能会嘲笑你。

3. 转身

  a. 说明：在我们保持冷静，看向别处之后，离开对话的下一步是转身。这意味着你要自然地将身体转向另一个方向。这传达了怎样的信息？

答案：这表明你可能会走开，你对他们讨论的内容失去了兴趣，你准备离开了

  b. 说明：需要注意的是你身体转的方向要跟你看向别处的方向相一致。如果你转的方向跟你看的方向不同会出现什么问题？（模仿看一个地方，身体转向另一个地方）

答案：这看起来也很奇怪，大家会注意你的行为。其他人肯定会认为你的行为很奇怪，他们会认为你是个怪人。

4. 走开

  a. 说明：离开一个对话最后的步骤是走开。这不意味着快速离开或者跑开。相反地，你要自然冷静地走开。为什么冷静走开而不是快速走开？

答案：因为如果你保持自然和冷静，你就表现出没有生气或者因为被拒绝加入对话而困扰。自然地走开，他们有可能都不会注意到你走了，这就是你想要的。当你离开一个不接受自己的对话时，你一定不想让他们注意到你。

  b. 说明：一个很重要的问题需要注意，你走开的方向和你看的或者面对的方向是一致的。如果你走开的方向跟你看和面对的方向不同会有什么问题？（模仿看和转向一个方向，但走向另一个方向）

答案：这看起来非常奇怪，肯定会让别人注意到，类似这样的奇怪行为会带来你不好的名声。

（七）角色扮演

◆ 治疗师和两个教练进行一个加入对话和离开对话的错误的示范

  — 注意：如果只有一个教练，你可以让表现最好的青少年参与，让他帮助你进行角色扮演。一定要让青少年在角色扮演演示之前，全面了解你打算做什么。这项工作最好在课时开始之前完成。这个青少年通常会觉得很光荣。当青少年加入角色扮演时，让他们自然地跟教练交换信息，而不是给他们剧本。

  — 开始时说：现在你们学习了怎么加入和离开对话的步骤，我们来进行一个角色扮演。大家注意观察后告诉我，我做错了什么。

  — 演示想要参与两位教练（或教练和另一个青少年）的对话，但不按照步骤，然后强制插进对话，被拒绝之后跑开。

  错误角色扮演举例：

  治疗师：（站到几步之外）

  教练 A：你好【教练 B 名字】最近怎么样？

  教练 B：我很好。你呢？

  教练 A：我也很好。对了，你对我说过你喜欢漫画书。你上周末去那个漫画书展览了吗？

  教练 B：是啊，我周六去了。特别好玩！你去了吗？

  治疗师：（走过来打扰，站得非常近）你们在聊什么呢？

  教练 B：（吓了一跳）我们在说漫画书展览（转过身背对治疗师，关上圈子）。那你去……

  治疗师：（打断教练 B）你们这周末做了什么？

教练A：（看起来有点生气）嗯，不知道。（转身背对治疗师，关上圈子）我没去成，但我想
　　　下次去……

教练B：那你要去告诉我，我也想再去一次

治疗师：（打断他们）你们要去漫画书展览？我也想去。

教练A和B：（看起来很生气，不理治疗师）

治疗师：你们有毛病吗？我只是在跟你们说话，你们不用这么无礼！（跑开）

教练A和B：（对看，然后大笑）

- 结束时说：好了，时间到，我在加入对话时候做错了什么？
  - ◆ 答案：治疗师没有遵守加入对话的步骤（观察、听、等、加入）
- 提问：他们看起来想跟我说话吗？
  - ◆ 答案：不想
- 提问：你们是怎么看出来的？
  - ◆ 答案：他们关上圈子，忽略治疗师说的话，看起来很生气。
- 提问：当我发现他们不想跟我说话时，我应该做什么？
  - ◆ 答案：不应该强迫他们跟治疗师说话，应该离开对话
- 提问：我在离开对话时做错了什么？
  - ◆ 答案：没有注意到他们没兴趣的信号，没有遵守离开对话的步骤（保持冷静，看向别
    处，转身，走开）

◆ 治疗师要跟两个行为教练演示一个加入对话和离开对话正确的角色扮演（或者一名教练一名
学员）。

— 开始时说：让我们再来一次。观察后告诉我，我做对了什么。

— 治疗师要跟两个教练（或教练和一个青少年）演示一个正确的角色示范，治疗师要正确加入
一个对话，但是在之后被拒绝了，治疗师需要正确离开这个对话（保持冷静，看向别处，转
身，走开）。

- 正确角色扮演举例：

治疗师：（站到几步之外）

教练A：你好【教练B名字】最近怎么样？

教练B：我很好。你呢？

教练A：我也很好。对了，你对我说过你喜欢漫画书。你上周末去那个漫画书展览了吗？

治疗师：（向他们走近一点，跟他们进行时不时的眼神交流，表现出自己的兴趣）

教练B：是啊，我周六去了。特别好玩！你去了吗？

教练A：我没去成，但我想下次去

教练B：那你要去告诉我，我也想再去一次

教练A：太好了，我们一起去。

治疗师：（挪近一点）你们要去漫画书展览？

教练A和B：（不理治疗师）

教练A：下次是什么时候？

治疗师：看向别处

教练B：我也不知道，应该是下个月。

治疗师：（慢慢转身）

教练A：我们确定一下时间然后买票吧。

治疗师：（自然地走开）

教练A和B：（并没有表现出注意到治疗师离开了）

- 结束时说：好了，时间到，我在加入和离开一个对话时做对了什么？

◆ 答案：治疗师遵守了离开一个对话的步骤（保持冷静，看向别处，转身，走开）

（八）离开一个已经加入的对话

◆ 说明：在一些情况下，我们可能在刚开始时被接受进入一个对话，但在对话进行中可能被排除在外。如说，你可能在最初加入了一个对话，但你注意到他们关上了圈子，忽略你的话，不再跟你说话或者看你。如果你刚开始加入了对话，不说话就离开会显得很奇怪。在这种情况下，我们要遵守如下步骤：

1. 保持冷静

2. 看向别处

3. 等一个停顿

4. 离开对话之前，给出一个简短的托辞

　　— 这非常必要，如果你已经加入了三个人或以上的对话交流

　　— 这非常必要，因为你已经参与了对话，突然离开会打扰对话

　　— 托辞要非常简短，不需要非常具体

　　　　· 这是因为他们不再有兴趣跟你聊天，他们可能不会关心你会去哪里

　　— 让青少年想出离开对话的托辞

　　— 离开对话托辞举例

　　　　· 我要去上课了

　　　　· 我要走了

　　　　· 我得走了

　　　　· 保重

　　　　· 回头见

在这种情况下，你要保持自己的冷静，但不要使用看向别处，转身及走开这些额外的步骤。

（九）角色扮演

◆ 治疗师要跟两个教练（或教练和一个青少年）演示一个正确的角色扮演，治疗师要正确加入一个对话，刚开始被接受了，但后来被排除在外，然后治疗师需要正确离开这个对话。

　　— 说明：我们学会了利用托辞离开一个对话，我们来再做一个角色扮演，观察后告诉我，我做对了什么。

　　　　· 正确角色扮演举例：

　　　　治疗师：（站到几步之外）

　　　　教练 A：你好【教练 B 名字】最近怎么样？

　　　　教练 B：我很好。你呢？

　　　　教练 A：我也很好。对了，你对我说过你喜欢漫画书。你上周末去那个漫画书展览了吗？

　　　　治疗师：（向他们走近一点，跟他们进行时不时的眼神交流，表现出自己的兴趣）

　　　　教练 B：是啊，我周六去了。特别好玩！你去了吗？

　　　　教练 A：我没去成，但我想下次去

　　　　教练 B：那你要去告诉我，我也想再去一次

　　　　教练 A：太好了，我们一起去。

　　　　治疗师：（挪近一点）你们要去漫画书展览？

　　　　教练 B：（转头看了一下治疗师）是啊。

　　　　治疗师：我也喜欢漫画书。

　　　　教练 B：那很好啊。

　　　　治疗师：那漫画展在什么地方？

教练 B：在市中心。（看向别处，转身，开始关上圈子）

教练 A：（转身背向治疗师）下一次是什么时候？

治疗师：（看向别处）

教练 B：我也不知道，应该是下个月。

治疗师：（慢慢转身）

教练 A：我们确定一下时间然后买票吧。

治疗师：回头见了！

教练 A 和 B：（自然转身）好，回头见！

- 提问：好了，时间到，我在加入和离开一个对话时做对了什么？
  - ◆ 答案：治疗师遵守了运用托辞离开一个对话的步骤（保持冷静，给出托辞）
- 提问：在这个场景中，运用看向别处，转身，走开来离开对话会不会很奇怪？
  - ◆ 答案：是，因为你刚开始被接纳参与了对话

（十）家庭作业

◆ 简要介绍本周的作业：这周我们要继续练习加入我们不太熟悉的人的对话，如果有必要的话，我们需要练习如何离开对话。大家还要继续通过打电话练习对话技巧。所以大家本周的作业是：

— 运用我们所学的步骤加入一个对话

  · 如果小组对你不感兴趣，练习离开一个对话

— 给 PEERS 以外的人打一个电话

  · 这个电话时间至少五到十分钟

  · 选择一个你很乐意跟他交换信息的朋友

  · 找到你们的共同兴趣，并且在小组课时报告

— 带来一件可以在室内玩的游戏物品跟同学分享（例如：适合青少年的桌游、纸牌游戏等等）

◆ 宣布不再有小组内通话练习的作业。

（十一）青少年活动：加入和离开对话

注意：活动规则参见青少年活动指导

◆ 提示青少年他们要在利用个人物品交换信息时练习加入和离开对话。

— 让青少年分成三人小组或者四人小组

— 尽量做到女生跟女生一组，男生跟男生一组

◆ 准备一些杂志以防有人没有带来个人物品

◆ 如果有人成功加入或离开对话，奖励他们得分

◆ 让青少年在小组之间练习加入对话然后离开这个对话

— 告诉另一组成员他们必须允许对方加入对话

  · 不允许小组成员拒绝别人的加入

— 在青少年加入对话的之前口头复习加入对话的步骤

— 一旦他成功加入对话，将他带到一边跟他说：做得好！现在假装他们拒绝了你，可能的原因是什么？

  · 让青少年自己想出一些想法，问他们未来可以做什么改进

  · 在离开对话之前让他口头复习离开对话的步骤

— 让青少年演示他要离开这个对话

— 治疗师和教练要在青少年完成加入和离开对话尝试后及时给予表现反馈

  · 表扬做得好正确的人

- 如果有人做法不同，给予建议
  - 如果有人做得不对，让他们重新做
  — 每个青少年都要练习至少一次加入和离开对话
◆ 鼓励他们为其他完成的同学鼓掌

（十二）与家长重新集合
◆ 宣布青少年要参与到他们的家长中间
  — 确保青少年站在或坐在家长旁边
  — 确保大家保持安静并集中注意
◆ 今天我们学习了如何离开一个不接受我们的对话。我们叫它离开一个对话。谁来说说离开一个对话的步骤？（让青少年自己说出离开对话的步骤，如果有必要，准备好给予提示）
  — 评估兴趣信号
  — 保持冷静
  — 看向别处
  — 转身
  — 走开
  — 利用托辞离开刚开始被接受的对话
◆ 说明：今天我们练习了加入和离开一个对话。今天大家做得很好，请给自己鼓掌！
◆ 复习下周的家庭作业（见后）
◆ 跟各个家庭分别见面讨论
  — 青少年们要在哪里练习加入对话
  — 青少年们练习小组组外通话的对象
  — 下节课要带来的可以在室内玩的游戏物品是什么

（十三）家庭作业
1. 练习加入对话（一个至少两人进行中的对话）
　a. 在加入对话之前
　　i. 选择一个对话，对话的参与者中你至少认识一个人但并不是全都认识
　　ii. 尝试在一个最有可能被接受的地方（例如，低风险的地方），而且你在这个地方的名声不坏。你有可能需要选择之前不常去的地方。
　　iii. 家长和青少年要演练加入对话的步骤
　b. 加入对话练习中
　　i. 遵守加入对话的规则
　　ii. 如果不被接受，使用离开对话的步骤
　c. 加入对话之后
　　i. 家长和青少年要讨论加入这个对话的步骤，有必要的话，讨论离开这个对话的步骤
　　ii. 家长要帮助青少年发现并解决这个过程中出现的问题。
2. 小组外通话
　a. 打电话之前
　　i. 家长安排青少年给一个小组外的人打电话练习对话技巧
　　ii. 讨论通话过程中家长应该在什么地方
　b. 通话过程中
　　i. 青少年们要在通话中交换信息
　　ii. 找到一个共同兴趣，并在小组课时报告

iii. 遵守双向对话的规则

iv. 利用开始和结束对话的规则，包括使用托辞

c. 通话之后

i. 家长要和青少年讨论这次通话并确认共同兴趣

ii. 家长要帮助青少年发现并解决可能出现的问题

3. 带来一件可以在室内玩的游戏物品

a. 带来一件可以在室内玩的游戏物品与小组分享（例如：适合青少年年龄的桌游、纸牌游戏等等）

不要带单人游戏物品

b. 不要带来如下游戏物品

i. 不想跟同学分享的游戏物品

ii. 担心会损坏或丢失的游戏物品

（十四）计算得分

记录每周干预的以下内容的得分情况

◆ 计算每个人的得分

◆ 计算小组所有成员得分之和

◆ 不要在青少年面前计算分数

— 不要告诉他们个人和集体的得分

— 不要让他们试图比较彼此的得分

◆ 提醒他们要团队合作，争取更好的毕业典礼和派对

四、青少年活动指导 7：加入和离开对话

（一）活动材料

◆ 青少年带来的个人物品

◆ CD 机和用来听音乐的耳机（可选择）

◆ 如果有人没有带来个人物品，让他们用杂志练习

— 电脑杂志

— 动漫杂志

— 青少年杂志

— 运动杂志

（二）活动规则

◆ 将青少年分为小组（每个小组不小于三人）

— 尽量保证男生和男生一组，女生和女生一组

◆ 让青少年利用自己的个人物品练习信息交换，同时轮流练习加入和离开对话

◆ 鼓励青少年在交换信息过程中发现共同兴趣

◆ 鼓励青少年在合适的时间提问

◆ 对于那些练习加入对话的青少年

— 治疗师和教练要将他们带到一边确认加入对话的步骤

— 让他们练习运用这些步骤加入朋友的对话，可以加入那些正在交换个人物品的朋辈们的对话中，提醒对话的青少年接纳练习加入对话的青少年

· 青少年需要治疗师提示具体步骤

◆ 一旦他成功加入对话，将他带到一边跟他说：做得好！现在假装他们拒绝了你，可能的原因是什么？

· 让青少年自己想出一些想法，问他们未来可以做什么改进
· 在离开对话之前让他口头复习离开对话的步骤（他们有可能会需要看白板提示）

◆ 让青少年演示他如何离开这个对话

— 治疗师和教练要在青少年完成加入和离开对话尝试后及时给予表现反馈
— 在这个活动中如果有人尝试加入和离开对话的方法不正确，叫暂停，利用这个教学时间指出错误所在，同时提供如何更适当地加入或离开对话的方法反馈。
— 让青少年再次尝试直到他们成功遵守步骤

◆ 一旦青少年成功离开对话，叫一个暂停，让别人为他鼓掌。

— 治疗师要简短指出青少年遵守的加入和离开对话的步骤。

◆ 让每个青少年轮流练习加入和离开对话（每个人至少练习一次）

◆ 给成功加入和离开对话的青少年加分

第10章 ▸ 课时 8：聚会

一、治疗师对家长课时的指导

（一）家长课时的指导原则

家长要报告自己的孩子加入对话的尝试。家长本周的作业内容是最少的（只需要通过口头说明来鼓励自己的孩子遵守规定）。询问青少年是否完成加入对话的尝试，并让成功完成加入对话尝试任务的青少年家长先发言。关注没有成功加入对话的青少年，因为这是上一次课时的重点内容，而且这也是一个讨论如何离开对话的好时机。

本周的课时内容首次重点关注聚会。我们关于聚会的大部分认识来自青少年们对游戏时间的观察（play dates）。Frankel 和 Myatt（2003）最先将家庭聚会和良好主人意识纳入社交训练课程体系。对儿童的研究表明，建立最佳友谊的最好方法就是：为两个互相喜欢的儿童组织一定频率的游戏时间。同样的方法也适用于青少年。为儿童组织成功的游戏时间最好的方法就是家长与孩子之间的合作（Frankel，1996）。青少年课后的聚会次数与在校期间朋友的人数成正相关（Frankel，Gorospe，Chang & Sugar，2009）。因此，对于患有 ASD 的青少年来说，通过聚会来发展更亲密的友谊和更积极的朋友互动是非常重要的。但是聚会过程中家长的参与程度需要根据每个家庭和个人的不同喜好来决定。

家长们必须为这个家庭作业负主要责任。这意味着家长组治疗师需要给家长一定的压力，让他们完成这个聚会。然而，这不意味着家长要给其他青少年或者家长打电话来安排聚会，因为这不适合青少年的发展。与之相反，家长们要负责帮助自己的孩子组织聚会。在给家长讲述如何尝试与自己的孩子共同完成这个作业的细节时，治疗师要充分利用可能参加每个家庭组织的聚会的成员名单。这么做的目的是确保聚会成功，即使是不符合"黄金标准"的朋友，也可以成为聚会的选择。

治疗师要考虑到有些家长很可能会过度保护自己的孩子，如果遇到过度保护孩子的家长，需要考虑是否需要降低这些家长的参与程度。例如"直升机式的家长"（helicopter parents）认为不管有没有必要，他们都要在自己的孩子周围，时时刻刻监控孩子的一举一动。在发展滞后的青少年中，这类家长非常常见。在很多情况下，治疗师需要主动劝阻家长的介入。可以限制家长利用送食物的机会进入聚会房间的次数。有的时候，直升机式的家长在青少年不需要自己的时候也不能置身聚会之外。这一点需要治疗师在稍后讨论家庭作业的时候指出来，适时阻止家长的这种行为，否则这种介入会影响到自己青少年的友谊和自主性。一些适应比较良好的青少年会通过拒绝在家里办聚会来应对直升机式的家长。在这种情况下，治疗师要尊重这种喜好，支持青少年在外面与朋友聚会。

（二）复习家庭作业

1. 加入和离开对话

　　a. 让家长确认
　　　i. 青少年在哪里加入的对话
　　　ii. 青少年是否认识团体中的某个人
　　　iii. 青少年是否遵守了加入对话的步骤

iv. 青少年是否需要使用离开对话的步骤

b. 发现并解决可能出现的问题（举例如下）

i. 如果青少年没有尝试这项作业。在这种情况下，需要了解更多的情况。

（1）青少年是不是在有机会练习加入对话的时候过于紧张所以没有行动。如果是这样的话，下次应该找一个更容易的情景。（如说加入一个有更熟悉的人或者接受度更高的对话团体）

（2）青少年是不是没有机会练习加入对话。这种情况下应该帮助他们找到一个课外活动。

ii. 青少年们为了试图达成任务，不得不离开对话，并且他们成功地完成了这个目标行为。这也算一个成功，因为青少年们运用了前面所学的内容来指导他们的行为。然而此时，治疗师要了解家长和青少年是不是选错了目标。他们是不是尝试加入了一个错误的团体。这是不是说明了青少年在这个团体中间有不好的名声。如果是这样的话，可以选择加入另一个团体的对话，而且要避免跟前一次选择相同的地点和人群。治疗师要跟家长说明这一点。

iii. 如果家长报告青少年加入了对话，也需要离开对话，但是没有按照所学的步骤进行。一方面青少年尝试去完成这个任务，这样做值得鼓励。但另一方面青少年们可能选了错误的团体或者使用了不正确的加入方法，而且显然离开的也不适当。在这个例子中，需要了解青少年是否选错了团体并且注意是否有别的将来可以加入的团体。

2. 小组组外通话

a. 让家长简短确认

i. 对话是怎样开始的，托辞是什么

ii. 在交换信息中发现了什么共同兴趣

iii. 对话时怎样结束的，托辞是什么

b. 识别通话对象是否是本周聚会的好人选

c. 发现并解决可能出现的问题

3. 带来一件可以在室内玩的游戏物品

a. 让家长确认自己的青少年带来与小组分享的游戏物品是什么（如适合青少年的桌游、纸牌游戏等等）。

b. 只给带来适合游戏的人加分

（三）教学课时：聚会

◆ 分发家长讲义

◆ 说明：现在青少年们都通过小组外通话练习了加入对话和交换信息的技能。我们现在要帮助他们发展友谊。发展亲密友谊的最好方法就是定期参加聚会。聚会需要青少年们邀请朋友来自己家里做客，也可以不在家里或者社区里举办聚会。本次课时，青少年们要学习办聚会的规则，还要在小组中练习这些技巧。这次课时之后，家长们最重要的任务就是协助青少年邀请一个朋友，组织一个聚会。在这个聚会中，你们需要监督青少年们的活动，所以在家聚会是最理想的。这节课我们会提供一些建议，帮助你们用最好的方式监督在家里举行的聚会，并且可以发现并解决可能出现的问题。

○ 聚会中家长要做好怎样的准备

◆ 聚会应该以活动为主

— 活动是聚会的托辞

— 活动可以减少时刻需要保持交谈的压力（避免没有话说的尴尬）

◆ 初次聚会应该保持在两小时之内（根据活动有所变化）

— 当青少年们变成更好的朋友时，聚会时间可以有所延长

— 如果活动内容是看电影或者看体育比赛，聚会时间会较长

◆ 至少一半的时间应该用于聊天和交换信息

— 聚会是青少年们跟客人发展更加亲密的友谊的机会

— 如果青少年们不聊天，他们不会更加了解对方，也不会发现其他的共同兴趣

◆ 许多青少年（特别是男孩儿）想要玩电脑游戏或看电影、电视

— 家长在聚会之前需要提醒自己的青少年，要将至少一半的时间用在交换信息上

• 家长要限制青少年玩电子游戏的时间

• 如果青少年的计划是看电视或者看电影，要确保在节目或电影结束之后花一半的时间交换信息

◆ 一起吃饭或者讨论下一次活动非常有好处

◆ 在教室里走动，让家长阅读家长讲义

— 下文加粗的部分是家长讲义的内容

（四）关于以活动为主的聚会的建议

◆ 说明：聚会最好是以活动为主。这样可以避免对话话题有太多太散的压力。通常情况下，在以活动为主的聚会中，话题会集中在活动上，这也是一个很好的起点。最后青少年们会将话题发展到活动之外。

◆ 提问：在聚会中青少年都爱做什么？

◆ 让家长头脑风暴，然后如果父母没有自己提出想法，从家长讲义中的表格提供建议

◆ 治疗师要发现并解决可能出现的问题

吃饭时间的活动	双人运动
烤肉	游泳
订比萨饼	滑滑板
去饭店吃饭	投篮
做饭	骑自行车
野餐	滑旱冰
烘焙	网球
团队运动	**公共活动**
篮球	看电影
棒球	打保龄球
足球	电子游戏室 *
触身式橄榄球	游戏中心 *
网球	激光枪战游戏
羽毛球	逛商场 *
	青少年舞蹈俱乐部 *
	漫画书展览
	漫画书店
	游戏商店
	看演唱会、听音乐会 *

室内活动	室外活动
听音乐	去游乐场
租碟看电影	小型高尔夫球场
看电视	水上公园*
玩桌游、打牌	卡丁车*
电脑游戏	州博览会*
上网、看视频	县郡博览会*
社交网站（Facebook，MySpace）	棒球练习场
看杂志	高尔夫球场
打乒乓球	逛公园
打台球	在公园相处*
玩虚拟冰球	去海边，湖边，河边等等
玩飞镖	青少年活动中心*
	滑雪场（滑雪，滑雪板）
	海滩度假村（冲浪，滑翔伞，游泳，帆板）

*提前检查并确保这些地方没有帮派活动或者出现麻烦的潜在可能

1. **想要确保青少年聚会进展顺利，家长应该怎么做？**
◆ 说明：为了帮助青少年们提升聚会的质量，家长们可以做很多的事
◆ **在家里提供一个安全和舒适的环境**
　　— 允许自己的孩子和朋友们在家里有一个私人相处的环境
　　— 在送食物、饮料的时候检查对话内容
　　　· 在不显眼的情况下观察
　　　· 除了在送食物的时候不要介入对话
　　　· 提示：在不同的时间送几次食物进房间，可以做到不留痕迹地监督这个聚会
　　— 不要允许兄弟姐妹加入聚会
　　— 帮助青少年们组织活动，这个活动要基于青少年和朋友的共同兴趣
◆ 聚会之前要提示自己的青少年至少一半的时间要用在对话和交换信息上
◆ 将第一次聚会控制在两小时之内（根据活动内容可以调整），以此减轻青少年的压力
　　— 最好留些余地让他们期待下一次，而不是让彼此感到对方无聊
◆ 帮助自己的青少年想出一个结束聚会的托辞（例如：是时候说再见了，我们要吃饭了）

2. **良好聚会的规则**
◆ 说明：我们要简短复习一下一个良好的聚会中青少年们要遵守哪些规则。这些都是今天青少年们要在课时上学习和练习的规则。家长们需要掌握这些规则，以此保证青少年们在本周和将来办聚会的时候遵守这些规则。如果你发现青少年们没有遵守这些规则，可以将他们叫出房间运用专业术语提醒他们。例如：如果你的孩子忽略了朋友接了别人的电话，你可以把青少年叫到另一个房间平静地告诉他们，应该**"忠诚于朋友"**。

3. **青少年们办好聚会的任务**
　（1）聚会之前
◆ **事前跟朋友商量好聚会要做的事情，以及参与的人（即：人物、事件、地点、时间）**
◆ **做好活动准备**
　　— **光碟，录像带**

— 电子游戏，电脑游戏

— 桌游，纸牌游戏

— 运动器械

◆ 将你不想跟朋友分享或者不想让他们看到的个人物品收好

◆ 确保房间整洁

（2）聚会开始时

◆ 问候客人

◆ 让客人进门（让出通道，让客人可以进门）

◆ 为客人介绍他不认识的人

◆ 如果客人是第一次到访，带客人参观你家（例如，你的房间、厕所、客厅）

◆ 向客人提供吃的东西和饮料

◆ 询问客人想要做什么（就算已经事先决定好要做什么也要问）

（3）聚会进行时

◆ 在你家时，让客人决定活动内容

— 这是因为你的任务是确保客人玩得开心

— 如果客人想做的事情非常危险或者不适合，你可以拒绝

◆ 如果你是客人，你可以跟着主人的想法来（并不是所有的人都知道要让客人决定活动内容）

◆ 夸奖你的朋友

◆ 称赞你的朋友

◆ 保持团队精神

◆ 忠实于朋友

— 不要跟朋友争执，不要批评或嘲笑你的朋友

— 如果有人嘲笑你的朋友，要支持朋友。

— 不要忽略掉朋友跟别人说话

· 如果有人意外地打来电话，发来短信或者上门拜访

◆ 不要邀请来访的人加入

◆ 不要忽略掉朋友跟他聊天

◆ 告诉来访的人自己正在忙回头再跟她说

· 不要发短信，写邮件，或者发即时信息（除非是朋友建议这么做）

◆ 如果觉得无聊或者累了，可以建议换一个活动

— 如果你觉得无聊，你可以说：我们换一个游戏玩怎么样

— 如果你朋友不同意你的建议，让朋友决定下一个活动是什么

◆ 至少一半的时间应该花在交谈和交换信息上

（4）聚会结束时

◆ 给出离开或者结束聚会的托辞（例如："我要走了"或者"我还有作业要做"）

— 家长可以给出一个结束聚会的托辞

◆ 将朋友送到门口

◆ 感谢朋友来参加聚会

◆ 如果玩得很开心，告诉朋友

◆ 告别并相约下次再见

◆ 在教室里走动，让家长确认一些有可能参加自己青少年**聚会**的朋友。这些朋友最好是与青少年成功进行小**组外通话**的对象

◆ 让家长确认一些自己的青少年在**聚会**中可能喜欢的活动

◆ 让家长小组一起讨论，整合信息

◆ 鼓励家长们帮助自己的青少年尽快安排**聚会**，以防时间不够。（例如，不要等到周五才计划周六的**聚会**）

（五）家庭作业

治疗师跟家长一起复习作业内容，发现并解决可能出现的问题

1. 青少年们要邀请一个青少年参加聚会
   a. 给小组外的朋友打电话安排一个聚会
      i. 通过交换信息找到共同兴趣
      ii. 决定聚会时的活动
   b. 家长要远程监督聚会
   c. 聚会要以活动为主
   d. 第一次的聚会要控制在两个小时之内（根据活动内容灵活调整）
2. 练习加入一个至少有两个人参与的对话
   a. 选择一个对话，对话的几个人中至少有一个是你认识的
   b. 选择一个最有可能接受你的地方（低风险的地方），而且在这个地方你没有坏名声。你有可能需要选择之前不常去的地方
   c. 家长和青少年要讨论如何加入和离开一个对话的步骤（如果有必要的话）
   d. 家长要帮助青少年发现并解决可能出现的问题
3. 带来一件可以在室内玩的游戏物品
   a. 带来一件可以在室内玩的游戏物品在小组内分享（适合青少年的桌游或者纸牌游戏等等）
      不要带来单人游戏物品
   b. 不要带来如下游戏物品：
      i. 你不想跟朋友分享的游戏物品
      ii. 你担心会弄坏或丢失的游戏物品

二、家长讲义 8：聚会

（一）聚会活动建议

吃饭时间的活动	双人运动
烤肉	游泳
订比萨饼	滑滑板
去饭店吃饭	投篮
做饭	骑自行车
野餐	滑旱冰
烘焙	网球

团队运动	公共活动
篮球 棒球 足球 触身式橄榄球 网球 羽毛球	看电影 打保龄球 电子游戏室 * 游戏中心 * 激光枪战游戏 逛商场 * 青少年舞蹈俱乐部 * 漫画书展览 漫画书店 游戏商店 看演唱会、听音乐会 *
室内活动	**室外活动**
听音乐 租碟看电影 看电视 玩桌游、打牌 电脑游戏 上网、看视频 社交网站（Facebook，MySpace） 看杂志 打乒乓球 打台球 玩空中曲棍球 玩飞镖	去游乐场 小型高尔夫球场 水上公园 * 卡丁车 * 州博览会 * 县博览会 * 棒球练习场 高尔夫球场 逛公园 逛公园 * 去海边，湖边，河边等等 青少年活动中心 * 滑雪场（滑雪，滑雪板） 海滩度假村（冲浪，滑翔伞，游泳，帆板）
* 提前检查并确保这些地方没有帮派活动或者出现麻烦的潜在可能	

（二）为确保青少年聚会进展顺利，家长应该怎么做？

◆ 在家里提供一个安全和舒适的环境
- 允许自己的孩子和朋友们在家里有一个私人相处的环境
- 在送食物、饮料的时候检查对话内容
  - ◆ 在不显眼的情况下观察
  - ◆ 除了在送食物的时候，不要介入对话
  - ◆ 提示：在不同的时间送几次食物进房间，可以做到不留痕迹地监督这个聚会
- 不要允许青少年的兄弟姐妹加入聚会
- 帮助青少年组织活动，这个活动要基于青少年和朋友的共同兴趣
— 聚会之前要提示自己的青少年至少要用一半的时间在对话和交换信息上
— 将第一次聚会控制在两小时之内（可以根据活动内容灵活调整）以此减轻青少年的压力
- 最好留些余地让他们期待下一次，而不是彼此感到对方无聊。
◆ 帮助自己的青少年想出一个结束聚会的托辞（例如：是时候说再见了，我们要吃饭了）

（三）青少年办好聚会的任务

1. 聚会之前

◆ 事前跟朋友商量好聚会要做的事情，以及参与的人（即：**人物、事件、地点、时间**）

◆ 做好活动准备

— 光碟，录像带

— 电子游戏，电脑游戏

— 桌游，纸牌游戏

— 运动器械

◆ 将你不想跟朋友分享或者不想让他们看到的物品收好

◆ 确保房间整洁

2. 聚会开始时

◆ 问候客人

◆ 让客人进门（让出通道，客人可以进门）

◆ 为客人介绍他不认识的人

◆ 如果客人是第一次到访，带客人参观你家（例如，你的房间、厕所、客厅）

◆ 向客人提供吃的东西和饮料

◆ 询问客人想要做什么（就算已经事先决定好要做什么也要问）

3. 聚会进行时

◆ 在你家时，让客人决定活动内容

— 这是因为你的任务是确保客人玩得开心

— 如果客人想做的事情非常危险或者不适合，你可以拒绝

◆ 如果你是客人，你可以跟着主人的想法来（并不是所有的人都知道要让客人决定活动内容）

◆ 夸奖你的朋友

◆ 称赞你的朋友

◆ 保持团队精神

◆ 忠实于朋友

— 不要跟朋友争执，不要批评或嘲笑你的朋友

— 如果有人嘲笑你的朋友，要支持朋友。

— 不要忽略掉朋友跟别人说话

• 如果有人意外地打来电话，发来短信或者上门拜访

◆ 不要邀请来访的人加入

◆ 不要忽略掉朋友跟他聊天

◆ 告诉来访的人自己正在忙回头再跟他说

• 不要发短信，写邮件，或者发即时信息（除非是朋友建议这么做）

◆ 如果觉得无聊或者累了，可以建议换一个活动

— 如果你觉得无聊，你可以说：我们换一个游戏玩怎么样

— 如果你朋友不同意你的建议，让朋友决定下一个活动是什么

◆ 至少将一半的时间花在交谈和交换信息上

4. 聚会结束时

◆ 给出离开或者结束聚会的托辞（例如："我要走了"或者"我还有作业要做"）

— 家长可以给出一个结束聚会的托辞

◆ 将朋友送到门口

◆ 感谢朋友来参加聚会

◆ 如果玩得很开心，告诉朋友

◆ 告别并相约下次再见

（四）家庭作业

治疗师跟家长一起复习作业内容，发现并解决可能出现的问题

1. 青少年们要邀请另一个青少年参加聚会

    a. 给小组外的朋友打电话安排一个聚会

        i. 通过交换信息找到共同兴趣

        ii. 决定聚会时的活动

    b. 家长要远程监督聚会

    c. 聚会要以活动为主

    d. 第一次的聚会要控制在两个小时之内（根据活动内容灵活调整）

2. 练习加入对话（一个至少有两个人参与的对话）

    a. 选择一个对话，对话的几个人中至少有一个是你认识的。

    b. 选择一个你最有可能被接受的地方（低风险的地方），而且在这个地方你没有坏名声。你可能需要找一个新的地方。

    c. 家长和青少年要讨论如何加入和离开一个对话的步骤（如果有必要的话）

    d. 家长要帮助青少年发现并解决可能出现的问题。

3. 带来一件可以在室内玩的游戏物品

    a. 带来一件可以在室内玩的游戏物品在小组内分享（适合青少年的桌游或者纸牌游戏等等）不要带来单人游戏物品

    b. 不要带来如下游戏物品：

        i. 你不想跟朋友分享的游戏物品

        ii. 你担心会弄坏或丢失的游戏物品

三、治疗师对青少年课时的指导 8：聚会

（一）青少年课时的指导原则

本次课时的重点是教会青少年如何组织一个聚会，并且邀请一个可能跟自己发展友谊的同伴参与这个聚会。社交能力正常的青少年会跟朋友进行定期的、成功的聚会。他们通过校外的相处，将学校认识的同学变成自己的亲密朋友。因此，学习如何组织一个成功的聚会的技巧就非常重要，因为这些技巧可以帮助青少年结交朋友，维持友谊。

青少年聚会的最理想地点是在家里，因为在家里家长可以不留痕迹地观察聚会的活动。这可以让家长们进行监督，并且在必要的时候采取适当的干预措施。但是正如在家长课时部分所提及的，一些青少年并不喜欢这样做。青少年不喜欢在家里聚会的原因主要有两个：第一是他们有直升机式的家长，另一个是家里可能有令他们尴尬的家庭成员。在这两种情况下，治疗师要鼓励青少年们接受家长参与到一小部分的聚会中（如接送青少年），至少要确保让青少年愿意跟家长讨论聚会的细节。这个问题要在重新集合的时候讨论，家长和青少年关于聚会的讨论要在计划聚会之前完成。提醒青少年在他或她的父母在场的情况下，家长还必须在下周小组课时报告家庭作业，是非常有帮助的。

另一个注意的问题是，聚会应该是以活动为主的。这样可以缓解青少年需要找话题保持对话的压力。研究表明，大多数 11 ~ 16 岁的青少年（77.2%）会玩游戏（Phillips，Rolls，Rouse & Griffith，1995），所以游戏是一个常见的聚会活动。另一些常见的活动是看电影或一起吃饭。

这节课时青少年通常会遇到的问题是找不到可以邀请的客人。客人的"黄金标准"是一些青少年们想要进一步了解的人，而且这些人也愿意跟青少年们成为更亲密的朋友。从这个角度来讲，成

功完成组外通话的对象是一个很好的选择。如果没有人符合黄金标准，暂时找不到合适的人选，青少年也可以邀请一个亲近的朋友或者一个年龄相仿的远亲。这个任务最重要的是确保聚会的进行，只有这样青少年们才可以练习他们在 PEERS 所学的技巧。如果不能在学习之后马上练习，青少年们以后就不太可能会用到这些技巧了。

（二）复习规则

注意： 只在有青少年不能遵守规则的时候再次复习课时规则

◆ 让青少年自己说出课时规则

◆ 记得如下规则的人可以得分：

1. 听其他同学讲话（他人发言时不可以说话）

2. 遵守指令

3. 发言先举手

4. 尊重他人（不可以嘲笑他人）

5. 不可以与他人有肢体接触（不可以打人、踢人、推人、抱人等等）

（三）复习作业

注意： 给家庭作业的各个部分打分数，而不仅仅只有整个作业的分数。

1. **带来一件可以在室内玩的游戏物品**

   a. 确认青少年要带来与小组分享的可以在室内玩的游戏物品（例如：适合青少年的桌游或纸牌游戏等等）

   b. 只给带来适合物品的人加分

   c. 为了避免青少年带来的物品分散他们的注意力，让教练将物品拿走，活动时再拿出来

2. **加入一个对话**

   说明：上周我们学习了离开一个不接受我们的对话的技巧。这些步骤包括保持冷静，看向别处，转身，走开。我们还复习了如何加入一个对话，这些步骤包括观察倾听对话的内容，然后等一个停顿，利用一个评论或相关的问题加入对话，本周一个作业就是练习加入一个你可能被接受的对话团体。完成这项作业的请举手。

   i. 让完成任务的青少年先发言

   ii. 提问：

   （1）你在哪里加入的对话

   （2）你选择哪个团体加入的对话

   （3）你是否认识这个团体中至少一个人

   （4）你是怎样加入对话的？

   　　a）确保他们遵守了加入对话的每个步骤

   　　b）如果他们没有遵守步骤，问他们：下次你会做怎样的改进？

   （5）你需要离开对话吗？

   　　a）如果需要的话，确保他们遵守了离开对话的步骤。

   　　b）如果他们没有遵守步骤，问题们：下次你会做怎样的改进？

   （6）发现并解决可能出现的问题。

3. **小组外通话**

   a. 说明：本周另一个作业是跟一个非小组内成员通话，并在通话的时候交换信息。完成这个任务的请举手。

   i. 叫完成作业的青少年回答问题

   ii. 问他们：

（1）你跟谁聊天了？

（2）你们交换信息了吗？

（3）你们发现共同兴趣了吗？

当他们确认共同兴趣时，问他们：跟她/他一起玩的时候要怎么利用这个共同兴趣

（4）跟你通话的人是你想要跟他聚会的人吗？

iii. 避免问过于笼统的问题：电话打得怎样？

b. 发现并解决这一过程中出现的问题

c. 如果有时间的话，关注没有完成作业的青少年，帮助他们解决如何完成本周任务的问题

（四）教学课时：办一个良好的聚会的规则

◆ 说明：今天我们要讨论如何办一个成功的聚会。青少年在跟自己的朋友相处或者想要更了解一个朋友的时候，聚会是一个非常受欢迎的方法。如果你想要跟你喜欢的人发展更亲密的友谊，更加了解对方，最好的方法就是邀请他来你家聚会。也就是说，你是聚会的主人。谁能说说主人和客人的区别。

— 答案：主人是组织聚会的，客人出席聚会。主人的任务是确保客人玩得开心。

◆ 说明：为了确保你的聚会是成功的，我们要熟悉办聚会的规则。

○ 聚会之前

◆ 事先跟朋友商量决定你们要做什么，谁会参加

— 说明：办一个成功聚会的第一件事就是计划这个聚会。你要跟自己的朋友提前商量决定你们在聚会的时候要做什么，都有谁要参加（家长，兄弟姐妹等等）。

◆ 谁会参加？

— 说明：还有一个重要问题需要讨论的是都有谁会在场。为什么每个参加聚会的人要提前知道会有谁在场？

• 答案：因为你不想让自己的朋友因为看到别人在聚会上而感到惊讶。有些人关系可能不太好，因此不想一起玩。

◆ 你们要做什么？

— 说明：定计划另一个重要任务是确定你们要做什么。为什么这很重要？

• 答案：因为聚会前确定了活动的话，聚会过程会简单而有趣。你不想让朋友感到无聊，你应该提前知道自己要做什么。

— 提问：你们聚会的时候都喜欢做什么？

• 让青少年头脑风暴想答案

• 参看活动建议表

◆ 聚会地点

— 说明：确定聚会地点也非常重要，为什么？

• 答案：因为如果你不事先确定聚会地点的话，聚会就没法进行。

◆ 聚会时间

— 说明：我们还需要确定聚会的时间。为什么？

• 答案：因为如果不事先确定聚会时间的话，你的时间表可能会满（你可能有太多的事做）而没有时间聚会了。

◆ 做好活动准备

— 说明：即使你已经事先决定好你聚会上的活动，当你的朋友来的时候（假设在你家聚会），你也需要准备一些其他的活动计划。为什么？

• 答案：因为青少年很容易感到无聊，你需要准备其他的选择。你最重要的任务是确保你的

客人玩得开心，因此有多个活动选择是非常有帮助的。

— 提问：以防你的朋友觉得无聊，有哪些活动你可以为他准备？

　　• 答案

　　　　◆ 光碟，录像带

　　　　◆ 电子游戏，电脑游戏

　　　　◆ 桌游，纸牌游戏

　　　　◆ 运动器械

◆ 将你不想跟朋友分享或者不想让他们看到的个人物品收好

— 说明：准备聚会一个重要的事情就是将你不想跟别人分享或不想让别人看到的个人物品收好。为什么要这么做？

　　• 答案：因为有很多东西是你不想让朋友看到或触摸的，你不想粗鲁地告诉你的朋友他们不能触碰的东西，如果将它们提前收好，朋友们就不会知道或看到他们。

◆ 确保房间整洁

— 说明：准备聚会时还有一个重要的任务就是确保自己的房间干净整洁。为什么要这样做？

　　• 答案：因为朋友们会看到你的房间（即使你认为他们不需要看到）。如果你的房间脏乱差的话，他们会认为你很邋遢，觉得你不好。在朋友来之前将房间打扫干净显得你很尊重你的客人。

（五）聚会时的一些活动建议

吃饭时间的活动	双人运动
烤肉 订比萨饼 去饭店吃饭 做饭 野餐 烘焙	游泳 滑滑板 投篮 骑自行车 滑旱冰 网球
团队运动	公共活动
篮球 棒球 足球 触身式橄榄球 网球 羽毛球	看电影 打保龄球 电子游戏室 * 游戏中心 * 激光枪战游戏 逛商场 * 青少年舞蹈俱乐部 * 漫画书展览 漫画书店 游戏商店 看演唱会、听音乐会 *

室内活动	室外活动
听音乐	去游乐场
租碟看电影	小型高尔夫球场
看电视	水上公园 *
玩桌游、打牌	卡丁车 *
电脑游戏	州博览会 *
上网、看视频	县博览会 *
社交网站（Facebook，MySpace）	棒球练习场
看杂志	高尔夫球场
打乒乓球	逛公园 *
打台球	去海边，湖边，河边等等
玩空中曲棍球	青少年活动中心 *
玩飞镖	滑雪场（滑雪，滑雪板）
	海滩度假村（冲浪，滑翔伞，游泳，帆板）

* 提前检查并确保这些地方没有帮派活动或者出现麻烦的潜在可能

○ 聚会开始时

◆ 说明：现在我们知道了计划聚会的规则，下面我们来讨论一下在家里开始聚会的步骤。

◆ 问候客人

— 说明：当客人到你家的时候，第一步是在门口问候你的客人。我们如何问候客人？

· 答案

◆ 说"你好"

◆ 问他们过得怎么样

○ 女孩儿们通常会拥抱对方，表现出见到对方很兴奋

○ 男孩们通常会用一些手势表达问候（击掌勾手等）

◆ 邀请客人进门

— 说明：接下来我们就要让客人进门了。我们要说"请进"然后让出门口通道，让客人进门。如果我们忘记邀请客人进门会怎么样？

· 答案：客人可能站在门口等着，这很尴尬。

◆ 向客人介绍他可能不认识的人

— 说明：当我们邀请客人进门之后，我们要向客人介绍他可能不认识的人。为什么要这么做？

· 答案：如果客人谁也不认识，他有可能会很尴尬然后离开。

◆ 带客人参观房间

— 说明：如果客人是第一次到你家，你要带他参观一下（如你的房间、厕所、客厅）。为什么要这么做？

· 答案：主人要让客人感到受欢迎。客人要了解厕所在哪，了解周围的环境才会觉得受欢迎。

◆ 向客人提供常吃的东西和饮料

— 接下来你会向客人提供吃的东西或者饮料。为什么这么做很好？

· 答案：客人有可能会饿或者渴。给客人提供食物或饮料是很礼貌的。

◆ 问客人他想要做什么。

— 说明：即使你已经计划好你们的聚会活动，你还是要问问客人他想要做什么。为什么我们需要问一下客人？

· 答案：客人有可能想做些别的活动。应该由客人来选择活动。主人应该灵活安排。

（六）角色扮演

◆ 治疗师和教练要演示一个正确的角色扮演示范，在这个示范中治疗师要按照所有的步骤开始一个聚会。

— 正确角色扮演举例：

教　练：（敲门）

治疗师：（开门）你好【教练名字】。最近怎么样？

教　练：你好【治疗师名字】。我很好，你呢？

治疗师：很好，谢谢。请进（让开通道让教练进门）

教　练：（进门）谢谢！

治疗师：你应该都没见过他们，这是（指向每个人，分别介绍他们给教练）。这是【教练名字】

教　练：很高兴见到大家

治疗师：你应该是第一次来我家，我带你参观一下。（假装参观）这是客厅，那是厨房。拐角是洗手间。这是我的房间。

教　练：知道了，谢谢

治疗师：你要吃点什么或者喝点什么吗？

教　练：不用了，谢谢！

治疗师：（看着大家）那我们做点什么？

— 说明：好了，时间到，所以这就是你们如何问候客人，开始聚会的步骤。你们今天都会练习做主人和做客人。但在此之前，我们要学习其他的规则。

1. 聚会进行时

◆ 说明：我们学习了如何开始聚会。接下来我们来学习聚会过程中要做什么。想要确保聚会的成功，有一些重要的规则：

◆ 在你家聚会时，由客人选择活动。

— 说明：如果聚会在你家办，第一个规则就是让客人选择活动。为什么要让客人来选活动？

· 答案：因为主人的任务是要保证客人玩得开心。

— 说明：但是如果你是客人去别人家玩，你需要听从主人的安排。因为并不是所有的人都知道要让客人选择活动。这个规则有一个例外，如果客人选择的活动很危险或者不适当，你应该怎么做？

· 答案：拒绝这个建议，考虑对方是不是一个好的朋友的人选。

◆ 夸奖你的朋友

— 说明：另一个聚会规则是你要夸奖你的朋友。就是说如果你的朋友做什么事情非常好，你要让他们知道，你可以说"做得好"或者别的称赞。为什么这么做很好？

· 答案：因为这样让朋友感觉很好。

◆ 称赞你的朋友

— 说明：另一个办聚会的规则是你要称赞你的朋友。这跟夸奖你的朋友类似。但这样的行为是在告诉你的朋友们你关注到了一些关于你喜欢的朋友的事情。如说你可以告诉他们你喜欢的衣服，或者他们运动很好。为什么这么做很好？

· 答案：因为这样让朋友感觉很好。

◆ 保持团队精神

— 说明：当我们在聚会上玩游戏或者做运动时，保持团队精神非常重要。为什么保持团队精神非常重要？

· 答案：因为青少年不愿意跟玩得不好或做得不好的人一起玩游戏或做运动。如果你没有团队精神的话，他们很可能不愿意跟你一起玩。

— 说明：下周我们会学习如何保持团队精神的规则。这些会帮助到大家的聚会顺利进行。

◆ 忠诚于朋友

— 说明：另一个重要的聚会规则是忠诚于朋友。也就是说你们不可以跟朋友吵架，不能批评嘲笑朋友。如果有人嘲笑你的朋友，你应该支持朋友。忠诚于朋友还包括你不能忽略掉他跟别人讲话。为什么这很重要？

　　• 答案：因为你的任务是保证朋友玩得开心，你的朋友应该感受到支持与关注。

— 说明：忠诚于朋友还意味着如果在聚会时有不速之客打来电话或者登门拜访，你不应该邀请他们加入聚会。相反，你应该告诉他们你现在正在忙，稍后跟他们联系。不要告诉他们你正在聚会。为什么不能告诉他？

　　• 因为他可能会觉得自己被排挤了，可能会伤害到他的感受，也会要求加入聚会。

— 提问：为什么邀请不速之客加入聚会是不好的？

　　• 答案：客人可能会觉得是因为自己不够好所以你邀请了别人。可能会觉得被排挤，这样很没礼貌（即使你的客人同意你邀请另一个人加入聚会，客人可能仅仅觉得自己应该这么做。）

— 说明：忠诚于朋友还包括不可以打电话，发短信，写邮件或者发即时信息，除非这是客人的建议。你最重要的任务是确保客人玩得开心，所以如果客人建议跟某些人联系，你应该同意。但是记住，如果你的客人在聚会中总是在发短信或者跟别人说话，他可能不是你交朋友的好人选。

◆ 如果你累了或者觉得无聊，建议别的活动

— 有时候在聚会中人们会觉得无聊。但你不能告诉你的朋友你觉得无聊，而是要建议换一个活动。你可以说"我们玩完这一局换别的游戏怎么样？"如果客人不想玩你建议的游戏，你要怎么做？

　　• 答案：让客人选择活动。由客人选择活动，主人要灵活应对。如果你的客人经常不同意你的建议，你可以考虑他们是不是好的朋友人选）。

◆ 至少一半的时间应该用在对话和交换信息上。

— 说明：办聚会最后一条规则是要将至少一半的时间用在交谈和交换信息上。为什么要这么做？

　　• 答案：因为这是你进一步了解对方发现共同兴趣的机会。

2. 结束聚会

◆ 说明：我们学习了聚会时要遵守的规则，现在来看看结束聚会时要做什么。

◆ 给出一个离开或者结束聚会的托辞

— 说明：结束聚会的第一步是给出一个托辞为什么要结束。谁能给出一些托辞的例子？

　　• 答案

　　　　◆ 我要走了

　　　　◆ 我要做作业了

　　　　◆ 我妈妈叫我吃饭了

　　　　◆ 我要睡觉了

— 说明：家长也可以给出一个结束聚会的托辞。

◆ 将客人送到门口（如果聚会在你家的话）

— 说明：然后你要将朋友送到门口，跟他告别。为什么我们要将客人送到门口？

　　• 答案：因为让朋友自己走没有礼貌

◆ 感谢你的朋友来参加聚会

— 说明：结束聚会的下一个步骤是你的朋友来参加聚会。为什么感谢你的朋友来参加聚会很重要？

答案：因为这会让你朋友感觉很好。这显示了你对他们的感谢。

◆ 如果你玩得很开心，要告诉你的朋友
　— 说明：如果你玩得很开心，你要告诉客人。为什么这样做很好？
　　· 答案：这说明你喜欢跟客人在一起。让他感觉很好。

◆ 告别然后相约下次再见
　— 最后，当我们结束聚会时最重要的是道别。你可以说"我们以后再见"或者"我们学校见"。当你告别的时候，可以尝试跟客人相约下次的聚会。

（七）角色扮演

◆ 治疗师和教练要演示一个正确的角色扮演示范，治疗师按照所有的步骤演示如何结束聚会。
　— 正确角色扮演举例：
　　治疗师：我妈妈说我们要吃饭了
　　教　练：好吧
　　治疗师：（起立，向门口走）谢谢你能来
　　教　练：（跟着治疗师到门口）谢谢你邀请我
　　治疗师：我玩得很开心
　　教　练：是啊，我也玩得很开心
　　治疗师：我们下次再一起玩
　　教　练：那太好了
　　治疗师：（开门）那我们明天学校见咯
　　教　练：好，明天见（出门）
　　治疗师：保重，再见
　　教　练：再见
　— 说明：好了，时间到。这就是你们如何结束一个对话的步骤，今晚你们每个人都会分别扮演主人和客人来练习。

（八）家庭作业

◆ 简要介绍本周的家庭作业：本周你们最重要的任务是要跟一个或以上的朋友聚会。你需要通过打电话来安排聚会。大家还要继续练习加入一个你不太熟悉的人的对话，如果有必要的话还要练习离开对话。下周你们要带来一件可以在室内玩的游戏物品在小组内们分享。所以重复一遍，大家这周的作业是：
　— 跟一个或以上的朋友聚会
　　· 通过一个小组外通话跟朋友商讨你们聚会上的活动
　— 按照步骤加入对话
　　· 如果对方没有兴趣跟你聊天，练习离开一个对话
　— 带来一件可以在室内玩的游戏物品在小组内分享（适合青少年的桌游、纸牌游戏等）

（九）青少年活动：聚会

　　注意： 活动规则参看青少年活动指导。
◆ 告知青少年们要练习举办一个聚会
　— 将青少年分成小组，分别轮流扮演客人和主人
　— 如果可以，尽量女生和女生一组，男生和男生一组
　— 确定主人和客人
　　· 让每个人都作为主人练习一次开始聚会

- 让每个人都练习分别扮演主人和客人
— 青少年要在练习聚会的时候玩室内游戏
— 游戏要从青少年们带来的适当的游戏物品和其他准备的游戏中选择
— 青少年在如下情况下得分
  - 交换信息
  - 夸奖别人
  - 称赞别人
  - 保持团队精神
— 在课时结束时，青少年们要练习如何结束聚会
  - 确定主人和客人
    - ◆ 让每个人作为主人练习结束聚会
    - ◆ 让每个人都分别扮演主人和客人

（十）重新集合

◆ 通知青少年和家长会和
— 确保青少年站在或坐在家长旁边
— 确保大家安静并集中注意
— 说明：今天我们学习了如何举办一个聚会。你们这周要举办一个自己的聚会，所以记住所有的规则十分重要。谁来说说办聚会的规则（让青少年自己说出所有规则，必要时加以提示）
  - 如果聚会在你家办，让客人选择活动
  - 夸奖客人
  - 保持团队精神
  - 称赞客人
  - 忠诚于朋友
  - 如果觉得累或无聊，建议换一个活动
  - 至少一半的时间要用在对话和交换信息上
◆ 说明：今天我们练习了举办一个聚会，大家不论是做主人还是客人都做得很好，请给自己鼓掌！
◆ 复习家庭作业（见后）
◆ 跟各个家庭分别见面讨论
— 聚会地点活动内容、客人、家长在聚会时做什么
— 青少年们练习小组外通话的团体
— 下周要带来的游戏物品是什么

（十一）家庭作业

1. 青少年们要邀请一个青少年参加聚会

a. 给小组外的朋友打电话安排一个聚会
  i. 通过交换信息找到共同兴趣
  ii. 决定聚会时的活动
b. 家长要远程监督聚会
c. 聚会要以活动为主
d. 第一次的聚会要控制在两个小时之内（根据活动内容灵活调整）

2. 练习加入对话（一个至少有两个人参与的对话）

a. 选择一个对话，对话的几个人中至少有一个是你认识的。

    b. 选择一个你最有可能被接受的地方（低风险的地方），而且在这个地方你没有坏名声。你可能需要找一个新的地方。

    c. 家长和青少年要讨论如何加入和离开一个对话的步骤（如果有必要的话）

    d. 家长要帮助青少年发现并解决可能出现的问题。

3. 带来一件可以在室内玩的游戏物品

带来一件可以在室内玩的游戏物品在小组内分享（适合青少年的桌游或者纸牌游戏等）

    i. 不要带来单人游戏物品

    ii. 不要带来你不想跟朋友分享的游戏物品，或者你担心会弄坏或丢失的游戏物品

（十二）计算得分

记录每周的得分情况

◆ 计算每个人的得分

◆ 计算小组所有成员得分之和

◆ 不要在青少年面前计算分数

  — 不要告诉他们个人和集体的得分

  — 不要让他们试图比较彼此的得分

○ 提醒他们要团队合作，为争取更大、更好的毕业派对共同努力。

四、青少年活动指导 8：聚会

（一）活动材料

◆ 青少年带来的室内游戏物品

◆ 为防止有人没有带游戏物品，准备一些桌游

  — 纸牌

  — 西洋棋

  — 国际象棋

（二）活动规则

◆ 告知青少年们要练习举办小组聚会

◆ 将青少年分成小组，分别轮流扮演客人和主人

◆ 如果可以，尽量女生和女生一组，男生和男生一组

◆ 确定主人和客人

  — 让每个人都作为主人练习一次开始聚会

    · 开始前让青少年口头复习开始聚会的步骤

      ◆ 问候客人

      ◆ 邀请客人进门

      ◆ 带客人参观房间

      ◆ 介绍客人认识每个人

      ◆ 向客人提供吃的东西或饮料

      ◆ 问客人想做什么

    · 让青少年演练所有的步骤

    · 让每个人都练习分别扮演主人和客人

◆ 青少年要在练习聚会的时候玩室内游戏

◆ 游戏要从青少年们带来的适当的游戏物品和其他准备的游戏中选择
  — 让青少年讨论他们想玩什么游戏
    · 他们可能需要前一半时间玩一个游戏后一半时间玩另一个作为妥协。
    · 确保是由客人选择游戏
  — 治疗师和教练需要帮助青少年理解具体游戏规则
    · 出现不同意见时，不要过分指导
    · 鼓励青少年在出现分歧时利用团队精神来解决
  — 治疗师和教练需要提醒青少年保持团队精神，称赞同伴
  — 青少年在如下情况下得分
    · 交换信息
    · 夸奖别人
    · 称赞别人
    · 保持团队精神
◆ 在课时活动结束时，青少年们要练习如何结束聚会
  — 确定主人和客人
    · 让每个人作为主人练习结束聚会
  — 开始前让青少年口头复习结束聚会的步骤
    · 给出结束聚会的托辞
    · 送客人出门
    · 感谢客人能来
    · 告诉客人自己玩得很愉快
    · 告别并相约下次再见
  — 让青少年们跟整个小组的人一起排练这些步骤
  — 让每个人都分别扮演主人和客人

第11章　课时9：团队精神

一、治疗师对家长课时的指导

（一）对家长课时的指导原则

我们期待家长能帮助青少年启动第一次聚会；所以，家长必须在家庭作业部分负主要责任。治疗师要对家长保持一定压力来让家长承担主要责任。首先通过询问成功的聚会来复习聚会任务，然后引导想要谈论其他任何事情的家长。

为了面子，家长有时候会通过花大量时间讨论关于项目的一些其他特征或者治疗师，或者进入对话任务进行得特别好来回避家庭作业，然后，他们就不愿意做家庭作业。在评论家庭作业部分，有一个没有完成家庭作业的家长会使得其他能完成家庭作业的家长更犹豫要不要讨论他们的成功。家长也可能通过完全偏离轨道讨论一些引人注目的事情而试图忽略治疗师的评论。如，家长可能开始讨论他们的孩子是如何被欺负，试图回避讨论不能聚会的失败。通过允许家长以这种态度偏离，你就要对那些没有完成作业的家长进行"降温"。不要允许任何类似事情发生。首先让成功完成聚会的家长展示他们的作业，这会让大家认为家庭作业是可能完成的，也会帮助大家聚焦在此次课时的内容。

即使在这次干预的时候，家长和青少年仍将会错误地判断对他们孩子最好的人群或者团体。他们对学校几个青少年的聚会请求也可能会被拒绝，因为他们没有意识到（直到治疗师指出）他们的孩子在学校有负面的名声或者试图融合到一个错误的群体。纠正这个选错群体的选择可能会与鼓励孤独症青少年去寻找类似问题的其他青少年一样简单。一些青少年可能会感到与有类似问题的其他青少年相处起来更舒服和更容易被接受。对家长强调这点会让青少年和家长来追求这个选择。

正如在上一章的指导原则中提到，治疗师需要警惕"直升机家长"。在重新统计青少年家中聚会的次数时，治疗师应该常规地问在聚会的过程中家长在哪里，主动劝阻家长干扰，因为这不是恰当的发展方向。治疗师应该警惕想要通过安排与另一个家长的聚会而不让青少年参与，而简化聚会过程。这个方法对青少年是不合适的。

在评论了其他家长的成功之后，与没有尝试完成家庭作业的家长工作的最好方法是避免延长讨论他们上周为什么没有做作业，而是想办法让他们如何完成下周作业。

这次课时的内容是关于保持团队精神的规则。有社交问题的个体与没有社交问题的个体在社交目标方面表现有不同的优先选择。Crick 和 Ladd（1990）发现前者与没有社交问题的个体相比，他们倾向于将较多精力放在获得有形奖励，而较少放在增强关系的目标上。所以，这次课时的重点是开始改变小组中青少年社交中的选择倾向。保持团队精神的规则主要基于 Frankel 和 Myatt（2003）发展和广泛测试的规则。

仅仅与青少年讨论规则没有推进其广泛化的证据基础。相反地，家长可以通过在家里的聚会强化好的游戏规则。另一个强化这些规则的好机会在家长与他们的孩子一起游戏或者当兄弟姐妹一起游戏的时候。家长训练在这种情况下是最优的干预，包括当他／她看到孩子违反规则时将他／她拉到旁边，提醒孩子如何体现团队精神。

（二）复习作业

1. 聚会

    a. 确定青少年是否打电话来开始一次聚会。

    b. 确定聚会是否：

        i. 基于活动

        ii. 家长远距离监控

        iii. 不超过 2 小时（根据活动而定）

    c. 确保青少年与他或她的客人交换信息，发现共同兴趣。

        i. 一半的聚会时间应该用于交换信息。

2. 加入或者离开一次对话

    a. 家长确认：

        i. 青少年在哪里加入对话。

        ii. 青少年是否对团体中的某个人熟悉。

        iii. 青少年是否按照加入对话的步骤进行。

        iv. 青少年是否按照离开对话的步骤进行。

    b. 解决任何可能出现的问题。

3. 带来一件可以在室内玩的游戏物品

    a. 让家长确认他们青少年带来的与小组分享的可以在室内玩的游戏物品（例如，年龄相当的棋盘游戏、纸牌游戏等）。

    b. 只给带来合适物品的人计分。

（三）教学课时：团队精神

◆ 分发家长讲义。

◆ 解释：既然青少年已经学到成功举办聚会的规则，在组织和举办聚会方面已如期获得一些成功，那么继续有规律地练习这些技术是很重要的。这周的一个作业是组织另一次聚会。此外，你们的青少年将会学习在青少年活动中保持团队精神的规则。为了阻止混乱和确保每一个人在玩游戏和运动的时候开心，青少年表现得像一个有团队精神的人是至关重要的。因为许多青少年在聚会时喜欢玩游戏和运动，这有可能在将来确保成功的聚会方面是有所帮助的。

◆ 在教室里走动，让家长阅读家长讲义。

◆ 加粗的部分是家长讲义。

○ **团队精神的规则**

◆ **表扬你的朋友**

   — **在一个游戏中表扬的例子：**

     · **"动作漂亮！"**

     · **"不错的尝试。"**

     · **"好球！"**

     · **"干得好！"**

     · **击掌**

     · **竖大拇指**

     · **击拳头**

◆ **在游戏中不要做裁判**

   — **不要试图去指导或者指挥别的队友**

   — **青少年不喜欢与指挥他们的人一起玩**

◆ **不要像教练一样**
 — 除非你朋友问你，不要试图通过提供建议"帮助他们"
 — 即使你可能只是想试图帮助，但是看起来你是飞扬跋扈的
 — 青少年不想与告诉他们做什么的人一起玩

◆ **分享和轮流**
 — 在一个运动游戏中，不要不传球
 — 如果你在玩一个视频游戏，要分享游戏手柄
  • 如果你不分享和轮流的话，没有人想和你玩；对别人来说是无趣的。

◆ **如果你觉得无聊，建议换一个**
 — 不要在游戏中间走开或者说"无聊"
  • 你可能会伤害其他人的感受；你可能看起来像一个差的队友。
 — 如果你觉得无聊，说："我们玩完这一局，换一个别的怎么样？"

◆ **如果你赢了不要幸灾乐祸**
 — 表现赢了也不是什么大事
 — 如果你幸灾乐祸，会让别人感到不舒服；他或者她可能不想再和你玩了。

◆ **如果你输了不要郁闷或者生气**
 — 如果你郁闷或者生气，会让你看起来像一个差的队友，其他人可能不想再和你玩了。

◆ **在游戏结束时说"好的游戏"**
 — 这个显示你是一个有团队精神的人；会让别人感觉好一些

（四）家庭作业
家长组的治疗师应该和家长一起复习家庭作业，解决任何潜在的问题

1. **青少年要和朋友一起聚会**
 a. 给小组以外的人打电话来安排聚会
  i. 交换信息以发现共同兴趣
  ii. 决定在聚会中你要做什么
 b. 家长远距离地监督聚会
 c. 聚会是基于活动的
 d. 确保青少年与客人交换信息
  i. 一半的聚会时间应该用来交换信息
  ii. 第一次与某一青少年聚会的时间限制在大约 2 小时（根据活动决定）

2. **练习保持团队精神**
 a. 这可以在聚会时完成或者一周中青少年玩游戏的任何时间（视频游戏、电脑游戏、棋盘游戏、纸牌游戏）或运动。
 b. 如果家长不能观察的话，家长和青少年应该讨论青少年如何保持团队精神。

3. **练习加入至少两个青少年之间的对话**
 a. 试图去选择一个你至少认识其中一个人的对话
 b. 选一个你可能会被接受（如危险性较低的地方）和你没有不好名声的地方尝试。你可能需要找一个新的地方。
 c. 家长和青少年可以讨论青少年如何加入对话和离开对话（如果可能的话）。

4. **带来一件可以在室内玩的游戏物品**
 a. 带来一件可以在室内玩的游戏物品在小组内分享（如，适合年龄的棋盘游戏、纸牌游戏等）不要带单人游戏物品

b. 不要带一些：
  i. 你不愿意与小组成员分享的游戏物品
  ii. 担心损坏或者丢失的游戏物品

二、家长讲义 9：团队精神

○ 团队精神的规则
◆ 夸奖你的朋友
  — 在一个游戏中表扬的例子：
    • "动作漂亮！"
    • "不错的尝试。"
    • "好球！"
    • "干得好！"
    • 击掌
    • 竖大拇指
    • 击拳头
◆ 比赛的时候不要跳出来当裁判
  — 不要试图命令周围的参赛者
  — 孩子们不喜欢和爱发号施令的人一起玩
◆ 不要当教练
  — 不要自作主张，跳出来给建议，除非是你的朋友主动请求你的帮助
  — 虽然你可能只是出于好意，但这种行为只会让同龄人觉得你自以为是
  — 孩子们不喜欢和好为人师的人一起玩
◆ 分享球权，轮流游戏
  — 不要当球霸
  — 玩电子游戏的时候不要霸占着游戏机，学会分享
  — 如果你学不会分享球权，轮流游戏，没有孩子会愿意跟你玩，跟你玩一点也没有乐趣
◆ 如果你觉得无聊，主动提出做些改变
  — 不要在游戏中途说"真无聊"，或者离开游戏
  — 这可能会影响其他游戏者的情绪，显得你游戏道德很差
  — 如果你真的觉得无聊，你可以主动说：玩完这局以后我们玩点别的？
◆ 赢了比赛不要幸灾乐祸
  — 要表现出赢比赛不是什么大事
  — 如果你幸灾乐祸，和你同赛的人会觉得不爽，下次就不再和你一起玩了
◆ 输了比赛不要生气抱怨
  — 输了比赛就生气抱怨，显得你很没有体育精神。和你同赛的人会觉得你输不起，下次就不在和你一起玩了。
◆ 比赛结束的时候说"好比赛"
  — 这是团队精神的表现，能让在场双方都感到愉快。

○ 家庭作业
1. 孩子需要有能邀请过来聚会的朋友
  a. 打电话邀请朋友来聚会（PEERS 小组以外）

　　　　i. 交换信息，找到共同兴趣

　　　　ii. 决定聚会的时候要做些什么

　　b. 家长在远处观察聚会的情况

　　c. 聚会要是基于活动的

　　d. 确保孩子在聚会中和客人交换消息

　　　　i. 聚会 50% 的时间都应该用于交换信息

　　　　ii. 和某个特定孩子的第一次聚会时长最好不要超过 2 小时（取决于活动）

2. 试图成为一个有团队精神的人

　　a. 这个练习可以在聚会时完成，也可以在一周任何孩子进行体育运动或者玩游戏（视频游戏、电脑游戏、桌游、卡片游戏）的时候。

　　b. 孩子和家属需要讨论：家长不能在一旁观察的时候，孩子什么样的表现是有团队精神的

3. 练习加入至少两个孩子间的对话

　　a. 选择的对象：正在对话中的孩子里至少有一个你是认识的

　　b. 选择的场所：选择你更可能被接受、名声还比较好的场所。你可能需要找个新的地方

　　c. 家长和孩子需要讨论如何加入对话和如何离开对话（如果可能的话）

4. 尝试室内游戏

　　a. 适合孩子年龄的桌游和卡片游戏都可以尝试

　　　 不要是一个人玩的游戏

　　b. 不要带：

　　　　i. 不想和人分享的东西

　　　　ii. 很担心被别人弄坏的东西

三、治疗师对青少年课时的指导 9：团队精神

（一）对青少年课时指导的原则

　　在之前的课时中，已经教会了青少年在与朋友聚会时如何做一个好的主人。因为在聚会的一般活动和其他同伴社交中，包括玩游戏、视频游戏和运动（尤其对男孩），青少年在这些活动中知道如何和谐地互动是非常有必要的。

　　许多青少年将会习惯地认为在玩游戏和做运动中，应当把获胜作为终极目标。他们也可能想要被其他人喜欢，但是经常把团队精神放在优先级别中较低的位置。这将会是治疗师的责任，通过指出与朋友游戏或运动中更好的目标应该是玩得愉快来质疑这些优先选择。保持团队精神的规则被这样地定义，以至于他们可以在治疗中被治疗师监督和改正，在家中被家长监督和改正。

（二）复习规则

　　注意：只在有青少年不能遵守规则时，再次复习课时规则。

◆ 让青少年说出小组中的原则。

◆ 给他们一些需要记住的点。

1. 听其他小组成员说话的（而不是在其他人讲话的时候你还在讨论）

2. 遵守指令

3. 举手发言

4. 尊重他人（不调戏或取笑别人）

5. 不与他人有肢体接触（不打人、踢人、推人、抱人等）

（三）复习家庭作业

注意： 在家庭作业按部分计分——不只是每一次作业记一分。

1. 带来一件可以在室内玩的游戏物品

a. 确认青少年带来的可以在室内玩的与小组分享的游戏物品（例如，年龄合适的棋盘游戏纸牌游戏等等）。

b. 只给带来合适物品的人加分。

c. 为了避免分心，助教将这些物品放起来直到青少年治疗活动开始。

2. 聚会

a. 说：你们这一周主要的家庭作业是与朋友聚会。如果这周你举办了聚会请举手。

　　i. 一开始，叫完成作业的青少年回答问题。

　　ii. 简单问：

　　　　（1）你与谁聚会了？

　　　　（2）在哪里聚会的？

　　　　（3）你有给小组以外的人打电话来安排你要做什么吗？

　　　　（4）你们以什么方式结束的？

　　　　（5）谁选择了活动？【答案应该是客人】

　　　　（6）你们有至少一半的聚会时间在交换信息吗？

　　　　（7）你玩得开心吗？

　　　　（8）你的朋友玩得开心吗？

　　　　（9）有没有人让你想和他再聚会一次？

　　iii. 解决任何可能出现的问题。

3. 加入一次对话

a. 说：你们这周的另一个作业是加入一个你可能被接纳的团体的对话。如果这周你练习了加入一个对话，请举手。

　　i. 一开始，叫完成作业的青少年回答问题。

　　ii. 简单问：

　　　　（1）你在哪里加入的对话？

　　　　（2）你选择哪个团体加入的对话？

　　　　（3）你认识至少其中一个人吗？

　　　　（4）你如何加入的？

　　　　　　a）确定他们遵守了加入的步骤

　　　　　　b）如果他们没有遵守步骤，问：下一次你可以做什么来改进呢？

　　　　（5）你需要离开这个对话吗？

　　　　　　a）如果这样，确定他们遵守了离开对话的步骤。

　　　　　　b）如果他们没有遵守步骤，问：下一次你可以做什么来改进呢？

　　　　（6）解决任何可能出现的问题。

（四）教学课时：团队精神的规则

◆ **解释：** 今天我们要讨论团队精神。玩游戏和做运动的最重要的目标是每一个人都玩得开心。所以当我们在玩视频游戏、棋盘游戏或者做运动的时候，我们表现得像一个有团队精神的人很重要。为什么很重要呢？

答案： 这样对大家更有趣；游戏最重要的部分是每一个人都玩得开心。

◆ **问题：** 如果我们在玩游戏或者运动的时候，我们不是一个有团队精神的人会发生什么？

答案： 我们的朋友会不想和我们一起玩；我们可能会得到坏名声。

◆ 展示保持团队精神的规则。

1. 夸奖你的朋友

　a. 说：保持团队精神的最重要的要素之一是夸奖别人。谁能告诉我夸奖是什么？

　　答案：夸奖是一种称赞。

　b. 问：当你和你的朋友玩游戏或者运动的时候，为什么夸奖你的朋友可能会是一个好主意？

　　答案：这会使你的朋友感觉很好。

　c. 问青少年在游戏中夸奖的例子：

　　i. "漂亮的动作！"

　　ii. "不错的尝试。"

　　iii. "好球！"

　　iv. "干得好！"

　　v. 击掌

　　vi. 竖大拇指

　　vii. 击拳头（撞拳头）

　d. 解释：通过讲"干得好"或者"好球"来夸奖一个朋友是一种简单的方法来确保你的朋友玩得开心和让游戏保持乐趣。也记住游戏的目标是每一个人都觉得有趣，而不是不惜代价地赢。

2. 在游戏中不要做裁判

　a. 说：保持团队精神的另一个原则是避免做裁判。什么是裁判呢？

　　答案：在游戏中指挥别人的人。

　b. 问：为什么在游戏中表现得像个裁判一样是一个坏主意？

　　答案：青少年不想与指挥他们的人一起玩。

3. 不要像教练一样

　a. 说：当我们尝试保持团队精神时，我们不说教其他玩家也很重要。一些孩子在游戏中尝试表现得乐于助人并给建议，就像教练一样。为什么和你的朋友一起时，表现得像教练一样是一个坏主意？

　　答案：青少年不想与告诉他们怎么做的人一起玩。

　b. 解释：尽管你可能只是想尝试帮助别人，也可能看起来你是专横的。所以除非你的朋友问你（如你在教他们一个新的游戏），否则不要尝试提供建议来"帮助"。一个例外是如果你非常擅长这个游戏，而你的朋友不擅长，你可以通过说这样的话来提供帮助"你需要我展示给你看如何到下一级吗？"【在一个视频游戏中】，但是如果你的朋友不想要你的帮助，你需要停止给建议。

4. 分享和轮流

　a. 说：保持团队精神的另一个规则是分享和轮流。这与不传球或者不分享游戏手柄的人不同。什么是"不传球"？

　　答案：一些人不分享球或者在游戏中不轮流。

　b. 问：做一个"不传球的人"或者在游戏中不轮流的问题是什么呢？

　　答案：没有人会想和你玩；对其他人来说是无趣的。

　c. 问：在你玩视频游戏的时候，你一个人拿着游戏手柄的问题是什么呢？

　　答案：没有人会想和你玩；对其他人来说是无趣的。

　d. 问：不能抱着球或者不轮流，你应该做什么呢？

　　答案：

　　（1）分享和轮流

　　（2）分享游戏手柄

（3）不要做不传球的人

5. 如果你感到无聊，建议换一个

a. 说：有时候人们会在一个游戏中感到无聊。我们讨论这个与你们上周的聚会有关。如果你在游戏中途觉得无聊可以做什么呢？

答案：建议玩别的游戏。

b. 问：在游戏中途直接走开或者说"我觉得无聊"的问题在哪里呢？

答案：可能会伤害其他人的感受；你可能看起来不是一个有团队精神的人。

c. 问：你可以说什么呢？而不是"我觉得很无聊"

答案：你可以说"我们玩完这一个，玩一点别的怎么样？"

d. 解释：所以保持团队精神的规则是如果你觉得无聊，你可以建议玩别的。

6. 如果你赢了不要幸灾乐祸

a. 说：有时候人们赢了的时候会变得非常兴奋和幸灾乐祸。他们可能会跳起来或者为自己欢呼。为什么如果你赢了的时候幸灾乐祸是一个坏主意？

答案：这会让其他人感到不舒服；其他人也许会不想和你玩了。

b. 问：不要幸灾乐祸，你可以做什么？

答案：表现得赢了并算什么。

7. 如果你输了不要郁闷或者生气

说：保持团队精神的另一个原则是如果你输了的时候避免郁闷或者生气。在你输了的时候表现郁闷或者生气的问题是什么呢？

答案：这会使你看起来不是一个有团队精神的人；其他人可能不会再想和你玩。

8. 在游戏结束的时候说"很好的游戏"

a. 说：保持团队精神的最后一个规则是与我们在游戏结束的时候应该说一些相关的内容。在游戏结束的时候你应该说什么和做什么呢？

答案：说："好游戏"；击掌；击拳头

b. 问：为什么在游戏结束的时候说"好游戏"是重要的呢？

这显示你是一个有团队精神的人；会让其他人感觉很好。

（五）家庭作业

◆ 简单地介绍下本周作业：你们每一个人这周的家庭作业是与一个或者更多的朋友进行另一次聚会。你可能需要通过打电话来开始一次聚会。在聚会中，如果你们玩游戏或者运动时，我们需要你练习做一个有团队精神的人。我们也要继续让你们每一个人练习加入一个你不太了解的人的对话，如果有必要的话，我们需要你练习离开这个对话。下一周你将需要带一件可以在室内玩的游戏物品来和小组分享。所以再说一次，你们这一周的家庭作业是：

— 与一个或者更多的朋友聚会。

　• 给小组以外的人打一个电话来安排聚会。

　• 交换信息来弄清楚你将要做什么。

— 练习保持团队精神：

　• 如果可行的话，这个可以在聚会中完成。

　• 其他相关时间，包括在课外体育活动或者在体育课中。

— 根据我们列出的步骤加入一个对话。

— 如果团队中的人看起来和你谈话不感兴趣，离开这个对话

— 带一件可以在室内玩的游戏物品与小组分享（如，与年龄匹配的棋盘游戏、纸牌游戏等等）

（六）青少年活动：聚会和团队精神

注意： 规则参考 "青少年活动指导"

◆ 通知青少年他们将要练习举办一个小组聚会

— 将青少年分为几个小组，让他们练习主人和客人。

— 如果可能的话，男孩子与男孩子在一组，女孩子与女孩子在一组。

— 分配主人和客人。

· 让每一个青少年练习作为一个主人开始聚会。

· 给每一人做主人和客人的机会。

— 青少年在练习小组聚会的时候将会玩室内游戏。

— 游戏选自青少年带来的恰当的室内游戏物品和其他可能的游戏。

— 青少年在游戏中练习保持团队精神的时候可以得到积分：

· 夸奖

· 不要做裁判

· 不要做教练

· 分享和轮流

· 如果你觉得无聊，建议换一个

· 如果你赢了不要幸灾乐祸

· 如果你输了不要郁闷或者生气

· 在游戏结束的时候说 "好游戏"

— 在课时结束的时候，青少年应该练习结束聚会。

· 分配主人和客人：

◆ 让每一个青少年练习作为一个客人结束聚会

◆ 给每一个人做主人和客人的机会

（七）重新集合

◆ 宣布青少年需要加入他们的家长中。

— 确保青少年站或者坐在他们家长旁边。

— 确保小组保持安静，并注意力集中。

◆ 简单描述青少年在今天的课时中做了什么。

— 说：今天我们复习了保持团队精神的规则。谁能告诉我保持团队精神的规则？【让青少年说出所有的原则。如果有必要的话准备好给予提示】

· 夸奖

· 不要做裁判

· 不要做教练

· 分享和轮流

· 如果你觉得无聊，建议换一个

· 如果你赢了不要幸灾乐祸

· 如果你输了不要郁闷或者生气

· 在游戏结束的时候说 "好游戏"

— 说：今天我们在小组聚会时练习了做一个有团队精神的人，这个小组在保持团队精神方面做得非常好。让我们给他们掌声。

◆ 复习下周的家庭作业（见下）。

◆ 单独、分别地和每一个家庭协商：

— 聚会的地点，安排的活动，谁会在场，和家长在聚会中扮演的角色。

— 青少年会尝试在哪里加入和加入哪个团体的对话。

— 下周会带来什么可以在室内玩的游戏物品。

（八）家庭作业

1. 青少年要和朋友一起聚会。

    a. 给小组以外的人打电话来安排聚会。

        i. 交换信息以发现共同兴趣。

        ii. 决定在聚会中你要做什么。

    b. 家长远距离地监督聚会。

    c. 聚会是基于活动的。

    d. 确保青少年与客人交换信息。

        i. 一半的聚会时间应该用来交换信息。

        ii. 第一次聚会的时间限制在大约 2 小时内（根据活动而定）。

2. 练习保持团队精神：

    a. 这可以在聚会时完成或者一周中青少年玩游戏的任何时间（视频游戏、电脑游戏、棋盘游戏、纸牌游戏）或运动。

    b. 如果家长不能观察的话，家长和青少年应该讨论青少年如何保持团队精神

3. 练习加入至少两个青少年之间的对话

    a. 试图去选择一个你至少认识其中一个人的对话

    b. 选一个你可能会被接受（如，危险性较低的地方）和你没有不好名声的地方尝试。你可能需要找一个新的地方。

    c. 家长和青少年可以讨论青少年如何加入对话和离开对话（如果可能的话）。

4. 带来一件可以在室内玩的游戏物品

    带来一件可以在室内玩的游戏物品与小组分享（例如，与年龄符合的棋盘游戏、纸牌游戏等等）

        i. 不要带一个人玩的游戏物品

        ii. 不要带一些你不愿意与小组成员分享的，或者担心损坏或者丢失的游戏物品。

（九）计算得分

    记录每周干预治疗的以下内容的分数

◆ 计算每一个青少年获得的得分。

◆ 计算每一组获得的全部积分总和。

◆ 不要当着青少年的面计算积分：

— 不要公开个体或者小组的总得分。

— 不允许青少年之间互相比较得分。

◆ 提醒他们正一个团队而努力，为了获得更大更好的毕业聚会。

四、青少年活动指导 9：聚会和团队精神

（一）所需材料

◆ 青少年带来的可以在室内玩的游戏物品

◆ 以防青少年忘记带游戏物品，准备棋盘游戏供分享：

— 纸牌

— 跳棋

— 象棋

（二）规则

◆ 通知青少年他们将要练习举办一个小组聚会。

◆ 将青少年们分为几个小组，让他们练习主人和客人。

◆ 如果可能的话，男孩子与男孩子在一组，女孩子与女孩子在一组。

◆ 分配主人和客人。

　— 让每一个青少年练习作为一个主人开始聚会。

　　· 让青少年口头复习开始聚会的步骤：

　　　◆ 问候客人。

　　　◆ 邀请客人进来。

　　　◆ 给客人参观。

　　　◆ 将客人介绍给每一个人。

　　　◆ 给客人提供一些吃的和喝的。

　　　◆ 问每一个人想要做什么。

　　· 让青少年在小组内排练步骤。

　　· 给每一个人做主人和客人的机会。

◆ 青少年在练习小组聚会的时候可以玩室内游戏。

◆ 游戏来自于青少年带来的恰当的室内游戏物品和治疗团队提供其他可行的游戏。

　— 让青少年协商他们要玩什么游戏。

　　· 他们可能需要做出用一半的时间来玩一个游戏，中途换到另一个游戏的妥协。

　— 你可能需要协助他们理解特殊游戏的规则：

　　· 在意见不一致的时候，试着避免做一个裁判。

　　· 鼓励青少年通过团队精神来解决他们的问题。

　— 你可能需要鼓励他们去保持团队精神并夸奖他们的同伴。

◆ 青少年在玩游戏时练习保持团队精神能够得到分数：

　— 夸奖

　— 不做裁判

　— 不做教练

　— 分享和轮流

　— 如果你觉得无聊，换一个游戏

　— 如果你赢了不要幸灾乐祸

　— 如果你输了，不要忧郁或者生气

　— 在游戏结束的时候说"好游戏"

◆ 教练需强调青少年因为什么得分（例如，"John 因为夸奖得到了一分"）

　— 确定记录好"团队精神得分记录表"（见附录 G）

　— 在给分的时候大声说出来以让其他青少年听到。

　　· 社会比较会鼓励其他青少年去夸奖或者保持团队精神。

◆ 在课时结束的时候，青少年需要练习结束聚会。

　— 分配主人和客人

　　· 让每一个人练习作为客人结束聚会。

　— 一开始，让青少年口头复习结束聚会的步骤：

　　· 提出结束聚会的托辞。

　　· 陪客人走到门口。

- 感谢客人来参加聚会。
- 告诉他或她，你玩得很开心。
- 说再见，你不久将会再见到他或她。
— 让青少年在全体小组成员前排练。
— 给每一个人做主人和客人的机会。

第 12 章

课时 10：拒绝 I ——取笑和尴尬的反馈

一、治疗师对家长课时的指导

（一）对家长课时指导的原则

取笑定义为贬低他人的言论。小孩子取笑以骂人为主（Frankel & Myatt，2003）。大孩子的取笑常常是贬低受害者和受害者的家庭（Frankel，1996）。取笑可能是为了幽默，但是幽默也可能是以受害者为代价的挖苦的言论。这种取笑经常发生在旁观者面前。尽管在三年级到六年级之间，身体的伤害会减少，而取笑也开始在频率上较身体的伤害高，并且持续到青春期（Perry，Kusel，和Perry，1988）。在纵向随访研究中，Hodges & Perry（1999）发现在三到七年级的学生中，退缩、体质弱和被同伴拒绝者最可能受同龄人欺负，这些因素中的每一个都会影响其受到伤害的程度。

取笑的主要动机是看到受害者不舒服时，自己会觉得开心（Warm，1997）。当被社会接受的青少年倾向于使用幽默或者声称来回应被取笑（Perry，Williard & Perry，1990）、被社会拒绝的青少年倾向于感到愤怒、失落或者身体攻击（cf，Shantz，1986）。区分取笑和尴尬的反馈在这一课时中有所涉及（cf，Frankel，Sinton & Wilfley，2007），这是孤独症谱系障碍（ASD）青少年经常遇到的同伴反应。

这次课时的目标是区别取笑和尴尬的反馈，和训练应对两者的有效策略。取笑和欺凌的词语是经常互用的。会为家长和青少年统一定义取笑和欺凌以免混淆：取笑指言语攻击，欺凌指身体攻击或威胁。应对言语和身体攻击的策略是非常不一样的，身体攻击在下一课时讲述。

这次课时的内容是经常充满激情的。许多青少年对取笑反应不够。家长和青少年会因此感觉能量不足。在某些情况下，这可能是家长第一次意识到他们的孩子被取笑。在其他情况下，家长可能提到一些关于他们试图阻止他们的孩子受到欺凌的负面经历。为了恰当处理两种形式的伤害，治疗师需要在这次课时把重点放在取笑上，等到下一章再和家长讨论欺凌的问题。

如上所述，取笑和令人尴尬的信息反馈之间的差异是重要的。如，说"你好臭"可以是取笑的评论，或可以是提示需要更好的口腔卫生或气味，或者青少年进入游戏时，他或她的技能水平是低于其队友的。后两者可能是取笑，但是也告诉青少年，这是代表了粗鲁，并令人尴尬，并且是不恰当的。识别令人尴尬的反馈应当推动青少年在卫生、外表或者改变让人厌恶的行为做必要的改变。教给青少年将蔑视言语攻击技术（Frankel & Myatt，2003）作为应对被言语取笑的有效的方式。

家长在给青少年提供应对被取笑方面的建议经常是有限的，可能是因为大部分家长不懂如何有效地处理取笑这种行为。或者，一些家长经常建议他们的青少年"走开"或者"忽略他们"来应对被取笑。治疗师应该对家长澄清这些策略常常是无效的。

（二）复习家庭作业

1. 聚会
  a. 确认青少年是否打电话来安排一次聚会
  b. 确认聚会是否是
   i. 基于活动的

181

    ii. 家长远距离监督

    iii. 不超过两个小时（根据活动而定）

  c. 确定青少年与他或她的客人交换信息，发现共同兴趣

    i. 一半的聚会时间应该用于交换信息。

2. 做一位有团队精神的人

  a. 让家长汇报他们的青少年是如何练习保持团队精神的

    i. 确认青少年做了一个有团队精神的人的具体方式

  b. 这个练习可能会发生在聚会中

3. 加入一个对话

  a. 让家长确认：

    i. 青少年在哪里加入对话

    ii. 青少年是否对团体中的某个人熟悉

    iii. 青少年是否按照加入对话的步骤进行

    iv. 在适当的时候，他们是如何处理被拒绝的。

  b. 解决任何可能出现的问题。

4. 带来一件可以在室内玩的游戏物品

  a. 让家长确认他们青少年带来的可以在室内玩的与小组分享的游戏物品（如，与年龄符合的棋盘游戏、纸牌游戏等等）

  b. 只给带来合适物品的人分数

（三）教学课时：取笑和尴尬的反馈

◆ 分发家长讲义

◆ 解释：今天我们将要讨论取笑，以及当青少年被他人取笑的时候可以做些什么。我们将不会详细讨论别的孩子对您的孩子说过的刻薄的话或者他们被取笑时的感受。相反地，我们将集中在，青少年在面对被取笑时我们该如何帮助他们。我们会关注如何对取笑做出反应，从而降低之后你的孩子被取笑的可能性。因为绝大部分孩子取笑是为了得到别人的反应，最好的避免被取笑的方式是表现出别人说的内容并不能困扰你。我们叫这个技术为蔑视言语攻击技术。这不是为了再取笑回去；那就会变成"取笑——取笑你的人"了。反而，我们将把取笑的内容开玩笑，使得这让取笑者觉得没那么好玩。如果这对取笑者来说不好玩，取笑者在将来将不太可能取笑。

◆ 在房间里走动，让家长轮流阅读家长讲义。

◆ 加粗的部分是直接来源于家长讲义的。

○ 蔑视言语攻击

◆ **表现出他们说的话并没有干扰到你**

  — 对男孩——表现出你不在乎——就像他们说的很无聊或者枯燥

  — 对女孩——有态度——就像他们刚刚说的是愚蠢的或者没有意义的；你可能对他或者她翻白眼

◆ **对他说的话开玩笑**

  — 不要开取笑者的玩笑！这只会给你自己找麻烦

◆ **简单回到取蔑视言语攻击：**

  — 保持你的蔑视言语攻击是简短的。

  — 如果你说太多，他们会认为你是在乎的。

  — 例子：

    · "随你！"

- "无论如何……"
- "大不了！"
- "怎样！"
- "谁在乎呢？"
- "是的，怎样？"
- "那么你的点在哪里？"
- "告诉我你什么时候到有趣的部分。"
- "我应该在乎吗？"
- "这应该是好玩的吗？"
- "那么我为什么在乎？"

◆ **做一些显示你不在乎的事：**
  — 耸肩、摇头、走开。
  — 翻白眼并走开。

◆ **不要在你未表示取笑者说的话未让你困扰之前走开：**
  — 你不想让取笑者认为你是逃走。
  — 取笑者可能跟着你，继续取笑。

◆ **不要对有身体攻击行为的人使用蔑视言语攻击技能**
  （处理这一类欺凌的策略在下次课时。）
  — 这种类型的尴尬可能会让欺凌者想要进一步攻击报复。

◆ **永远不要对家长、老师或者成人使用蔑视言语攻击技能。**
  — 这只会给青少年带来麻烦。

◆ 解释：所以来总结一下，最好保证人们不取笑您孩子的方式是使这件事对他们来说并不好玩。您的青少年将通过表现别人说的话并不能干扰他们或者是蹩脚的来达到目的。但是对一些青少年来说，在被取笑的时候，他们已经表现出了沮丧。如果您的青少年在过去曾经被取笑时表现得烦乱，这可能需要花点时间让人们觉得他们不再觉得困扰。事实上，取笑者可能会在一段时间内使更大的劲来达到他们预期反应。一定要确保您的青少年知道这是可预想到的，所以他们不应该放弃。如果他们坚持使用蔑视言语攻击和不让他们继续做令他沮丧的事，取笑者最终会放弃，转移到其他人身上。

◆ 解释青少年将在这次课时练习**蔑视言语攻击**
  — 治疗师将使用一个良性取笑（"你的鞋子真丑！"）
  — 青少年将挑选三个蔑视言语攻击来练习，以防取笑持续存在。

◆ 告诉家长如果您的青少年愿意，他们将在这周与他们的同伴练习**蔑视言语攻击**：
  — 在开始练习之前，家长必须使他们知道这是在练习。
  — 家长必须使用一个良性的取笑（如，"你的鞋子真丑！"）

（四）处理尴尬反馈

◆ 解释：接下来我们要讨论的是，有时伴随取笑或者听起来像取笑的重要反馈。如，孩子有时将会说一些令人尴尬的和甚至刻薄的话来取笑您的孩子，但是同时他们可能会给一些重要的信息。这个信息有时是令人尴尬的，并让您的孩子感觉不好，但是这也会给您提示，别的人是如何看待您孩子的。当许多人给青少年同样的反馈或青少年频繁地从一小部分人那儿得到同样的反馈的时候，这个反馈是尤其真实的。作为家长，你的职责是要帮助您的青少年弄清楚当他们得到令人尴尬的评论时，这个评论是否有重要的信息，并帮助青少年决定他或者她可以做什么改变。

◆ 让家长轮流阅读家长讲义中的表格"尴尬反馈的应对方法"。

◆ **加粗**的部分是直接来源于家长讲义的。

尴尬反馈的应对方法

令人尴尬的反馈的例子	青少年可以做的改变
"你穿得太搞笑了！"	改变你的穿着；试着遵守学校的服装规范
"你好臭！"	使用更多除臭剂；多洗澡；少使用一些香水
"你头发真油！"	多洗头；少使用发胶
"是有雪在你的肩膀上吗？！"（头皮屑）	使用去屑型洗发水
"你口臭！"	在吃东西之后使用口气清新剂；经常刷牙；使用漱口水；嚼口香糖
"你在这个游戏里弱爆了！"	与水平差一点的孩子玩游戏
"说话，不要喷！"（说话的时候喷口水）	说话的时候注意不要喷（说话的时候多咽）
"你的牙齿之间有东西！"	吃饭之后刷牙；吃饭之后嚼口香糖；多使用牙线
"停止喊叫！""你说话声音太大！"	讲话平和一些
"我听不到你说什么！"	讲话大声一些
"你一点都不好玩！"	注意你讲笑话时别人的反馈，考虑做一个听笑话的人

◆ 在教室里走动，让家长提出他们自己的例子：孩子可能接受（或正在接受）的令人尴尬的反馈和青少年可以做的改变。
   — 例子：许多孩子因为衣着被取笑。
      · 家长应该努力注意其他青少年穿什么，或者问亲戚朋友关于同龄青少年的穿着。然后家长能够在这个例子中帮助他们的青少年挑选更合适的衣服，如果他们的青少年不再想要变成这种类型取笑目标的话。
      · 让家长提供其他建议。
◆ 一些青少年会自然而然地不愿意讨论取笑，所以一些家长也不会知道他们的青少年被取笑了。
   — 告诉家长这些小组作业是非常好的机会，让他们讨论青少年是如何被取笑的。
   — 找出取笑的其他建议：
      · 和学校老师或者教练交谈。
      · 参加学校的开放日以和老师对话。
      · 在接送孩子的时候，注意他或者她与其他青少年的互动。
   — 询问同一所学校的兄弟姐妹。

（五）家庭作业

   家长组治疗师应该和家长一起复习家庭作业家长并解决任何潜在的问题。

1. 青少年与朋友一起聚会
   a. 给小组外的人打电话来安排聚会
      i. 交换信息以发现共同兴趣
      ii. 决定在聚会中你要做什么
   b. 家长远距离地监督聚会
   c. 聚会是基于活动的
   d. 确定青少年与客人交换信息
      一半的聚会时间应该用来交换信息。
   e. 第一次与某一青少年聚会的时间限制在大约 2 小时内（根据活动而定）。

2. 练习保持团队精神：
   a. 这可以在聚会时或者一周中青少年玩游戏（视频游戏、电脑游戏、棋盘游戏、纸牌游戏）或运动的任何时间完成。
   b. 家长和青少年应该讨论青少年如何保持团队精神。
3. 带户外运动装备。
   a. 带户外运动装备与小组分享（如，篮球、橄榄球、排球、足球、飞盘）不要带一个人玩的游戏物品或者装备。
   b. 不要带一些：
      i. 你不愿意与小组成员分享的。
      ii. 担心损坏或者丢失的。
4. 练习蔑视言语攻击，如果在这一周发生的话：
   a. 家长和青少年可能想在这一周练习蔑视言语攻击。
   b. 家长和青少年应该讨论青少年如何使用蔑视言语攻击技能。
      蔑视言语攻击一般与兄弟姐妹使用比较恰当。

二、家长讲义 10：拒绝 I ——取笑和尴尬的反馈

（一）蔑视言语攻击

◆ 表现出他们说的内容并不困扰你：
   — 对男孩——表现出你不在乎——就像他们说的很无聊或者枯燥。
   — 对女孩——有态度——就像他们刚刚说的是愚蠢的或者没有意义的；你可能对他或者她翻白眼。
◆ 对他说的话开玩笑：
   — 不要开取笑者的玩笑！这只会给你自己找麻烦。
◆ 简单回到蔑视言语攻击：
   — 保持你的蔑视言语攻击是简短的。
   — 如果你说太多，他们会认为你是在乎的。
   — 例子：
      · "随你！"
      · "无论如何……"
      · "大不了！"
      · "怎样！"
      · "谁在乎呢？"
      · "是的，然后呢？"
      · "那么你的点在哪里？"
      · "告诉我你什么时候到有趣的部分。"
      · "我应该在乎吗？"
      · "这应该是好玩的吗？"
      · "那么我为什么在乎？"
◆ 做一些显示你不在乎的事：
   — 耸肩、摇头、走开。
   — 翻白眼和走开。

◆ 不要在你未表示取笑者说的话让你困扰之前走开：
  — 你不想让取笑者认为你是在逃走。
  — 取笑者可能跟着你，继续取笑。
◆ 不要对有身体攻击行为的人使用蔑视言语攻击技能：
  — 这种类型的尴尬可能会是欺凌者想要进一步攻击报复。
◆ 永远不要对家长，老师或者成人使用蔑视言语攻击技能。

尴尬反馈的应对方法

令人尴尬的反馈例子	青少年可以做的改变
"你穿得太搞笑了！"	改变你的穿着；试着遵守学校的服装规范
"你好臭！"	使用更多除臭剂；多洗澡；少使用一些香水
"你头发真油！"	多洗头；少使用发胶
"是有雪在你的肩膀上吗？！"（头皮屑）	使用去屑型洗发水
"你口臭！"	在吃东西之后使用口气清新剂；经常刷牙；使用漱口水；嚼口香糖
"你在这个游戏弱爆了！"	与水平差一点的孩子玩游戏
"说话，不要喷！"（说话的时候喷口水）	说话的时候注意不要喷（说话的时候多咽）
"你的牙齿之间有东西！"	吃饭之后刷牙；吃饭之后嚼口香糖；多使用牙线
"停止喊叫！""你说话声音太大！"	讲话平和一些
"我听不到你说什么！"	讲话大声一些
"你一点都不好玩！"	注意你讲笑话时别人的反馈，考虑做一个听笑话的人

（二）家庭作业
1. 青少年与朋友一起聚会
  a. 给小组外的人打电话来安排聚会。
    i. 交换信息以发现共同兴趣。
    ii. 决定在聚会中你要做什么。
  b. 家长远距离地监督聚会。
  c. 聚会是基于活动的。
  d. 确定青少年与客人交换信息：
    一半的聚会时间应该用来交换信息。
  e. 第一次与某一青少年聚会的时间限制在大约 2 小时（根据活动而定）。

2. 练习保持团队精神
  a. 这可以在聚会时或一周中青少年玩游戏（视频游戏、电脑游戏、棋盘游戏、纸牌游戏）或运动的任何时间完成。
  b. 家长和青少年应该讨论青少年如何保持团队精神。

3. 带来户外运动装备
  a. 带来户外运动装备与小组分享（例如，篮球、橄榄球、排球、足球、飞盘）。
    不要带一个人玩的游戏物品或者装备。
  b. 不要带一些：
    i. 你不愿意与团队成员分享的。
    ii. 担心损坏或者丢失的。

4. 练习蔑视言语攻击，如果在这一周发生的话：

　　a. 家长和青少年可能想在这一周练习**蔑视言语攻击**。

　　b. 家长和青少年应该讨论青少年如何使用蔑视言语攻击技能。
　　　蔑视言语攻击一般与兄弟姐妹使用比较恰当。

三、治疗师对青少年课时的指导 10：
拒绝Ⅰ——取笑和尴尬的反馈

（一）对青少年课时指导的原则

　　这次课时的主要目标是给青少年新的和更有效的处理取笑（即来自同伴的言语攻击）的策略。尽管取笑和欺凌是经常互相交织的，为了澄清在选择恰当策略处理两种情况，取笑这个词将指来自同伴的言语攻击，而欺凌这个词将指来自同伴的身体攻击或者威胁。应对言语和身体攻击的策略是非常不同的。所以，为青少年提供思考这些概念不同的途径以选择恰当的应对策略是非常有帮助的。

　　小组中的许多青少年有很长的被取笑的经历。所以，这次课时可能对许多青少年的情绪有很大挑战。治疗师应该通过不允许青少年讨论他们被取笑或者欺凌的细节来帮助限制情感反应，他们才能更集中在解决方法上。在这次课时中，青少年将最可能发展有凝聚力的群体，在群体里他们互相尊重，支持将可能使他们的焦虑很大程度上减少，而这个焦虑是在治疗开始讨论这个话题使他们感受到的。

　　这次课时经常出现的一个问题是，青少年可能称他们在学校"从未被取笑"或者"没人取笑"。在非常罕见的情况下，这可能确实是这样的；但是通常这些评论代表着努力"挽回面子"或者看起来想要拒绝社交。使青少年承认被取笑并不重要。重要的是不要让被取笑的青少年觉得他们的处境是尴尬的。治疗师需要通过解释几乎每一个人都时不时被取笑（尤其青少年），将这个经历对其他组员来说正常化。尽管这个经历是痛苦的，但是并不是不常见。

　　反过来，有一些青少年将承认被取笑过，且想要讨论他们被取笑的方式的漫长故事。治疗师不能允许这个讨论继续，因为这些充满情绪的承认将使青少年难以集中在这个课时上。治疗师这样提醒青少年"我们知道被取笑对你来说是非常糟糕的，我们也知道这非常常见。记住，我们不是要讨论你如何被取笑的。反而，我们将集中在如何做让你之后被取笑的可能性变小。这个澄清会让许多青少年感到释然。

　　有时其中一个青少年可能会承认取笑或者欺凌别的青少年。治疗师将需要简短讨论与做取笑者或者欺凌者相关的问题，但是需避免在这个问题上长篇大论，以减少这样的隐私暴露可能会对其他成员带来的焦虑。治疗师可能说一些类似这样的话"谁能告诉我做一个欺凌者的问题在哪里？"（答案：这是刻薄的；人们将不会想和你做朋友）。一个非常简短的关于"为什么做一个欺凌者是不好的"讨论将传递这样的信息——这个行为是不被接纳的。但是要避免长篇大论，这可能在减少其他成员中产生焦虑和集中在对被取笑的反应上是重要的。

　　尽管有可能在教学课时中情绪被提起来，这个部分应该集中在发展处理取笑的详细策略上，这将会降低将来被取笑的可能性。当材料以下述方式呈现时，青少年会感到愉快。

（二）复习规则

　　注意：只在有青少年不能遵守规则时，再次复习课时规则。

◆ 让青少年说出小组中的原则

◆ 给他们一些记忆的点

1. 听其他小组成员说话（而不是在其他人讲话的时候你还在讨论）
2. 遵守指令
3. 举手发言
4. 尊重他人（不调戏或取笑别人）
5. 不允许与他人肢体接触（不打，踢，推，抱等等）

（三）复习家庭作业

注意： 给家庭作业分每个部分打分——不只是整个作业只给一分。

1. 带来一件可以在室内玩的游戏物品

a. 确认青少年带来与小组分享的可以在室内玩的游戏物品（如，与年龄合适的棋盘游戏、纸牌游戏等等）。

b. 只给带来合适物品的人加分

c. 为了避免分心，有一个教练将物品放起来直到青少年开始活动。

2. 聚会

a. 说：你们这一周主要的家庭作业是与朋友聚会。如果这周你有过聚会，请举手。

    i. 一开始，让完成作业的青少年分享。

    ii. 简单地问：

        （1）你与谁聚会了？

        （2）在哪里聚会的？

        （3）你有给小组以外的人打电话来弄清楚你要做什么吗？

        （4）你们以什么方式结束的？

        （5）谁选择了活动？[答案应该是客人]

        （6）你们有至少一半的聚会时间在交换信息吗？

        （7）你玩得开心吗？

        （8）你的朋友玩得开心吗？

        （9）有没有让你想要再次聚会的人？

    iii. 解决任何可能出现的问题。

3. 保持团队精神

a. 说：上一周我们学习了保持团队精神的规则。其中的一个作业是这周练习保持团队精神。这可能在你们聚会或者学校体育课或者你们的课外活动中发生过。如果你们这一周练习了做一个有团队精神的人，请举手。

    i. 简单提问：

        （1）你们在哪里练习的做一个有团队精神的人？

        （2）你们做了什么来显示你们是一个有团队精神的人？

    ii. 解决任何可能出现的问题。

4. 加入一次对话

a. 说：你们这周的另一个作业是加入一个你可能被接纳的团体的对话。如果这周你练习了加入一个对话，请举手。

    i. 一开始，让完成作业的青少年分享。

    ii. 简单地问：

        （1）你在哪里加入的对话？

        （2）你选择加入的哪个团体？

        （3）你认识至少其中一个人吗？

        （4）你如何加入的？

a. 确定他们遵守了加入的步骤

b. 如果他们没有遵守步骤，问：下一次你可以做出哪些改变？

（5）你需要离开这个对话吗？

a. 如果这样，确定他们遵守了离开对话的步骤。

b. 如果他们没有遵守步骤，问：下一次你可以做出哪些改变？

（6）解决任何可能出现的问题。

（四）教学课时：蔑视言语攻击

◆ 解释：今天我们来讨论取笑和别人取笑你的时候你要做什么。我们将不会详细讨论别的孩子对我们说过的刻薄的话或者我们被取笑时的感受。我们都知道被取笑时感觉是非常糟糕的。反而，我们将集中在我们被取笑的情况下，我们可以做什么降低我们在之后被取笑的可能性。一个重要的降低我们以后被取笑的可能性的方法，是与我们在别人取笑时如何反应。为了使我们知道如何恰当回应取笑，思考为什么别人会取笑会对我们有所帮助。

◆ [注意：如果青少年想要讨论他们被取笑的详细方式，确保立刻通过说这些来引导他们：我们不是要讨论你如何被取笑的。反而，我们将集中在如何做才能降低你之后被取笑的可能性。]

◆ 问题：人们为什么会取笑别人？

— 回答：

• 人们通过取笑想看你的反应。

• 他们想让你哭；喊叫；骂人；感到尴尬；脸红。

• 他们想要触及你的底线。

• 他们为其他青少年上演一场"秀"。

◆ 他们可能甚至说"看这个！"，使其他青少年也参与取笑。

◆ 问题：当你烦乱的时候……

— 你是在做取笑者想要的结果吗？

• 回答：是的。

— 他们让你上演了一场"秀"吗？

• 回答：是的。

— 你让取笑对取笑者来说变得好玩吗？

• 回答：是的。

— 你下次更可能被取笑吗？

• 回答：是的。

◆ [注意：如果青少年承认取笑或者欺凌别的青少年，你需要尽可能终止这个话题，并集中精力在课时上。不要让青少年详细讲述欺凌别的青少年的情景，问其他组员"做一个欺凌者的问题在哪里？"然后通过简短的道德教育告诉他们欺凌别人并不是交朋友的一个好方式。之后这个问题如果看起来没有解决的话，团队领导者可能要与承认者及家长私下讨论这个问题。]

◆ 说：许多成人会给青少年关于如何应对取笑的建议。绝大部分成人会告诉青少年什么呢？

— 回答：把这件事情告诉大人；走开；忽略他或她。

◆ 问：这些策略通常有效吗？

— 回答：通常无效。

— [注意：承认青少年之前接受的策略是无效的，将帮助治疗师获得青少年的信任，他们更愿意相信治疗师告诉他们的如何恰当回应取笑。]

◆ 解释：我们不建议你们忽略取笑者或者单纯走开。这些策略经常不起效。反而，你们将需要让取笑者知道取笑对他们来说没那么好玩。你们需要说一些话让他们觉得他们所说的是蹩脚的。我们叫这个反应是"蔑视言语攻击"因为你在一定程度上开了他们的玩笑。但是我们不是建议你们取笑他们；这将是"蔑视言语攻击者"，且会使你们的关系升级，给你带来麻烦。在你们被取笑之前，理解使用蔑视言语攻击技能的规则是非常重要的。

◆ 呈现蔑视言语攻击的规则
— 表现出他们所说的内容并不能困扰你。
· 说：蔑视言语攻击的关键点是你表现出他们说的话并不能困扰你。即使伤害了你的感受，你也要假装并没有。
◆ 对女孩——有态度——就像他们刚刚说的是愚蠢的或者没有意义的；你可能对他或者她翻白眼
◆ 对男孩——表现出你不在乎——就像他们说的很无聊或者枯燥
· 问：为什么表现出他们所说的话并不能困扰你是很重要的？
◆ 回答：因为这使得取笑没那么好玩；以后他们将不太可能取笑你。
◆ 对他们说的话开玩笑。
— 说：一个表示别人并没有困扰你的好方式是表现出他们所说的是蹩脚的。这并不意味着你应该取笑他们或者开他们的玩笑。这只会给你带来麻烦。
— 问：如果你也开他或者她的玩笑，会发生什么？
· 回答：你会有麻烦；你将看起来是个坏人；你可能会伤害他们的感情；你可能会有个不好的名声。
◆ 做一个蔑视言语攻击的简单回馈
— 说：最好的呈现别人并没有困扰我们及他们所说的是蹩脚的方式是给蔑视言语攻击一个简单的回馈。这个包括开他们所说内容的玩笑，而不是开他们的玩笑。
· 说：蔑视言语攻击回馈的第一个规则是必须简短。为什么简短很重要？
◆ 回答：如果你讲太多，别人会认为你在乎。
· 说：蔑视言语攻击回馈的下一个规则是给他们这样的印象：我们不在乎或者这个取笑弱爆了。
◆ 例子：（写在黑板上。不要让他们做自己的回馈，因为他们经常是不恰当的。）
— "随你"
— "无论如何"
— "大不了！"
— "怎样！"
— "谁在乎呢？"
— "是的，然后呢？"
— "那么你的点在哪里？"
— "告诉我你什么时候到有趣的部分。"
— "我应该在乎吗？"
— "这应该是好玩的吗？"
— "那么我为什么在乎？"
◆ 做一些显示你不在乎的事。
— 说：如果你对取笑的言语回应觉得不舒服，另一个选择是做一些事情显示你不在乎。
· 例子：
◆ 耸肩、摇头、走开。
◆ 翻白眼并走开。
◆ [注意：一些 ASD 青少年在恰当翻白眼和耸肩有困难。如果他们选择这些姿势，确保让每一个青少年在行为演练中展示他或者她如何做这个，以防他们看起来尴尬。如果他们做起来很奇怪，委婉地使他或她知道这些非言语姿势是难做的，可能对他或者她来说不是最好的选项；他或者她选择简短的言语回馈更好。]

— 问：蔑视言语攻击回馈将给取笑者什么样的印象？

• 回答：你不在乎；他或者她说的并没有困扰你。

— 解释：提供蔑视言语攻击回馈总是好的，但是如果你发现在这些情况下使用你的语言很困难，一个非言语动作就足够了。

◆ 不要站在那里和等待被取笑更多。

— 说：在你已经展示他们所说的话并不让你觉得困扰之后，自然地走开或者缓慢走开是好主意。在你使用蔑视言语攻击技能之后，依然站在那里看着取笑者的问题在哪里？

• 回答：这几乎是取笑更多的邀请（像挑战）；你想要给他们留下他们所说的是蹩脚的，且你也懒得多听。

◆ 不要在你未表示你不在乎取笑者说的话未让你困扰之前走开。

— 说：你在没有首先展示取笑者说的话不能困扰你之前走开是非常重要的。为什么向取笑者展示我们没有感到困扰很重要？

• 回答：

◆ 因为取笑者想得到你的反应；取笑者想让你上演一场"秀"；如果你没有按照他们想要的方式反应，那对他或者她来说就没那么好玩了；如果这不好玩，他或者她在将来取笑你的可能性就会变小。

◆ 你不想让取笑者认为你是逃走。

◆ 取笑者可能跟着你，继续取笑。

◆ 不要对有身体攻击的人使用蔑视言语攻击技能。

— 说：我们不能使用这个策略对倾向于身体攻击的人。这是因为蔑视言语攻击的点是你通过表现他们说的话是蹩脚的来让他们尴尬。当欺凌和身体攻击的人感到尴尬时怎么做？

• 回答：欺凌者可能会通过身体攻击进行报复。

— 解释：下一周我们将要讨论处理欺凌的策略。我们认为欺凌是一种来自同伴的身体攻击，我们处理这种情况的方式与取笑非常不同。我们认为取笑是来自同伴的言语攻击，不包括身体攻击。我们只在应对取笑或者言语攻击时使用蔑视言语攻击技能。

◆ 绝不与家长，家长或成人使用蔑视言语攻击技能

— 说：使用蔑视言语攻击技能的最后规则是我们绝对不对家长，老师或成人使用。为什么对成人使用这个是坏主意呢？

• 回答：这是不尊重的；这只会给你自己找麻烦。

（五）角色扮演

◆ 青少年组治疗师和教练应该演示恰当的角色扮演：青少年组治疗师遵守所有的规则演示如何使用蔑视言语攻击技能。

— 使用良性的取笑，"你的鞋子好丑！"，对所有的青少年。

• 不要使用不同的嘲笑性评论，因为他们将会觉得是个人的问题。

— 恰当角色扮演的例子：

教练："你的鞋子好丑！"

青少年组治疗师（翻白眼）"是的，怎么样？"（有态度地说，然后看别的地方）

教练："真的，这些是很丑的鞋子！"

青少年团组治疗师（翻白眼）"我应该在乎吗？"（漠不关心地说，然后看别的地方）

教练："你应该在乎因为这双鞋子真的很讨厌！"

青少年组治疗师："随你"（耸肩，翻白眼，自然而然地走开）

教练（看起来被打败了一样）

— 说：好了，时间到。所以那就是我们如何使用蔑视言语攻击技能。注意我每一次都使用了不同回馈方式。所以嘲笑者认为我较他或者她的取笑方式有更多的回馈方式。现在我在（加入教练的名字）嘲笑我鞋子的时候，看起来是烦乱的吗？

　　• 回答：不是的。

— 问：我有开（加入教练的名字）嘲笑我的玩笑吗？

　　• 回答：没有。

— 问：你们认为（加入教练的名字）将来还会想取笑我吗？

　　• 回答：可能不会了。

— 解释：确保别人不嘲笑我们的最好方式就是不要让他们觉得好玩。但是对我们总的一些人来说，我们已经在别人取笑我们的时候表现得烦乱。如果你们在过去被取笑的时候表现烦乱，可能需要一段时间让他们觉得你不再被困扰。事实上，他们可能会有一段时间更努力地取笑你以获得他们预期的反应。但是不要放弃。如果你继续使用不同的蔑视言语攻击回馈和不要表现自己烦乱，最终他们会放弃和转移到其他人。

（六）行为演练

◆ 告诉青少年他们将要练习蔑视言语攻击

◆ 在教室里走动，让每一个青少年识别三种他或者她计划使用的蔑视言语攻击技能反馈。

— 这应该紧跟在行为演练后面（到下一个青少年之前），否则青少年可能会忘记他或者她要说什么。

— 鼓励他们尝试想一些自己的反馈。

— 如果青少年有他或者她自己的反应，确定这个符合好的回应的指标（即是，简单、明了、给别人他不在乎的印象）。

◆ 治疗师应该使用良性的取笑："你的鞋子好丑！"

— 对每个青少年使用同一的良性的取笑——否则青少年可能使用个人的评论

— 连续使用取笑三次，迫使青少年每一次使用不同的蔑视言语攻击反馈。

— 青少年应该以恰当的蔑视言语攻击反馈。

— 必要时给予表现反馈。

— 确定在继续下面的内容之前青少年已经掌握了技巧。

— 在练习中不要让青少年以取笑其他人的形式互相练习。

（七）应对尴尬反馈

◆ 解释：有时候人们会说一些令人尴尬的话和可能甚至是刻薄的话来取笑我们，但是他们可能也提供一些关于我们在别人眼里看起来是怎样的重要信息。这个信息叫做反馈。反馈有时候是令人尴尬的和让我们觉得糟糕，但是有时也会给我们一些别人怎么看待我们的提示。这在许多人给我们同样的反馈或者甚至一小部分人反复给我们一样的反馈时尤其是真实的。不要觉得受伤，我们能够从别人身上得到的反馈来帮助改变别人看待我们的形式。如果我们在别人给我们令人尴尬的反馈时，别人试图告诉我们什么，我们有时候可以做一些不一样的事。有时这会使我们在将来不太容易受取笑。

◆ 复习下面列出的令人尴尬反馈的例子，让青少年想出对应这些反馈他们可以做哪些不一样的。

— 对每一个令人尴尬的反馈说：许多人给你反馈 [使用下面的特定的例子]。你针对这些反馈可以做什么改变呢？（见下表，"尴尬的应对方法"）

◆ 让青少年举出他们自己的例子，以及他们的不同做法，如果恰当的话。

尴尬反馈的应对方法

令人尴尬的反馈的例子	青少年可以做的改变
"你穿得太搞笑了！"	改变你的穿着；试着遵守学校的服装规范
"你好臭！"	使用更多除臭剂；多洗澡；少使用一些香水
"你头发真油！"	多洗头；少使用发胶
"是有雪在你的肩膀上吗？！"（头皮屑）	使用去屑型洗发水
"你口臭！"	在吃东西之后使用口气清新剂；经常刷牙；使用漱口水；嚼口香糖
"你在这个游戏弱爆了！"	与水平差一点的孩子玩游戏
"说话，不要喷！"（说话的时候喷口水）	说话的时候注意不要喷（说话的时候多咽）
"你的牙齿之间有东西！"	吃饭之后刷牙；吃饭之后嚼口香糖；多使用牙线
"停止喊叫！""你说话声音太大！"	讲话平和一些
"我听不到你说什么！"	讲话大声一些
"你一点都不好玩！"	注意你讲笑话时别人的反馈，考虑做一个听笑话的人

（八）家庭作业

◆ 以这样的方式简单解释家庭作业：这周的主要家庭作业是让你们每一个人与一个或者多个朋友进行另外一次聚会。你可能需要打电话约朋友聚会。在聚会的时候，如果你玩游戏或者运动，我们希望你练习保持团队精神。我们知道在青少年中间取笑非常常见，所以我们希望每一个人在这一周不同程度上都会遇到。我们希望你们在遇到取笑的情况时，练习蔑视言语攻击回馈。下一周将会是在外面玩，所以你们将需要带一些户外运动装备与小组分享。再次，这周的家庭作业是：

— 与一个或者更多的朋友一起聚会。

- 给小组以外的人打电话来安排聚会。
- 交换信息以发现共同兴趣，并决定在聚会中你要做什么。

— 练习保持团队精神

- 如果可行的话，这可以在聚会时完成
- 其他相关时间，包括在课外活动或者体育课中。

— 如果你这周被取笑了，练习使用蔑视言语攻击，使用我们这里的回馈。

- 蔑视言语攻击一般与兄弟姐妹使用比较恰当。

— 带户外运动设备

- 你应该带合适的户外运动装备与小组分享（例如，篮球、橄榄球、排球、飞盘、手球、足球）。不可以带一个人玩的设备。

（九）青少年活动：聚会和团队精神

注意： 规则参见"青少年活动指导"

◆ 通知青少年他们将要练习举办一个小组聚会。

— 将青少年分为几个小组，让他们练习做主人和客人。

— 如果可能的话，男孩子与男孩子在一组，女孩子与女孩子在一组。

— 分配主人和客人：

- 让每一个青少年练习作为一个主人开始聚会。

- 给每一个人做主人和客人的机会。
— 青少年在练习小组聚会的时候将练习玩室内游戏。
— 游戏选自青少年带来的恰当的可以在室内玩的游戏物品和其他可能的游戏。
— 在游戏中练习保持团队精神的时候，青少年可以得到积分。
  - 夸奖
  - 不要做裁判
  - 不要做教练
  - 分享和轮流
  - 如果你觉得无聊，建议换一个
  - 如果你赢了不要幸灾乐祸
  - 如果你输了不要忧郁或者生气
  - 在游戏结束的时候说"好游戏"
— 在课时结束的时候，青少年应该练习结束聚会。
  - 分配主人和客人：
    ◆ 让每一个青少年练习作为一个客人结束聚会
    ◆ 给每一个人做主人和客人的机会

（十）重新集合

◆ 告知青少年需要加入他们家长中
  — 确定青少年站或者坐在他们家长旁边
  — 确保小组保持安静，并且注意力集中。
  简单描述青少年在今天的课时中做了什么
◆ 说：今天我们复习了应对取笑的方法。谁能告诉我应对取笑的方法？［让青少年说出所有的方法。如果有必要的话准备好给予提示。］
  — 回应应该是简单、简短、给人你不在乎的印象
  — 例子：
    - "随你"
    - "无论如何"
    - "大不了！"
    - "怎样！"
    - "谁在乎呢？"
    - "怎样！"
    - "是的，然后呢？"
    - "那么你的点在哪里？"
    - "告诉我你什么时候到有趣的部分。"
    - "我应该在乎吗？"
    - "这应该是好玩的吗？"
    - "那么我为什么在乎？"
    - 耸肩、摇头、走开。
    - 翻白眼和走开。
◆ 说：今天我们练习了应对取笑的方法，并且所有的成员都做得很好！让我们给他们鼓掌。
◆ 复习下周的家庭作业（见下）
◆ 单独、分别地和每一个家庭协商
  — 聚会的地点，安排的活动，谁会在场，和家长在聚会中的角色。

　　— 下周会带来什么可以在室内玩的游戏物品

（十一）家庭作业

1. 青少年要和朋友一起聚会

　　a. 给小组以外的人打电话来安排聚会

　　　i. 交换信息以发现共同兴趣

　　　ii. 决定在聚会中你要做什么

　　b. 家长远距离地监督聚会

　　c. 聚会是基于活动的

　　d. 确保青少年与客人交换信息

　　　i. 一半的聚会时间应该用来交换信息

　　　ii. 第一次与某一青少年聚会的时间限制在大约 2 小时（根据活动而定）

2. 练习保持团队精神

　　a. 这可以在聚会时或者一周青少年玩游戏的任何时间（视频游戏、电脑游戏、棋盘游戏、纸牌游戏）或运动中完成。

　　b. 如果家长不能观察的话，家长和青少年应该讨论青少年如何保持团队精神。

3. 带来户外运动装备

　　a. 带户外运动装备与小组分享（例如，篮球、橄榄球、排球、足球、飞盘）
　　　不要带一个人玩的游戏物品或者设备。

　　b. 不要带一些：

　　　i. 你不愿意与团队成员分享的。

　　　ii. 担心损坏或者丢失的。

4. 如果这周发生被取笑的时候练习蔑视言语攻击

　　a. 家长和青少年可能想在这一周练习蔑视言语攻击。

　　b. 家长和青少年应该讨论青少年如何使用蔑视言语攻击。
　　　蔑视言语攻击一般与兄弟姐妹使用比较恰当。

（十二）计算得分

　　记录每一周干预治疗中以下内容的分数：

◆ 计算每一个青少年获得的得分。

◆ 计算每一组获得的全部积分总和。

◆ 不要当着青少年的面计算积分：

　　— 不要公开个体或者小组的总得分。

　　— 不允许青少年之间互相比较得分。

◆ 提醒他们正作为一个团队，为了获得更大更好的毕业派对努力。

四、对青少年活动的指导 10：聚会和团队精神

（一）所需材料

◆ 青少年带来的可以在室内玩的游戏物品

◆ 以防青少年忘记带游戏物品，准备棋盘游戏供分享

　　— 纸牌

　　— 跳棋

— 象棋

（二）规则

◆ 通知青少年他们将要练习举办一个小组聚会。

◆ 将青少年们分为几个小组，让他们练习主人和客人。

◆ 如果可能的话，男孩子与男孩子在一组，女孩子与女孩子在一组。

◆ 分配主人和客人。

— 让每一个青少年练习作为一个主人开始聚会。

· 让青少年口头复习开始聚会的步骤

◆ 问候客人。

◆ 邀请客人进来。

◆ 给客人参观。

◆ 将客人介绍给每一个人。

◆ 给客人提供一些吃的和喝的。

◆ 问每一个人想要做什么。

· 让青少年在小组内排练步骤。

· 给每一个人做主人和客人的机会。

◆ 青少年在练习小组聚会的时候可以玩室内游戏。

◆ 游戏来自于青少年带来的恰当的可以在室内玩的游戏物品和治疗团队提供的其他可行的游戏。

— 让青少年协商他们要玩什么游戏。

· 他们可能需要用一半的时间来玩一个游戏，中途妥协换到另一个游戏。

— 你可能需要协助他们理解特殊游戏的规则。

· 在意见不一致的时候，试着避免做一个裁判。

· 鼓励青少年通过保持团队精神来解决他们的分歧。

— 你可能需要鼓励他们去保持团队精神，并夸奖他们的同伴。

◆ 青少年在玩游戏时练习保持团队精神时，会得到分数。

— 夸奖

— 不做裁判

— 不做教练

— 分享和轮流

— 如果你觉得无聊，换一个游戏

— 如果你赢了不要幸灾乐祸

— 如果你输了，不要忧郁或者生气

— 在游戏结束的时候说"好游戏"

◆ 教练需强调为什么青少年得分了（如，"John 因为表扬得到了一分"）

— 确定记录好"团队精神得分记录表"（见附录 G）

— 在给分的时候大声说出来以让其他青少年听到。

· 社会比较理论会鼓励其他青少年夸奖或者保持团队精神。

◆ 在课时结束的时候，青少年需要练习结束聚会。

— 分配主人和客人

· 让每一个人练习作为主人结束聚会

— 通过让青少年口头叙述结束聚会的步骤：

· 说几句话来结束聚会。

· 陪客人走到门口。

- 感谢客人来玩。
- 告诉他或她，你玩得很开心。
- 说再见，你不久将会再见到他或她。
— 让青少年在全体成员前排练。
— 给每一个人做主人和客人的机会。

第13章

课时 11：拒绝 Ⅱ
——欺凌和坏名声

一、治疗师对家长课时的指导

（一）对家长课时的指导原则

对于这次课时和后面的课时，复习家庭作业的主要关注点应该仍然是聚会。紧接着这个内容后面应该是任何孩子对有机会使用取笑的报告。先报告关于感到难堪的反馈信息，然后集中在取笑 - 取笑的行为。孩子们刚学取笑－取笑的时候最常犯的错是试图很长时间的采用一种巧妙回答或反驳技能，而没有足够的、不同的巧妙回答或反驳技能（这样的结果就会导致很快放弃）。

这次课时的教学课程主要集中在欺凌和坏名声。根据母亲方面的报道（Little，2001），高达75% 的孤独症谱系障碍儿童和青少年遭受过欺凌。为了这个小组的目的，我们将欺凌定义为身体的攻击或威胁。最常见的欺凌形式是 Olweus（1993）描述的经典形式，包括一个或多个经常欺凌者对较弱的受害者进行无端的、系统的威胁或身体虐待。通常这种欺凌是不被看见的（例如在往返学校的路上、在学校的厕所）。这些欺凌者可能在老师和监管者心中甚至是表现良好者，或至少不能称之为惹是生非者。他们的主要动机似乎是让别人蒙受痛苦和创伤。有很多来自家长和孤独症孩子们关于学校员工如何睁一只眼闭一只眼，并允许这种形式的欺凌继续发生的故事。对于被严重欺凌并遭遇学校员工冷漠对待处理的孩子，治疗师应该建议他们的家长通过法律途径寻求帮助。有时，仅仅是有律师介入就会使冷漠的学校员工采取积极的行动。

这次课时内容正式地使用讨论欺凌的方法来促进孩子们改变坏名声。上一次课时对处理言语攻击策略的描述，不能有效地用于对付身体攻击或欺凌，而事实上会导致受到难堪的欺凌者采取更多报复形式的攻击行为。家长将会被指导帮助他们的孩子辨认哪种技能用于哪种形式的同伴排斥方面（即：对言语攻击应该采取蔑视言语攻击的反驳技能，对身体攻击应该采取处理欺凌的策略来应对）。

在同伴中有不好的名声在一段时间内都是稳定的（Coie，Dodge & Kupersmidt，1990）。由于在同伴中存在这种坏名声的期望和特征，对这个孩子的恰当地与同伴互动的能力造成负面影响。Putallaz 和 Gottman（1981）发现，当被排斥的孩子试图采取适当的互动时，相比同样互动行为的受欢迎的孩子，他们从同伴中接受正性反馈的可能性小很多。

这次课时的内容也会给孩子们提供如何发起改变坏名声的帮助性建议。建议保持低调（laying low）的部分内容来自于我们的儿童项目中的成功例子（Frankel & Myatt，2003）。然而，对孩子们来说，这个过程是长期而艰难的，在小组培训活动结束后需要继续进行。因此，家长需要在这个过程中给予持续的支持，增加孩子成功改变他或她的坏名声的可能。然而，没有成功运用上述描述技能的孩子可以通过试图避免和同伴中有不好名声的孩子交朋友，并保持低调一段时间，从而让他们的坏名声逐渐消失。

（二）复习家庭作业

1. 聚会

a. 确认孩子是否打了电话来安排聚会。

b. 确认聚会是否：
 i. 基于活动的。
 ii. 远处有家长监督的。
 iii. 不超过 2 小时（根据不同的活动决定）
c. 确定孩子和他或她的客人有交换信息，寻找到一个共同的兴趣爱好。

2. 保持团队精神

家长报告孩子是如何练习保持团队精神的。
 i. 确认孩子保持团队精神的一些具体方式。
 ii. 这种练习可能会在聚会的情况下发生。

3. 蔑视言语攻击

a. 检查家长是否与他们的孩子练习了蔑视言语攻击（不是作业内容）。
b. 请家长汇报青少年是如何使用蔑视言语攻击的。
c. 在与同伴或兄弟姐妹一起可以时使用蔑视言语攻击。

4. 带来户外运动装备

a. 请家长确认他们孩子带来和别人分享的户外运动装备（例如，篮球、足球、排球、橄榄球、飞盘）。
b. 只给带来合适物品的人加分。

（三）教学课时：欺凌和坏名声

◆ 分发家长讲义
◆ 解释："今天，我们讨论如何应对被欺凌和改变坏名声。我们将不会讨论其他孩子可能欺凌了你们的孩子的具体方式或你们的孩子被欺凌后的感觉。相反，我们将重点放在当你们的孩子在可能被欺凌的情况下可以做什么。"
◆ 请家长阅读家长讲义里面的蔑视言语攻击指导原则。
◆ 下文加粗内容直接来自于家长讲义。

1. 如何应对欺凌

◆ **保持低调。**
 — **保持低调 / 避免引人注意。**
 — **不要吸引别人注意自己。**
◆ **避免欺凌者。**
 — **远离欺凌者。**
 — **不要试图和欺凌者交谈。**
 — **不要试图和欺凌者交朋友。**
◆ **不要招惹欺凌者。**
 — **不要对欺凌者使用蔑视言语攻击技能。**
  · 这样只可能更加激怒欺凌者。
  · 家长可能需要帮助孩子弄清楚什么时候使用蔑视言语攻击技能。
   ◆ 面对言语侮辱的人，使用视言语攻击技能。
   ◆ 面对身体欺凌者，不要使用蔑视言语攻击技能。
 — **不要戏弄欺凌者。**
 — **不要愚弄或嘲笑欺凌者。**
 — **不要告发欺凌者，并试图让他或她为轻微冒犯而惹上麻烦。**
  · 只有当可能有人受到严重伤害时才介入。
   ◆ **悄悄地这样做，不要让同伴知道了，这样欺凌者就不会报复你。**

◆ **和别人一起出去玩。**
— **不要单独一个人。**
— **欺凌者喜欢选择单独或没有被保护的人作为攻击对象。**
◆ **如果你身处危险—寻求大人的帮助（例如：家长、老师、校长、主任）。**
◆ 在教室内走动，请有孩子与欺凌者做斗争的家长确定几个可能对他们孩子有效的策略，必要的话，包括法律途径（前文所提）。
— 告诉家长，他们可以通过鼓励孩子以后使用这些策略，以此来帮助他们处理欺凌行为。
◆ 对于孩子受到严重欺凌、学校员工漠不关心的家长，告诉他们通过法律途径寻求帮助。有时，仅仅是有律师介入就会使冷漠的学校员工采取积极的行动。
◆ 解释：现在，我们对如何应对欺凌有一些想法了。坏名声常常与被欺凌者相伴，考虑这一点很重要。改变坏名声是很难做到的，并且需要一定的时间，但也是可以做到的。
解释以下内容：
◆ 坏名声常常与欺凌、言语攻击相联系。
◆ 欺凌者因为他们的这些不良行为，有时会有坏名声。
　• 其他时候，他们可能被没有发现他们不良行为的大人看作是好孩子。
— 有时，作为被欺凌、被言语攻击对象的孩子也有坏名声。
◆ 孩子们有坏名声是有许多原因的，通常是因为他们引人注目或在某些方面和别人不一样。
◆ 坏名声很难被消掉，甚至会跟随青少年到不同的学校。
◆ 改变坏名声是很难做到的，并且需要一定的时间，但也是可以做到的。
◆ 呈现如何改变坏名声的步骤。

2. 改变坏名声的小窍门
◆ **保持低调。**
— **保持低调／避免引人注意。**
— **不要吸引别人注意自己。**
◆ **随大众。**
— **试图与大众相处融洽。**
　• **这涉及展现良好的行为，从而常常产生友谊（例如：表现出与其他孩子相似的兴趣爱好，以友好的方式行事）。**
— **尽量不要鹤立鸡群／别具一格。**
　• **这是指通过某些不寻常的方式，使得自己比别人更显眼，包括：**
　　◆ **从事一些被认为不好的、可能会让自己惹上麻烦的行为（例如：过度情绪化或咄咄逼人的行为，因轻微冒犯而告发同伴）。**
　　◆ **着装和同伴的主流着装不一样或过度谈论不寻常的兴趣爱好。**
　• **这些行为常常导致坏名声。**
◆ **通过改变你的外表来改变你的名声。**
— **让别人知道你不再做那些影响你名声的事情的最快方式就是改变你的外貌。**
◆ **你可能需要改变你的样子，以和其他同龄人相适应。**
　• **寻找一种可以反映你想要成为的人的着装方式。**
　• **避免大胆时尚的表现，而使你与众不同。**
　• **你可能需要改变发型，以和同龄人相适应。**
— **通过改变你的外观，你开始吸引别人对你正向的注意（保持低调一段时间后），也让别人知道一个更好的、全新的你。**
　◆ **仅仅是"打扮"改变，不会改变你的名声。因此，一旦别人开始注意到你的不同，你将需要证明这一点（常常通过承认自己以前的名声）。**

◆ **承认自己以前的名声。**

　　— **承认任何关于你以前的坏名声的事实。**

　　— **让别人知道你已经改变了，你想要一个证明这一点的机会。**

　　— **别人谈论你坏名声的反应，你可以说："我知道别人以前是这么看待我的，但是我现在不同了。"**

　　　　• 这就在别人前面表现出你不是辩解，可能你真的改变了。

　　　　• 如果你试图反驳他们对你的看法（例如：说："你只是不了解我"或"我从来不是那样的人"），他们就更不相信你现在已经不同于以前了。

◆ **寻找一个新的团体或群体。**

　　— **你的名声通常是（和你一起玩的）你所在的团体或群体决定的。**

　　— **寻找不知道或不关心你名声的朋友。**

　　— 想一想你可以融入到哪个团体，或试图和那个团体里面的人交朋友。

　　— 你可能需要到新的地方去寻找可能的朋友（例如：俱乐部、团队、青年组织）。

◆ 在教室内走动，请有孩子与坏名声做斗争的家长想出几个可能对改变他们孩子坏名声有效的策略。

　　— 在适当的时候，**家长组治疗师**应该帮助寻找策略。

◆ 根据讨论出的建议，其他家长也可以积极参与想出一些如何改变孩子们坏名声的好点子。

（四）家庭作业

1. **青少年要和一位朋友聚会**

　　a. **打一个小组外电话，安排一个聚会。**

　　　　i. **交换信息，寻找共同的兴趣爱好。**

　　　　ii. 决定在聚会时做什么。

　　b. **家长远距离监督聚会的情况。**

　　c. **聚会应该是基于活动的。**

　　d. 青少年应该在参加游戏的过程中练习保持团队精神。

　　e. 确定孩子与客人进行了交换信息。

　　　　聚会中一半的时间应该用于交换信息。

　　f. 第一次与另一个青少年参加聚会时，应该控制在大约 2 小时（根据活动决定）。

2. **如果这周正好出现这种情况，练习蔑视言语攻击**

　　a. 家长和孩子可能在这周要练习蔑视言语攻击。

　　b. 家长和青少年应该讨论青少年是如何使用蔑视言语攻击技能的。

　　c. 蔑视言语攻击通常可以用于兄弟姐妹之间。

3. **带来户外运动装备**

　　a. 带来户外运动装备与小组分享（例如，篮球、足球、排球、橄榄球、飞盘）。

　　　　不要带独单人游戏物品或运动用品。

　　b. **不要带这些用品：**

　　　　i. 你不愿意与小组其他成员分享的。

　　　　ii. 担心会弄坏或丢失的。

4. **如果有相关的情况，练习应对欺凌或改变坏名声**

　　a. 家长和青少年应该讨论青少年是如何练习应对欺凌的。

　　b. 家长和青少年应该讨论青少年如何做可能改变坏名声。

二、家长讲义 11：拒绝 II——欺凌和坏名声

（一）如何应对欺凌
◆ 保持低调
— 保持低调 / 避免引人注意。
— 不要吸引别人注意自己。
◆ 避免欺凌者
— 远离欺凌者。
— 不要试图和欺凌者交谈。
— 不要试图和欺凌者交朋友。
◆ 不要招惹欺凌者
— 不要对欺凌者使用蔑视言语攻击技能。
  • 这样只可能更加激怒欺凌者。
  • 家长可能需要帮助青少年弄清楚什么时候使用蔑视言语攻击技能。
    ◆ 面对言语侮辱的人，使用蔑视言语攻击技能。
    ◆ 面对身体欺凌者，不要使用蔑视言语攻击技能。
— 不要戏弄欺凌者。
— 不要愚弄或嘲笑欺凌者。
— 不要告发欺凌者，并试图让他或她为轻微冒犯而惹上麻烦。
  • 只有当可能有人受到严重伤害时才介入：
    ◆ 悄悄地这样做，不要让同伴知道了，这样欺凌者就不会报复你。
◆ 和别人一起出去玩
— 不要单独一个人。
— 欺凌者喜欢选择单独或没有被保护的人作为攻击对象。
◆ 如果你身处危险—寻求大人的帮助（例如：家长、老师、校长、主任）。

（二）改变坏名声的小窍门
◆ 保持低调
— 保持低调 / 避免引人注意。
— 不要吸引别人注意自己。
◆ 随大流
— 试图与大众相处融洽。
  • 这涉及展现良好的行为，从而常常产生友谊（例如：表现出与其他孩子相似的兴趣爱好，以友好的方式行事）。
— 尽量不要鹤立鸡群 / 别具一格。
  • 这是指通过某些不寻常的方式，使得自己比别人更显眼，包括
  • 从事一些被认为不好的、可能会让自己惹上麻烦的行为（例如：过度情绪化或咄咄逼人的行为，因轻微冒犯而告发同伴）。
  • 着装和同伴的主流着装不一样或过度谈论不寻常的兴趣爱好。
◆ 通过改变你的外表来改变你的名声
— 让别人知道你不再做那些影响你名声的事情的最快方式就是改变你的外貌。
— 你可能需要改变你的样子，以和其他同龄人相适应
  • 寻找一种可以反映你想要成为的人的着装方式。

- · 避免大胆时尚的表现，而使你与众不同。
    - · 你可能需要改变发型，以和同龄人相适应。
  — 通过改变你的外观，你开始吸引别人对你的正向的注意（保持低调一段时间后），也让别人知道一个更好的、全新的你。

◆ **承认自己以前的名声**
  — 承认任何关于你以前的坏名声的事实。
  — 让别人知道你已经改变了，你想要一个证明这一点的机会。
  — 别人谈论你坏名声的反应，你可以说："我知道别人以前是这么看待我的，但是我现在不同了。"

◆ **寻找一个新的团体或群体**
  — 你的名声通常是（和你一起玩的）你所在的团体或群体决定的。
  — 寻找不知道或不关心你名声的朋友。

（三）家庭作业

1. 青少年要和一位朋友聚会。
   a. 打一个小组外电话，安排一个聚会。
      i. 交换信息，寻找共同的兴趣爱好。
      ii. 决定在聚会时做什么。
   b. 家长远距离监督聚会的情况。
   c. 聚会应该是基于活动的。
   d. 青少年应该在参加游戏的过程中练习保持团队精神。
   e. 确定孩子与客人进行了交换信息。
      聚会中一半的时间应该用于交换信息。
   f. 第一次与另一个青少年参加聚会时，应该控制在大约 2 小时（根据活动决定）。
2. 如果这周正好出现这种情况，练习蔑视言语攻击。
   a. 家长和青少年可能在这周要练习蔑视言语攻击。
   b. 家长和青少年应该讨论青少年是如何使用蔑视言语攻击技能的。
   c. 蔑视言语攻击通常可以用于兄弟姐妹之间。
3. 带来户外运动装备，与小组的其他成员一起分享（例如，篮球、足球、排球、橄榄球、飞盘）。
   a. 不要带单人游戏物品或运动用品。
   b. 不要携带这些用品：
      i. 你不愿意与小组其他成员分享的。
      ii. 担心会弄坏或丢失的。
4. 如果有相关的情况，练习应对欺凌或改变坏名声：
   a. 家长和青少年应该讨论青少年是如何练习应对欺凌的。
   b. 家长和青少年应该讨论青少年如何做可能改变坏名声。

三、治疗师对青少年课时的指导 11：
拒绝 II——欺凌和坏名声

（一）对青少年课时指导的原则

这次课时教学内容的主要目的是提供孩子们一些应对身体形式攻击的策略。因为前面讲述的应对言语攻击的策略不适合用于身体欺凌（而且甚至可能导致进一步的攻击）。治疗师要帮助青少年们辨认哪种技能用于哪种形式的同伴排斥，这一点很重要。应该提醒青少年们，只有当面对言语形式的攻击时采用蔑视言语攻击的策略，面对身体攻击的时候采用应对身体欺凌的策略。同时指导家长这样做，以帮助他们的孩子辨别什么时候用哪种策略。

这次课时的第二个目的是提供改变坏名声的方法。改变坏名声是很艰难的任务，也是个长期的计划，需要在小组培训活动结束后继续进行。因此，家长需要在这个过程中主动帮助他们的孩子。PEERS 小组中那些成功改变了坏名声的孩子，使用了这一课时学习到的所有技能（而不仅仅是其中几种），记住这一点很重要。

复习家庭作业的重点应该在聚会和使用蔑视言语攻击技能上。偶尔，孩子可能会报告他们使用了蔑视言语攻击技能，但是欺凌者可能继续欺凌他们。从以往的经验来看，欺凌者可能希望被欺凌者出现情绪反应，当他或她没有出现情绪反应时，欺凌者可能会有进一步的言语攻击，以期待最大程度地获得他或她想要的反应。欺凌者可能期待被攻击对象出现他们曾经欺负别人时获得的反应，治疗师提醒孩子们这一点可能会有帮助，这就是为什么欺凌者这时候试图进行更多的言语攻击。向孩子们解释：如果他们继续表现得像是欺凌者根本惹不到他们，并采用蔑视言语攻击、进行巧妙回答或反驳，欺凌者最终会放弃并寻求另外的欺凌对象。

（二）复习规则
注：只在有青少年不能遵守规则时，再次复习课时规则。

◆ 让青少年说出小组规则。
◆ 记住以下规则，给予加分：
1. 认真听小组内的其他成员说话（当别人说话的时候不要说话）
2. 遵守指示
3. 举手发言
4. 尊重他人（不允许对他人嘲笑或开玩笑，不允许诅咒）
5. 不允许触摸他人（不允许撞击、踢、推、拥抱等）

（三）复习家庭作业
注：给作业的每部分加分 — 而不是每项作业加一分。

1. 带来户外运动装备
a. 请青少年确认带来的与小组分享的户外运动装备（例如，篮球、足球、排球、橄榄球、飞盘）。
b. 只给带来合适物品的人加分。
c. 为避免分心，教练先将体育用品拿开，直到青少年课时活动再拿出来。

2. 蔑视言语攻击
a. 说：你们这周的其中一项作业是练习使用蔑视言语攻击技能。我们知道言语攻击在青少年人群中非常常见，因此，我希望这里的每个人都有机会和一个同伴或兄弟姐妹一起使用了蔑视言语攻击，或与家长一起练习了蔑视言语攻击。如果这周练习了使用蔑视言语攻击技能的人，请举手。
[注：这种介绍可以帮助被言语攻击的孩子保留面子。]
b. 请孩子们汇报如何使用了蔑视言语攻击技能。
不要允许孩子们谈论别人是如何对他们进行了言语攻击。相反，要求他们只关注是如何回应的。
c. 解决可能出现的任何问题。
d. 如果那个孩子这周没有使用蔑视言语攻击技能，在进行后面内容前，请他们确认并演示一些蔑视言语攻击、进行巧妙回答或反驳的技能。

3. 聚会

说：你这周作业的主要内容是与一个朋友一起参加聚会。如果这周参加了聚会的人，请举手。

i. 从完成了作业的孩子开始提问。

ii. 简单询问：

（1）你是和谁一起参加聚会的？

（2）聚会地点在哪里？

（3）你是否打了小组外电话，并弄清楚你们将做什么？

（4）聚会结束时你做了什么？

（5）聚会活动是谁选择的 [答案应该是客人]？

（6）你在聚会中是否有至少一半的时间用于交换信息？

（7）你是否玩得愉快？

（8）你的朋友是否玩得愉快？

（9）这个人是否是你想再次和他一起参加聚会的对象？

iii. 解决可能出现的任何问题。

4. 保持团队精神

说：你这周作业的另外一个内容是练习保持团队精神。这可以发生在聚会时，或甚至在学校的体育课或课外活动。如果这周你练习保持团队精神，请举手。

i. 简单询问：

（1）你在什么地方练习了保持团队精神？

（2）你做了什么或说了什么表示你是一个有团队精神的人？

ii. 解决可能出现的任何问题。

（四）教学课时：欺凌和坏名声

解释：上周我们讨论了欺凌，以及当面对同伴的言语攻击时如何应对。我们称之为："蔑视言语攻击"。今天，我们将讨论仅仅用"蔑视言语攻击"不行的情况下，我们应该怎么做。具体说来，我们将讨论如何应对身体欺凌，以及如何改变名声。正如上周，我们将不会讨论别人是如何实施欺凌的细节，或被欺凌的心理感受。相反，我们将集中在当我们可能面临被身体欺凌的时候，我们可以做什么。

◆ 问以下问题，请青少年给出不同的解释：

— 什么是欺凌者？

· 答案：卷入打架的人；威胁或攻击他人的人。

— 欺凌者对其他孩子做什么？

· 答案：

◆ 对他们进行身体攻击（例如：碰、推、踢、吐痰、拍等）；卷入打架；威胁要毒打他们。

◆ 对他们进行言语攻击；戏弄他们；嘲笑他们；对他们传播谣言。

◆ 抢钱；偷他们东西；勒索。

◆ 利用他们；偷他们的作业；要他们为欺凌者做事。

— 欺凌者有什么问题？

· 答案：欺凌者通常没有好朋友；他们常惹麻烦；他们有时在学校表现很差。

— 为什么和欺凌者一起玩是个坏主意？

· 答案：你可能会惹上麻烦；别人会认为你是一个欺凌者；你可能会获得坏名声；

— 你如何知道某人是欺凌者？

· 答案：有时他们有坏名声。

（五）应对欺凌

展示如何应对欺凌的规则。

◆ 保持低调

说：应对欺凌的其中一条规则就是保持低调。这意味着保持低调，不要让别人注意你。为什么当你被欺凌时保持低调是个好主意呢？

回答：因为如果欺凌者不会注意到你，欺凌者欺凌你的可能性减少；他或她很可能去欺凌别的人。

◆ 避免欺凌者

a. 说：应对欺凌的另一条规则是避免欺凌者。这意味着欺凌者接触不到我们。例如：如果你知道欺凌者的储物柜在什么地方，你应该避免从那个地方经过。或如果你知道那群欺凌者午饭后到什么地方玩，你不应该到那个地方去。为什么避免欺凌者是个好主意？

回答：因为如果欺凌者不能发现你，他或她就不能欺负你。

b. 说：不要试图和欺凌者说话或做朋友，这点同样很重要。有些人想，他们可以赢得欺凌者的支持，但这样基本是没有用的。相反，这只会更引起欺凌者的注意。为什么试图和欺凌者交朋友是个坏主意呢？

回答：这样做很可能没有用。这样只会把注意力转到你身上；他或她只会更加欺凌你。

◆ 不要招惹欺凌者

a. 说：应对欺凌的另一条规则是不要对欺凌者使用蔑视言语攻击技能。这是因为蔑视言语攻击常常导致欺凌者感到尴尬，只可能更加激怒欺凌者。我们应该只有面对言语攻击，而不是身体攻击的时候使用蔑视言语攻击技能。如果你不知道应该使用哪种策略，你的家长可以帮助你弄明白。

b. 问：对身体攻击的欺凌者使用蔑视言语攻击技能有什么问题？

回答：他们可能对你进行更多攻击，以作为报复。

c. 说：我们也不想嘲弄欺凌者。这样也可能激怒欺凌者。嘲弄欺凌者有什么问题？

回答：他们可能对你进行更多攻击，以作为报复。

d. 说：我们也不想愚弄或嘲笑欺凌者。

回答：这样会引起对你的注意。

e. 说：不要告发欺凌者，并试图让他或她为轻微冒犯而惹上麻烦，这点也很重要。这意味着如果欺凌者在课堂递纸条或违反一些次要的规则时，我们不应该告发他或她。为轻微冒犯而告发欺凌者有什么问题？

回答：他们可能对你进行更多攻击，以作为报复。

f. 解释：只有当可能有人受到严重伤害时，我们才采取行动，例如：如果欺凌者携带武器到学校或威胁要殴打某人。如果你确定要告发欺凌者，确认你是悄悄地这样做，不会让同伴知道，这样欺凌者就不会报复你。

◆ 和别人一起出去玩

说：应对欺凌的另一条规则是和别人一起出去玩。这意味着你不要单独一个人。欺凌者喜欢选择单独或没有被保护的人作为攻击对象。为什么和别人一起出去玩很重要？

回答：因为当你和能保护你的人一起出去玩时，欺凌者选择你的可能性更小。如果你独自一个人，你很容易成为被攻击的目标。

◆ 如果你身处危险——寻求大人的帮助

说：最后，如果你觉得自己身处危险，你应该寻求大人的帮助，例如：家长、老师、校长、主任。这意味着如果欺凌者对你进行身体攻击（例如：拳击、碰撞、踢你）或威胁要殴打你，你应该寻求大人的帮助。为什么寻求大人的帮助是个好主意呢？

回答：因为你不应该身处危险；大人可以保证你或其他人的安全，不受欺凌。

◆ 在教室里走动，让每位青少年回想在学校受到的至少一次欺凌（他们不需要承认自己被这个人欺凌了），并选择至少两种他或她可以应对可能被这个人欺凌的策略。

— 他们必须使用课时里面列出的策略。

— 让孩子承认他或她受到了欺凌不重要。

— 孩子们通常喜欢分享欺凌者的名字（就像他们置身于欺凌之外）。

· 孩子们不需要说出欺凌者的名，如果觉得说出来感觉不自在。

· [注：如果小组中有两个或两个以上孩子来自于同一所学校，治疗师应该劝阻不要说出欺凌者的名字，因为这样可能会反馈给学校的人。]

— 劝阻孩子们谈论被欺凌的经历时说太过于隐私的内容。

— 鼓励使用以下策略（两种都很有效）：

· 避免欺凌者。

· 和别人一起出去玩。

— 必要的话，治疗师应该进行疑难解答。

（六）坏名声

◆ 解释：现在，我们对如果被欺凌该怎么做有一些想法了。为什么有些人会被欺凌，如果你是欺凌者会怎样做，想一下这个很重要。我们知道有些欺凌者拥有坏名声，但是有些被欺凌者也有坏名声。

◆ 问以下问题，让青少年给出不同的解释：

◆ 什么是坏名声？

— 答案：大多数同龄人对某个特定孩子很低的评价；通常涉及与大众不同的某些特定特点（例如：不寻常的或坏的行为，奇怪的外貌特征等）

◆ 欺凌者是唯一拥有坏名声的吗？

— 答案：不，被言语攻击或身体欺凌的人常拥有坏名声。

◆ 你如何会获得坏名声呢？

— 答案：

· 卷入打架。

· 对别人有攻击性（例如：击、踢、推等）。

· 与惹上麻烦的孩子一起玩。

· 与老师或大人顶嘴。

· 对其他孩子进行言语或身体欺凌。

· 逃学。

· 成绩不好、不做作业、不听老师的话。

· 吸毒、喝酒、抽烟。

· 偷窃、毁物、违法。

· 告发同伴，使孩子和大人发生冲突。

· 行为举止和别的孩子不一样：

◆ 穿着不同。

◆ 听不同的音乐。

◆ 有不同寻常的兴趣爱好。

◆ 说话过多（成为一个喋喋不休的人）。

◆ 说话过少（成为一个孤独者）。

◆ 受老师宠爱，表现得像个万事通。

◆ 从事一些不寻常的行为（自伤行为；异常的勃然大怒、诅咒、大叫）。

◆ 不讲卫生。

◆ 情感爆发、坏脾气、爱哭、狂怒。

○ 改变坏名声的小窍门

◆ 解释：改变坏名声是很难做到的，通常需要一定的时间，但也是可以做到的。有一些特定的步骤用于改变坏名声。单独采取其中的一个步骤是不会改变别人对你的看法的。相反，需要长时间地采取所有这些步骤。你在 PEERS 培训期间不能用到所有的步骤，但是你的家长也学习了这些步骤，他们甚至可以在小组培训结束后帮助你们。

呈现如何改变坏名声的步骤：

1. 保持低调

说：改变坏名声的第一步是保持低调。这意味着你需要在一段时间内保持低调，不要让别人注意你。这样会有机会在你试图融入一个新的同伴团队前，让坏名声逐渐平息。带着坏名声试图融入一个新的同伴团队有什么问题呢？

回答：因为你的坏名声，新的同伴团队可能不想和你交往。

2. 随大流

a. 说：改变坏名声的第二步是随大众。这意味着你应该试图融入大众。这涉及表现为常产生友谊的行为。例如：寻找与其他孩子相同的兴趣爱好，表现出礼貌的行为举止。这也包括尽量不要鹤立鸡群 / 别具一格。这意味着要避免那些与众不同的某些不寻常方式的行为。这也可能包括一些可能会让自己惹上麻烦的行为，如：过度情绪化或咄咄逼人的行为，因轻微冒犯而告发同伴。这也可能包括着装和同伴的主流着装不一样或过度谈论不寻常的兴趣爱好。上面这些应该避免的行为常常导致坏名声。

b. [注：这个步骤不要形成一种讨论，因为孩子们常想争论个性化。虽然个性化很重要，但这个小组的目标是试图帮助孩子们交朋友和保持友谊，这在青少年中通常也涉及融入大众。]

3. 通过改变你的外表来改变你的名声

a. 说：让别人知道你不再做那些影响你名的声事情的最快方式就是改变你的外貌。我们称之为通过改变你外貌来改变你的名声。有时候，你可能需要改变你的样子，以和其他同龄人相适应。这可能涉及寻找一种可以反映你想要成为的人的着装方式。如果你想融入大众，你可能需要避免大胆时尚的表现，而使你与众不同。你也可能需要改变发型，以和同龄人相适应。当同龄人注意到你的外貌有了提升，他们会怎么做呢？

回答：他们接近你，开始问你问题；他们注意到你的改变，通常对此进行谈论。

b. 解释：通过改变你的外观，你开始吸引别人对你的正向的注意。但是这是在保持低调一段时间后才这么做。通过改变你的外表，你让别人知道一个更好的、全新的你。但仅仅通过衣着打扮是不会改变你的名声的，因此，一旦别人注意到你的不同，你将必须证明这一点；通常是通过承认自己以前的名声。为什么仅仅告别你的外观对改变你的名声是不够的呢？

回答：因为如果你不承认自己以前的名声，不改变一下别人不喜欢你的一些方面，没有人会相信你和以前不同。

4. 承认自己以前的名声

a. 说：改变名声接下来的一个步骤是承认自己以前的名声。这意味着你必须承认任何关于你以前的坏名声的事实。当别人注意到你有些不同的时候，要让他们知道你已经改变了，你想要一个证明这一点的机会。例如，当有人谈论你之前的坏名声的时候，你可以说："我知道别人以前是这么看待我的，但是我现在不同了。"为什么承认自己以前的名声很重要？

回答：因为这就在别人前面表现出你不是辩解，可能你真的改变了。

b. 如果你试图反驳他们对你的看法，说："你只是不了解我"或"我从来不是那样的人"，他们就更不相信你现在已经不同以前了，你的名声就会和以前一样。

5. 寻找一个新的团体或群体

◆ 说：改变名声的最后一个步骤是寻找一个新的团体或群体。你的名声通常是和你一起玩的人决定的。当你的名声逐渐减弱的时候，你将想要寻找不知道或不关心你名声的朋友，以及和你有共同兴趣爱好的朋友。想一想你可以融入到哪个团体，或试图和那个团体里面的人交朋友。你可能需要到新的地方去寻找可能的朋友，如：俱乐部、团队、青年组织。

　　解释：记住：为了改变你的名声，你需要完成以上所有步骤。只是通过以上一个或两个步骤将不会改变你的名声。此外，记住：改变坏名声是很难做到的，并且需要一定的时间，但也是可以做到的。

（七）家庭作业

◆ 简单解释这周的作业，说：这周作业的主要内容是你们每个人要举办有与一个或多个朋友一起的另一个聚会。你可能需要打个电话，安排这次聚会。在聚会时，如果有玩游戏或体育活动，我们希望你练习保持团队精神。如果这周有相关情况发生的话，我们也希望你练习蔑视言语攻击。我们知道被嘲笑或言语攻击在青少年孩子中非常普遍，因此，我们期望这周的某一时刻，你们每个人都会遇到这种情况。我们也希望你开始使用应对欺凌和改变名声的策略，如果有相关情况发生。下周，我们将到玩耍区（play deck）进行户外活动，因此你需要带来一些与小组分享的户外运动装备。再说一遍，这周的家庭作业包括：

— 与一个或多个朋友一起聚会。
  - 打一个小组外电话，安排一个聚会。
  - 交换信息，以确定你们可以做什么。
  - 如果涉及，练习保持团队精神。

— 如果涉及，练习应对欺凌和改变坏名声。

— 练习小组课时确定的蔑视言语攻击，进行巧妙回答或反驳。

— 带来户外运动设备。
  - 带来一个团队或两个人一起玩的合适的户外运动装备（例如，篮球、足球、排球、飞盘、手球、橄榄球）。
  - 不允许带单人的运动设备。

（八）青少年活动：团队精神和户外活动

　　注：见"青少年活动指导"规则。

◆ 青少年孩子们将在玩耍区玩户外游戏或进行户外运动。

◆ 从孩子们带来的合适的户外运动装备中，或从治疗小组提供的户外装置中选择户外游戏。

◆ 只要不是攻击性或危险性的（例如：触身式橄榄球，而不是擒住并摔倒式橄榄球），允许孩子们自己选择想要玩的。

◆ 不允许任何孩子从事一个人玩或独自行动的活动。

◆ 孩子们在练习保持团队精神的过程中获得积分：

— 夸奖

— 不做裁判

— 不做教练

— 分享和轮流

— 如果有人感到无聊，建议换一个活动

— 如果你赢了，不要幸灾乐祸

— 如果你输了，不要郁闷或发怒

— 在活动结束时说："精彩的活动"

◆ 治疗师和教练应该采用"团队精神得分记录"（附表 G）为表现出团队精神的青少年加分。

（九）与家长重新集合

◆ 宣布孩子们应和他们的家长在一起。

— 确保孩子们都站在或坐在他们的家长旁边。

— 确保大家在重聚开始前都保持安静和集中注意力。

◆ 说：今天我们讨论了如何应对欺凌。哪位可以告诉我应对欺凌的规则？ [要孩子们得出所有的规则，如果需要的话，给予一些提示]。

— 保持低调

— 避免欺凌者

— 不要招惹欺凌者

• 只有面对言语攻击，而不是身体攻击的时候使用蔑视言语攻击技能。

— 和别人一起出去玩

— 如果你觉得自己身处危险，你应该寻求大人的帮助

◆ 说：今天我们谈论了改变名声。哪位可以告诉我改变名声的第一步是什么？ [要孩子们得出所有的规则，如果需要的话，准备好给予一些提示]。

— 保持低调

• 保持低调。

• 不要让别人注意你。

— 随大流

• 试图融入大众。

• 尽量不要鹤立鸡群 / 别具一格。

— 通过改变你的外表来改变你的名声

— 承认自己以前的名声

— 寻找一个新的团体或群体

◆ 说：今天我们也练习了户外运动，这个小组在保持团队精神方面表现得很好。请大家给他们鼓掌。

◆ 分别复习下周的家庭作业（见下文），并与每个家庭商讨。

— 聚会的地点、活动计划、谁会参加、以及家长在聚会中的角色。

— 下周将带来什么样的户外运动装备。

（十）计算得分

记录每周干预的以下内容得分。

◆ 计算每个人获得的分数。

◆ 计算整个小组获得的总分。

◆ 不要当着孩子们计算。

— 不要公布个人和小组获得的总分。

— 避免孩子们之间比较分数。

◆ 提醒他们：他们是一个小组整体，赢得越多得分，毕业典礼就会办得越好。

四、青少年活动指导 11：团队精神和户外活动

（一）需要的材料
◆ 孩子们带来的户外运动装备。
◆ 假如哪个人忘记带户外运动装备，请孩子们共享用品，或提供运动装备：
　— 足球
　— 篮球
　— 手球
　— 飞盘

（二）规则
◆ 当孩子们到达玩耍区时，请他们商讨将参与什么活动。
　— 给出可能的运动游戏的例子：
　　· 篮球
　　· 足球
　　· 手球
　　· 飞盘
　— 如果以上活动已经有足够的人员，你可能需要让青少年参与不同的活动。
◆ 解释活动的规则：
　— 所有的运动，都遵循"不接触"原则 — 不允许过度接触、拥挤、偷偷行动。
　— 篮球和足球比赛时，必须传球。
　— 团队精神差，将给予警告。
◆ 教练可能需要定期地提醒孩子们，特定的运动项目的规则：
　— 如果意见不一致时，试图避免充当裁判。
　— 鼓励孩子们通过保持团队精神来解决分歧。
◆ 你可能需要鼓励孩子们表现为有团队精神，以及夸奖其他参与者。
◆ 给团队精神加分：
　— 夸奖
　— 不做裁判
　— 不做教练
　— 分享和轮流
　— 如果有人感到无聊，建议换一个活动
　— 如果你赢了，不要幸灾乐祸
　— 如果你输了，不要郁闷或发怒
　— 在活动结束时说："精彩的活动"
◆ 教练应该说明这个孩子为什么获得加分（例如：约翰因夸奖他的队友获得一分！）
　— 确定在"PEERS 良好友谊得分记录"中记录了得分。
　— 给分的时候要大声说出，这样别的孩子都可以听到。
　　· 社会比较理论会鼓励其他的孩子学会夸奖和保持团队精神。

第 14 章 课时 12：处理分歧

一、治疗师对家长课时的指导

（一）对家长课时指导的原则

本章开始之前，您需要确定孩子是否有足够多聚会的机会。这样便于父母判断，邀请来玩的孩子是否可能与您的孩子成为朋友。作为家长，您需要从孩子的角度来评价一个聚会，如孩子在这个聚会上是否觉得舒适自如，是否如鱼得水（更理想的情况是聚会能让孩子感到欢欣鼓舞）。大部分时候，发育迟缓的孩子们（如患孤独症的孩子）和与他们差不多的孩子在一起玩觉得更舒服。因为前面几次课时干预的重点是：和相互喜欢、尊重的孩子一起聚会，这样与他们的冲突可能会少些。Laursen 和 Koplas（1995）给出证据说明孩子们更关注冲突的情感反应和决议，而不是冲突的频率。冲突后的协商带来更少愤怒情感。这节课时将这些研究证据融入到指导孩子们如何处理冲突，教孩子们在与同伴产生冲突时可能用得着的简单的解决策略。

目前这次课时的教学内容是处理分歧，这对很多孩子来说，可能不能立即应用。和所有的其他课时一样，课时的最大效果是能在两次课时之间练习这些技能。如果同伴之间没有产生冲突，那这个孩子就可能不能尝试这些所教的技能。这样的结果是，家长可能想和孩子采取角色扮演的方式在家里练习这些技能，利用兄弟姐妹之间的冲突来练习，以及暂时将讲义搁置，等他们的孩子与其中一个朋友的友谊出现冲突的时候，再来练习。

（二）复习家庭作业
1. 聚会
  a. 确认聚会是否：
   i. 基于活动的。
   ii. 远处有家长监督的。
   iii.不超过 2 小时（根据活动决定）。
  b. 如果合适，检查孩子是否练习了保持团队精神。
  c. 确定孩子和他或她的客人有交换信息，寻找到一个共同的兴趣爱好。
   i. 聚会中一半的时间应该用于交换信息。
2. 应对欺凌和改变坏名声
  a. 如果适用的话，请家长汇报：
   i. 孩子是如何应对被欺凌的。
   ii. 孩子如何可能改变他或她的坏名声。
    （1）保持低调
    （2）随大众
      a）试图融入大众
      b）尽量不要鹤立鸡群 / 别具一格。
    （3）通过改变你的外表来改变你的名声

（4）承认自己以前的名声

（5）寻找一个新的团体或群体

b. 解决可能出现的任何问题。

3. 蔑视言语攻击

a. 检查家长是否与他们的孩子练习了蔑视言语攻击（不是作业内容）。

b. 请家长汇报如何使用的蔑视言语攻击技能。

可能在与同伴或兄弟姐妹一起时使用了蔑视言语攻击技能。

c. 解决可能出现的任何问题。

4. 带来户外运动装备

a. 请家长确认他们孩子带来和小组分享的户外运动装备（例如，篮球、足球、排球、橄榄球、飞盘）。

b. 只给带来合适物品的人加分。

（三）教学课时：处理分歧

◆ 分发家长讲义。

◆ 解释："今天，我们将讨论如何处理分歧和争论。青少年之间出现分歧很常见，偶尔的分歧不应该终止孩子们之间的友谊。然而，青少年应该如何恰当的处理与朋友之间的分歧，从而将其不良影响降到最低程度，我们知道这方面内容很重要。"

◆ 在教室里走动，请家长轮流阅读家长讲义内容。

◆ **加粗**内容直接来自于家长讲义。

（四）处理分歧

1. 保持冷静

a. **保持镇定。**

b. **不要感到不安：**

i. 你可能需要做深呼吸或对自己慢慢地数数。

ii. 你可能需要在说话前留出一点时间让自己冷静下来。

2. 先听对方说

a. **先听对方的说辞。**

b. **这可以帮助你明白到底是什么分歧。**

c. **交流的一个重要方面就是倾听，它帮助我们了解对方的观点。**

3. 重复对方说的话

a. **试图重复对方对你说的内容，让他或她知道，你在听他或她说话。**

b. **重复通常可以这样开始："听起来…**

i. **…你感到不安。"**

ii. **…你生气了。"**

iii. **…你受伤害了。"**

c. **例子：**

i. "当你对我开玩笑时，我感到不舒服。"

回答："听起来，我让你感到不安了。"

ii. "当你取笑我的时候，我感到不舒服。"

回答："听起来，我刚说的话让你觉得不舒服。"

iii. "当你对我开玩笑时，我感到沮丧。"

回答："听起来，我让你感到不高兴了。"

iv. "你当着所有人的面嘲笑我的时候，我感到不舒服。"

　　回答："听起来，我让你感到不舒服了。"

v. "你说这些的时候，我感到不安。"

　　回答："听起来，我让你感到不安了。"

vi. "当你对别人说出我的秘密的时候，我不喜欢。"

　　回答："听起来，我伤害你的感情了。"

4. 解释你的想法

a. 如果存在误会，解释你的想法。

b. 避免告诉别人，他或她是错的：

　　这样只会让对方更不高兴，导致争论升级。

c. 冷静地解释你的想法。

5. 说对不起

a. 当对方感到生气、伤心或不安时，说对不起是很有帮助的。

b. 说对不起并不是指你承认自己做错什么了。

c. 你可以简单地说他们有那种感觉，你感到抱歉。

例子：

（1）"对不起，让你感到不舒服。"

（2）"对不起，让你感到不安。"

（3）"对不起，让你对我感到生气。"

（4）"对不起，让你感到受伤害。"

（5）"对不起，发生这样的事情。"

6. 试图解决问题

a. 告诉对方，你将不会那样做了。

例子：

（1）"我会试图不再让你感到不安。"

（2）"我会试图不再对你开玩笑。"

（3）"我会试图不再让你感到尴尬。"

b. 问对方想要你做什么。

例子：

（1）"我做什么，可以让你觉得好受点呢？"

（2）"你想要我做什么呢？"

（3）"我做什么，可以弥补这个呢？"

c. 建议你想要对方做什么（如果对方让你感到不高兴）。

例子：

（1）"如果你不再这样做，我会高兴些。"

（2）"我希望你不要再像那样，让我觉得尴尬。"

（3）"如果你不再取笑我，我会高兴些。"

d. 如果你不能解决问题：

i. 试图保持冷静。

ii. 不要期望对方承认他或她做错了。

（1）你的目标不是让他或她向你道歉，或承认他或她做错了。

（2）你的目标是试图终止分歧。

（五）家庭作业

家长组治疗师应该和家长一起复习家庭作业，并和家长一起解决任何潜在的问题。

1. **青少年要和一位朋友参加聚会。**
   a. **打一个小组外电话，安排一个聚会。**
      i. **交换信息，寻找共同的兴趣爱好。**
      ii. **决定在聚会时做什么。**
   b. **家长远距离监督聚会的情况。**
   c. **聚会应该是基于活动的。**
   d. **如果适用的话，练习保持团队精神。**
   e. **确定孩子与客人进行了交换信息。**
      聚会中一半的时间应该用于交换信息。
   f. **第一次与另一个青少年参加聚会时，应该控制在大约 2 小时（根据不同的活动决定）。**
2. **如果这周正好出现这种情况，练习蔑视言语攻击。**
   a. **家长和青少年可能在这周要练习蔑视言语攻击。**
   b. **家长和青少年应该讨论青少年是如何使用蔑视言语攻击技能的。**
      蔑视言语攻击通常适用于年龄相仿的同伴或兄弟姐妹之间。
3. **如果有相关的情况，练习应对欺凌或改变坏名声：**
   a. **家长和青少年应该讨论青少年是如何练习应对欺凌的。**
   b. **家长和青少年应该讨论青少年如何渐渐地改变坏名声。**
4. **带来户外运动装备。**
   a. **带来与小组分享的户外运动装备（例如，篮球、足球、排球、橄榄球、飞盘）。**
      不要带单人游戏物品或运动装备。
   b. **不要带这些用品：**
      i. **你不愿意与小组其他成员分享的。**
      ii. **担心会弄坏或丢失的。**
5. **如果这周出现，练习处理一次分歧。**
   a. **家长和青少年应该讨论青少年是如何处理分歧的。**
      也可以练习处理和兄弟姐妹之间的分歧。
   b. **家长和孩子可能想练习角色扮演。**
   提醒：离 PEERS 毕业典礼只有两周了！

（六）参加毕业活动的建议

1. 青少年部分

◆ 解释毕业聚会是为青少年准备的，将在青少年教室举行。
◆ 鼓励家长们为毕业聚会带些小吃，增加喜庆气氛。
◆ 小吃通常放在青少年教室（但是也欢迎家长也带些零食到家长小组里）。
◆ PEERS 工作小组人员会提供正餐和饮料（通常是比萨和苏打饮料）。
◆ 治疗团队会选择一些宜在家长指导下观看的 DVD，在聚会时给孩子们看。
◆ 治疗团队也会选择一些孩子们可以玩的游戏。
◆ 孩子们将对他们想做什么和想看什么样的电影进行投票。
◆ 孩子们将在毕业派对上接受毕业奖励。

2. 家长部分

◆ 家长将像平常一样参加家长课时。
◆ 家长组治疗师会复习整个课时结束后该怎么做的那些建议。

3. 毕业典礼

◆ 毕业典礼将在家长教室（或最大的教室）举行。

◆ 欢迎家长和其他家庭成员参加毕业典礼。

◆ 孩子们将在毕业典礼时接受毕业证书。

◆ 为保护隐私，不允许照相和录像。

◆ 为保护隐私，我们要求其他参加毕业典礼的家庭成员先在走廊等待，到毕业典礼开始时再进来。

　　标注：建议治疗团队在第 12 和 13 次课时的时候提供一份毕业广告单，内容包括上面相关的信息，时间和日期，以及课时结束后的测试（posttesting）。

二、家长讲义 12：处理分歧

（一）处理分歧

1. 保持冷静

　　a. 保持镇定。

　　b. 不要感到不安。

2. 先听对方说

　　a. 先听对方的说辞。

　　b. 这可以帮助你明白到底是什么分歧。

　　c. 交流的一个重要方面就是倾听，它帮助我们了解对方的观点。

3. 重复对方说的话

　　a. 试图重复对方对你说的内容，让他或她知道，你在听他或她说话。

　　b. 重复通常可以这样开始："听起来…

　　　i. …你感到不安。"

　　　ii. …你生气了。"

　　　iii. …你受伤害了。"

　　c. 例子：

　　　i. "当你对我开玩笑时，我感到不舒服。"

　　　　回答："听起来，我让你感到不安了。"

　　　ii. "当你取笑我的时候，我感到不舒服。"

　　　　回答："听起来，我刚说的话让你觉得不舒服。"

4. 解释你的想法

　　a. 如果存在误会，解释你的想法。

　　b. 避免告诉别人，他或她是错的：

　　　这样只会让对方更不高兴，导致争论升级。

　　c. 冷静地解释你的想法。

5. 说对不起

　　a. 当对方感到生气、伤心或不安时，说对不起是很有帮助的。

　　b. 说对不起并不是指你承认自己做错什么了。

　　c. 你可以简单地说他们有那种感觉，你感到抱歉。

6. 试图解决问题

　　a. 告诉对方，你将不会那样做了。

　　　例子：

　　　（1）"我会试图不再让你感到不安。"

（2）"我会试图不再对你开玩笑。"

（3）"我会试图不再让你感到尴尬。"

  b. 问对方想要你做什么。

    例子：

（1）"我做什么，可以让你觉得好受点呢？"

（2）"你想要我做什么呢？"

（3）"我做什么，可以弥补这个呢？"

  c. 建议你想要对方做什么（如果对方让你感到不高兴）。

    例子：

（1）"如果你不再这样做，我会高兴些。"

（2）"我希望你不要再像那样，让我觉得尴尬。"

（3）"如果你不再取笑我，我会高兴些。"

  d. 如果你不能解决问题：

    i. 试图保持冷静。

    ii. 不要期望对方承认他或她做错了。

（1）你的目标不是让他或她向你道歉，或承认他或她做错了。

（2）你的目标是试图终止分歧。

（二）家庭作业

1. 青少年要和一位朋友参加聚会。

  a. 打一个小组外电话，安排一个聚会。

    i. 交换信息，寻找共同的兴趣爱好。

    ii. 决定在聚会时做什么。

  b. 家长远距离监督聚会的情况。

  c. 聚会应该是基于活动的。

  d. 如果适用的话，练习保持团队精神。

  e. 确定孩子与客人进行了交换信息。

    聚会中一半的时间应该用于交换信息。

  f. 第一次与另一个青少年参加聚会时，应该控制在大约 2 小时（根据不同的活动决定）。

2. 如果这周正好出现这种情况，练习蔑视言语攻击。

  a. 家长和青少年可能在这周要练习蔑视言语攻击。

  b. 家长和青少年应该讨论青少年是如何使用蔑视言语攻击技能的。

    蔑视言语攻击通常适用于年龄相仿的同伴或兄弟姐妹之间。

3. 如果有相关的情况，练习应对欺凌或改变坏名声：

  a. 家长和青少年应该讨论青少年是如何练习应对欺凌的。

  b. 家长和青少年应该讨论青少年如何改变坏名声。

4. 带来户外运动装备

  a. 带来与小组分享的户外运动装备（例如，篮球、足球、排球、橄榄球、飞盘）。

    不要带单人游戏物品或运动装备。

  b. 不要携带这些用品：

    i. 你不愿意与小组其他成员分享的。

    ii. 担心会弄坏或丢失的。

5. 如果这周出现，练习处理一次分歧。

  a. 家长和青少年应该讨论青少年是如何处理分歧的。

也可以练习处理和兄弟姐妹之间的分歧。
  b. 家长和孩子可能想练习角色扮演。
  提醒： 离 PEERS 毕业典礼只有两周了！

三、治疗师对青少年课时的指导 12：处理分歧

（一）对青少年课时指导的原则

这次课时教学内容的主要目的是提供一些帮助孩子们解决与同伴之间分歧的技能。在青少年孩子之间，误解和分歧很常见。若不是经常发生，没必要因此而结束友谊。然而，有些孩子缺乏解决争论的技能，可能弄不清如何解决分歧，可能会因此而终止友谊。这可能是孤独症谱系障碍孩子的一个特征，因为他们倾向于缺乏灵活性的具体思维。这次课时的一个重要目标是帮助孩子们明白，朋友之间偶尔的争论没必要导致友谊被终止。相反，通过恰当地解决冲突，尽管分歧时有发生，友谊是可以保持的。然而，有些孩子发现自己经常与特定的一些朋友发生冲突，可能需要重新审视他们对友谊的选择是否合适。

这次课时是小组培训即将终止的标志。在这次课时结束时，治疗师将对青少年宣布只剩下两次课时了。有的青少年会对此很惊喜，而很多青少年可能会表示失望。小组课时到这个时候，很多青少年已经与其他小组成员建立了良好的关系，会对即将不能定期见到这些同伴而感到紧张和难过。青少年可能会提出疑问：青少年之间是否可以在小组外进行社交活动和制定聚会计划。虽然小组成员之间在治疗培训期间禁止聚会，如果觉得合适，并得到家长同意，有些青少年可能会选择继续交往。治疗团队不要干涉这个过程，这点很重要。因为这个培训的目的不是介绍朋友，而是通过对孩子们与喜欢的同伴之间一起进行指导和练习，从而学习新技能。

（二）复习规则

  注意： 只在有青少年不能遵守规则时，再次复习课时规则。
◆ 让青少年说出小组规则。
◆ 记住以下规则，给予加分：
1. 认真听小组内的其他成员说话（当别人说话的时候不要说话）
2. 遵守指示
3. 举手发言
4. 尊重他人（不允许对他人嘲笑或开玩笑，不允许诅咒）
5. 不允许触摸他人（不允许撞击、踢、推、拥抱等）

（三）复习家庭作业

  注： 给作业的每部分加分 — 而不是每项作业加一分。
1. **带来户外运动装备。**
  a. 让青少年确认带来的与小组分享的户外运动装备（例如，篮球、足球、排球、橄榄球、飞盘）。
  b. 只给带来合适物品的人加分。
  c. 为避免分心，教练先将装备拿开，直到青少年课时活动再拿出来。
2. **应对欺凌和改变坏名声。**
  a. 说：你们这周的其中一项作业是练习应对欺凌。如果你这周使用了一个或多个应对欺凌的策略，请举手。
  i. 让青少年汇报他们做了什么来应对被欺凌。

ii. 解决可能出现的任何问题。

iii. 如果哪个青少年这周没有使用对被欺凌的策略，让他们确认一些相关的技能。

b. 说：另一项相关的作业是开始采取改变你的名声的步骤。如果你这周做了些什么来试图改变你的名声，请举手。

i. 让青少年汇报他们为改变名声做了什么。

[注：可能很少有青少年汇报这方面的改变。至多有一些拥有坏名声的青少年应该会保持低调一段时间，直到他们觉得可以进行其他步骤了。]

ii. 如果青少年没有使用改变名声的任何策略，请让们确认改变坏名声的那些步骤。

（1）保持低调

（2）随大流

　　a）试图融入大众。

　　b）尽量不要鹤立鸡群 / 别具一格。

（3）通过改变你的外表来改变你的名声

（4）承认自己以前的名声

（5）寻找一个新的团体或群体

3. 蔑视言语攻击

a. 说：你们这周的其中一项作业是练习使用蔑视言语攻击技能。我们知道言语攻击在青少年人群中非常常见，因此，我希望这里的每个人都有机会和一个同伴或兄弟姐妹一起练习使用了蔑视言语攻击技能，或家长一起练习了蔑视言语攻击。如果这周练习了使用蔑视言语攻击技能的人，请举手。

[注：这种介绍可以帮助被言语攻击的孩子保留面子。]

b. 让青少年汇报是如何使用蔑视言语攻击技能的。

不要允许青少年谈论别人是如何对他们进行了言语攻击。相反，要求他们只关注是如何回应的。

c. 解决可能出现的任何问题。

d. 如果哪个青少年这周没有使用蔑视言语攻击技能，在进行后面内容前，让他们确认并演示一些蔑视言语攻击、进行巧妙回答或反驳的技能。

4. 聚会

a. 说：你们这周作业的主要内容是与一个朋友一起参加聚会。如果这周参加了聚会的人，请举手。

i. 从完成了作业的孩子开始提问。

ii. 简单询问：

（1）你是和谁一起参加聚会的？

（2）聚会地点在哪里？

（3）你是否打了小组外电话，并弄清楚你们将做什么？

（4）聚会结束时你做了什么？

（5）聚会活动是谁选择的 [答案应该是客人]？

（6）你在聚会中是否有至少一半的时间用于交换信息？

（7）你是否练习了保持团队精神（如果有机会的话）。

　　你做了什么表示你是一个有团队精神的人？

（8）你是否玩得愉快？

（9）你的朋友是否玩得愉快？

（10）这个人是否是你想再次一起参加聚会的对象？

iii. 解决可能出现的任何问题。

（四）教学课时：处理分歧

◆ 解释：今天，我们将讨论如何处理分歧和争论。青少年孩子之间出现分歧很常见，偶尔的分歧不应该终止孩子们之间的友谊。然而，如果发现自己与哪个朋友发生经常性的、爆炸性的争论，你可能需要考虑这个人是否适合做朋友。因为我们知道，偶尔的分歧是很常见的。如何恰当地处理与朋友之间的这些分歧，从而将其不良影响降到最低程度，我们知道这方面内容很重要。"

◆ 呈现处理分歧的以下步骤：

1. 保持冷静

说：处理与朋友之间分歧的第一步是保持冷静。这意味着你需要保持镇定，不要感到不安。你可能需要做深呼吸或对自己慢慢地数数。或者，你可能需要在说话前留出一点时间让自己冷静下来。为什么在有分歧的时候保持冷静很重要呢？

回答：因为如果你不冷静，你可能最后会说一些让自己后悔或破坏你们之间友谊的话。

2. 先听对方说

说：处理与朋友之间分歧的下一步是倾听。这意味着你需要在表达你的观点前，先听对方的说辞。这可以帮助你明白到底是什么分歧。为什么先听对方说很重要呢？

回答：交流的一个重要方面就是倾听，它帮助我们了解对方的观点。

3. 重复对方说的话

a. 说：下一步是试图重复对方对你说的内容，让他或她知道，你在听他或她说话。为什么重复对方说了什么很重要呢？

回答：这表示你在认真听对方说话，让对方感觉你是很在乎的，对方说的话有被听到。

b. 解释：重复通常可以这样开始："听起来…

i. …你感到不安。"

ii. …你生气了。"

iii. …你受伤害了。"

c. 例子：

i. "当你对我开玩笑时，我感到不舒服。"

回答："听起来，我让你感到不安了。"

ii. "当你取笑我的时候，我感到不舒服。"

回答："听起来，我刚说的话让你觉得不舒服。"

iii. "当你对我开玩笑时，我感到沮丧。"

回答："听起来，我让你感到不高兴了。"

iv. "你当着所有人的面嘲笑我的时候，我感到不舒服。"

回答："听起来，我让你感到不舒服了。"

v. "你说这些的时候，我感到不安。"

回答："听起来，我让你感到不安了。"

vi. "当你对别人说出我的秘密的时候，我不喜欢。"

回答："听起来，我伤害你的感情了。"

4. 解释你的想法

说：如果产生误解，下一步是解释你的想法。很多人会直接跳到这一步，但是你需要等待，直到你觉得自己冷静下来了、倾听了、重复了对方所说的内容。当你解释你的想法的时候，你应该避免告诉别人，他或她是错的。相反，冷静地解释你的想法。为什么我们要避免告诉别人，我们认为他或她是错的呢？

回答：这样只会让对方更不高兴，导致争论升级；对方很可能不会同意你的观点；他或她很可能对你感到生气。

5. 说对不起

　　a. 说：解决和朋友间出现分歧的下一步是说对不起。当对方感到生气、伤心或不安时，说对不起是很有帮助的。为什么对方感到不安的时候说对不起很重要呢？

　　　　回答：因为对方感到难受，想要你承认：你感到抱歉，让对方有这种感觉；通常直到你以某些或其他方式表达歉意之后，争论才会结束。

　　b. 解释：说对不起并不是指你承认自己做错什么了。你可以简单地说他们有那种感觉，你感到抱歉。

　　　　例子：

　　　　　　（1）"对不起，让你感到不舒服。"

　　　　　　（2）"对不起，让你感到不安。"

　　　　　　（3）"对不起，让你感到生气。"

　　　　　　（4）"对不起，让你感到受伤害。"

　　　　　　（5）"对不起，发生这样的事情。"

6. 试图解决问题

　　a. 解决和朋友间出现分歧的最后一步是试图解决问题。这可以通过几种不同的方式来解决。

　　　　i. 告诉对方，你将不会那样做了。

　　　　　　例子：

　　　　　　　a）"我会试图不再让你感到不安。"

　　　　　　　b）"我会试图不再对你开玩笑。"

　　　　　　　c）"我会试图不再让你感到尴尬。"

　　　　ii. 问对方想要你做什么。

　　　　　　例子：

　　　　　　　a）"我做什么，可以让你觉得好受点呢？"

　　　　　　　b）"你想要我做什么呢？"

　　　　　　　c）"我做什么，可以弥补这个呢？"

　　　　iii. 建议你想要对方做什么（如果对方让你感到不高兴）。

　　　　　　例子：

　　　　　　　a）"如果你不再这样做，我会高兴些。"

　　　　　　　b）"我希望你不要再像那样，让我觉得尴尬。"

　　　　　　　c）"如果你不再取笑我，我会高兴些。"

　　b. 如果你不能解决问题，试图保持冷静。

　　　　解释：如果你不能解决问题，试图保持冷静。不要期望对方承认他或她做错了。你的目标不是让他或她向你道歉，或承认做错了。你的目标是试图终止分歧。

（五）角色扮演

◆ 治疗师应当与一名教练采用恰当的角色扮演来演示朋友之间的分歧。

　　— 分别按顺序展示如何处理分歧的每一个步骤步。每一个角色扮演阶段，增加一个新的步骤。

　　— 给孩子们解释你将要多次表演同一个具有代表性的争论，每次会增加一个步骤。

　　　　· 这将说明一步接一步的重要性。

　　— 解释：处理分歧的首先两个步骤是保持冷静和先听对方说。

　　　　· 说：观看这段对话，告诉我，我遵循了哪些步骤。

　　　　　　◆ 演示保持冷静和先听对方说。

◆ 恰当的角色扮演例子：

　　教　练： "我很生你（插入治疗师的名字）的气！卡丽告诉我，说你在背后说我，你对所有人说了我数学考试考得差被关禁闭了。

治疗师：（保持冷静、不要生气、倾听）

教 练："我真是不敢相信，你竟然告诉所有人了！那应该是我的秘密。现在每个人都知道了，真是让人感到不愉快。"

治疗师：（保持冷静、不要生气、倾听）

- 说：时间到，我遵循了哪些步骤呢？
  - ◆ 回答：保持冷静；先听对方说。
- 问：感觉争论就结束了？
  - ◆ 回答：不是。

— 解释下一个步骤：重复对方说的话。

- 说：观看这段对话，告诉我，我遵循了哪些步骤。
  - ◆ 演示保持冷静，先听对方说，重复对方说的话："听起来…"
    - **教 练：**"我很生你（插入治疗师的名字）的气！卡丽告诉我，说你在背后说我，你对所有人说了我数学考试考得差被关禁闭了。"
    - **治疗师：**（保持冷静、不要生气、倾听）
    - **教 练：**"我真是不敢相信，你竟然告诉所有人了！那应该是我的秘密。现在每个人都知道了，真是让人感到不愉快。"
    - **治疗师：**"听起来你对我感到很烦。"
    - **教 练：**"是的，我是很烦！我告诉你那个秘密，你不应该说。现在每个人都知道我的事情，嘲笑我。"
    - **治疗师：**（看起来他或她感到内疚）
- 说：时间到，我遵循了哪些步骤呢？
  - ◆ 回答：保持冷静；先听对方说；重复对方说的话。
- 问：感觉争论就结束了？
  - ◆ 回答：不是。

— 解释下一个步骤：解释你的想法。

- 说：观看这段对话，告诉我，我遵循了哪些步骤。
  - ◆ 演示保持冷静，先听对方说，重复对方说了什么："听起来…"，以及解释你的想法。
    - **教 练：**"我很生你（插入治疗师的名字）的气！卡丽告诉我，说你在背后说我，你对所有人说了我数学考试考得差被关禁闭了。"
    - **治疗师：**（保持冷静、不要生气、倾听）
    - **教 练：**"我真是不敢相信，你竟然告诉所有人了！那应该是我的秘密。现在每个人都知道了，真是让人感到不愉快。"
    - **治疗师：**"听起来你对我感到很烦。"
    - **教 练：**"是的，我是很烦！我告诉你那个秘密，你不应该说。现在每个人都知道我的事情，嘲笑我。"
    - **治疗师：**（看起来他或她感到内疚）"我没有意识到那是一个秘密。我没想过我是在背后说你，因为我以为大家都已经知道了。我没有意识到大家会嘲笑你。"
    - **教 练：**"但是都这样了，都是你的错！如果你不说的话，就不会发生这一切。"
    - **治疗师：**（看起来他或她感到内疚）
- 说：时间到，我遵循了哪些步骤呢？
  - ◆ 回答：保持冷静；先听对方说；重复对方说的话；解释你的想法。
- 问：感觉争论就结束了？
  - ◆ 回答：不是。

— 解释下一个步骤：说对不起。

- 说：观看这段对话，告诉我，我遵循了哪些步骤。
  - ◆ 演示保持冷静，先听对方说，重复对方说的话："听起来…"，解释你的想法，以及说对不起。

    教 练："我很生你（插入治疗师的名字）的气！卡丽告诉我，说你在背后说我，你对所有人说了我数学考试考得差被关禁闭了。"

    治疗师：（保持冷静、不要生气、倾听）

    教 练："我真是不敢相信，你竟然告诉所有人了！那应该是我的秘密。现在每个人都知道了，真是让人感到不愉快。"

    治疗师："听起来你对我感到很烦。"

    教 练："是的，我是很烦！我告诉你那个秘密，你不应该说。现在每个人都知道我的事情，嘲笑我。"

    治疗师：（看起来他或她感到内疚）"我没有意识到那是一个秘密。我没想过我是在背后说你，因为我以为大家都已经知道了。我没有意识到大家会嘲笑你。"

    教 练："但是都这样了，都是你的错！如果你不说的话，就不会发生这一切。"

    治疗师：（看起来他或她感到内疚）"对不起，我让你感到不安了。我不是有意告诉别人你的秘密。"

    教 练："但是你这样做了，现在做什么都晚了。"

- 说：时间到，我遵循了哪些步骤呢？
  - ◆ 回答：保持冷静；先听对方说；重复对方说的话；解释你的想法；说对不起。
- 问：感觉争论就结束了？
  - ◆ 回答：不是。

— 解释下一个步骤：试图解决问题。

- 说：观看这段对话，告诉我，我遵循了哪些步骤。
  - ◆ 演示所有的步骤：保持冷静，先听对方说，重复对方说的话："听起来…"，解释你的想法，说对不起，以及试图解决问题。

    教 练："我很生你（插入治疗师的名字）的气！卡丽告诉我，说你在背后说我，你对所有人说了我数学考试考得差被关禁闭了。"

    治疗师：（保持冷静、不要生气、倾听）

    教 练："我真是不敢相信，你竟然告诉所有人了！那应该是我的秘密。现在每个人都知道了，真是让人感到不愉快。"

    治疗师："听起来你对我感到很烦。"

    教 练："是的，我是很烦！我告诉你那个秘密，你不应该说。现在每个人都知道我的事情，嘲笑我。"

    治疗师：（看起来他或她感到内疚）"我没有意识到那是一个秘密。我没想过我是在背后说你，因为我以为大家都已经知道了。我没有意识到大家会嘲笑你。"

    教 练："但是都这样了，都是你的错！如果你不说的话，就不会发生这一切。"

    治疗师：（看起来他或她感到内疚）"对不起，我让你感到不安了。我不是有意告诉别人你的秘密。"

    教 练："但是你这样做了，现在做什么都晚了。"

    治疗师："你说得对。但是我真的不是有意让这事发生的。从现在开始，我会更加注意不告诉别人你的事情，我保证不会在背后说你。"

    教 练：（停顿）"好吧。"（不情愿地说，仍然有一点恼火）

- 说：时间到，我遵循了哪些步骤呢？

◆ 回答：保持冷静；先听对方说；重复对方说的话；解释你的想法；说对不起；试图解决问题。

　· 问：感觉争论就结束了？

　　◆ 回答：是的，现在已经尽最大的努力了。

— 解释：每一个步骤都不是独立起作用的：

　· 只有当所有的步骤都做了，这些步骤才起作用。

　· 如果你有哪个步骤没有做，争论可能没法完全解决。

（六）行为演练

◆ 在教室里走动，让每个青少年和治疗师一起演练这些步骤的每一步。

— 治疗师应该指导每个孩子不同的内容。

— 为了遵循处理分歧的步骤，青少年应该可以随时看黑板上的步骤。

　· 如果有人卡住的话，治疗师可能需要指出某一个特定的步骤，以提示下一步做什么。

　· 如果有人做得不恰当，要求暂停行为演练，并温和地指出错误。然后要求重新开始，直到他或她成功地遵循了所有步骤。

— 每个人采用具有代表性争论的不同例子来进行行为演练。

　· 例子：

　　◆ 一位朋友感到受伤害，因为这个青少年嘲笑他了。

　　◆ 一位朋友感到不安，因为这个青少年说出了一个秘密。

　　◆ 一位朋友感到不安，因为她觉得这个青少年在走廊没理她。

　　◆ 一位朋友没有打电话，当她说了她会打电话的。

　　◆ 一位朋友感到你背叛了他，因为你没有让他参加你的团队。

　　◆ 一位朋友感到愤怒，因为你和她的"敌人"一起玩了。

　　◆ 一位朋友感到受伤害，因为你没有邀请他参加你的聚会。

　　◆ 一位朋友感到生气，因为当别人取笑她的时候，你笑了。

　　◆ 一位朋友感到不安，因为你在午餐的时候没有给他留位子。

　　◆ 一位朋友感到你背叛了他，因为当别人指责他什么的时候，你没有去帮他。

（七）家庭作业

◆ 简单解释这周的作业，说：这周作业的主要内容是你们每个人要有与一个或多个朋友一起举办另一个聚会。你可能需要打个电话，安排这次聚会。在聚会时，如果有玩游戏或体育活动，我们希望你练习保持团队精神。如果这周有发生的话，我们也希望你练习蔑视言语攻击。我们知道被嘲笑或言语攻击在青少年孩子中非常普遍，因此，我们期望这周的某一时刻，你们每个人都会遇到这种情况。我们也希望你开始使用应对欺凌和改变名声的策略，如果有相关情况发生。如果你这周与一位朋友或兄弟姐妹发生争论，使用处理分歧的步骤。你甚至可能想和家长一起练习这些步骤。下周，我们将再次到玩耍区进行户外活动，因此你需要带来一些与小组分享的户外运动装备。再说一遍，这周的家庭作业包括：

— 与一个或多个朋友一起聚会。

　· 打一个小组外电话，安排一个聚会。

　· 交换信息，以确定你们要做什么。

　· 如果涉及，练习保持团队精神。

— 如果涉及，练习应对欺凌和改变坏名声。

— 练习小组课时确定的蔑视言语攻击，进行巧妙回答或反驳。

— 练习处理争论，采取我们列出的步骤。

— 带来户外运动装备。
  • 带来一个团队或两个人一起玩的合适的户外运动装备（例如，篮球、足球、排球、飞盘、手球、橄榄球）。
  • 不允许带单人装备。

（八）毕业公告

◆ 通知青少年，距离他们的毕业只有两周时间了。

◆ 解释毕业派对是为青少年准备的，将在青少年教室举行。

◆ 鼓励家长和青少年为毕业派对带些小吃，增加喜庆气氛。

◆ 小吃通常放在青少年教室（但是也欢迎家长带些零食到家长教室）。

◆ PEERS 工作小组人员会提供正餐和饮料（通常是比萨和苏打饮料）。

◆ 治疗团队会选择一些宜在家长指导下观看的 DVD，在聚会时给孩子们看。

◆ 治疗组团队也会选择一些孩子们可以玩的游戏。

◆ 孩子们将对他们想做什么和想看什么样的电影进行投票。

◆ 孩子们将在毕业派对时接受毕业奖励。

1. 家长部分

◆ 家长将像平常一样参加家长课时。

◆ 家长组治疗师会复习整个课时结束后该怎么做的那些建议。

2. 毕业典礼

◆ 毕业典礼将在家长教室（或最大的教室）举行。

◆ 欢迎家长和其他家庭成员参加毕业典礼。

◆ 青少年将在毕业典礼时接受毕业证书。

◆ 为保护隐私，不允许照相和录像。

◆ 为保护隐私，我们要求其他参加毕业典礼的家庭成员先在走廊等待，到毕业典礼开始时再进来。

（九）青少年活动：团队精神和户外活动

注意： 见"青少年活动指导"规则。

◆ 青少年将在玩耍区玩户外游戏或进行户外运动。

◆ 从孩子们带来的合适的户外运动装备中，或从治疗小组提供的户外装备中选择户外游戏。

◆ 只要不是攻击性或危险性的（例如：触身式橄榄球，而不是擒住并摔倒式橄榄球），允许青少年自己选择想要玩的。

◆ 不允许任何青少年从事一个人玩或独自行动的活动。

◆ 青少年在练习保持团队精神的过程中获得积分：
  — 夸奖
  — 不做裁判
  — 不做教练
  — 分享和轮流
  — 如果有人感到无聊，建议换一个活动
  — 如果你赢了，不要幸灾乐祸
  — 如果你输了，不要郁闷或发怒
  — 在活动结束时说："精彩的活动"

◆ 治疗师和教练应该采用"团队精神得分记录"（附录 G）为表现出团队精神的情况加分。

（十）与家长重新集合

◆ 宣布孩子们应和他们的家长在一起。
　　— 确保孩子们都站在或坐在他们的家长旁边。
　　— 确保大家保持安静和集中注意力。
◆ 说：今天我们讨论了如何处理争论和分歧。哪位可以告诉我试图解决争论的第一步？［要孩子们说出所有的步骤，如果需要的话，给予一些提示］。
　　— 保持冷静。
　　— 先听对方说。
　　— 重复对方说的话。
　　— 解释你的想法。
　　— 说对不起。
　　— 试图解决问题。
　　— 如果你不能解决问题——保持冷静。
◆ 说：今天我们也练习了户外运动，这个小组在保持团队精神方面表现得很好。请大家给他们鼓掌。
◆ 复习下周的家庭作业（见下文）。
◆ 分别与每个家庭单独协商。
　　— 聚会的地点，活动计划，谁会参加，以及家长在聚会中的角色。
　　— 下周将带来什么户外运动装备。

（十一）家庭作业

1. 青少年要与一位朋友聚会

　　a. 打一个小组外电话，安排一个聚会。
　　　　i. 交换信息，寻找共同的兴趣爱好。
　　　　ii. 决定在聚会时做什么。
　　b. 家长远距离监督聚会的情况。
　　c. 聚会应该是基于活动的。
　　d. 如果适用的话，练习保持团队精神。
　　e. 确定孩子与客人进行了交换信息。
　　　　聚会中一半的时间应该用于交换信息。
　　f. 第一次与另一个青少年参加聚会时，应该控制在大约 2 小时（根据活动决定）。

2. 如果这周正好出现这种情况，练习蔑视言语攻击

　　a. 家长和青少年可能在这周想要练习蔑视言语攻击。
　　b. 家长和青少年应该讨论青少年是如何使用蔑视言语攻击技能的。
　　　　蔑视言语攻击通常可以用于年龄相仿的同伴或兄弟姐妹之间。

3. 如果有相关的情况，练习应对欺凌或改变坏名声

　　a. 家长和青少年应该讨论孩子是如何练习应对欺凌的。
　　b. 家长和青少年应该讨论青少年如何改变坏名声。

4. 带来户外运动装备

　　a. 带来与小组分享的户外运动装备（例如，篮球、足球、排球、橄榄球、飞盘）。
　　　　不要带单人游戏物品或运动装备。
　　b. 不要带这些装备：
　　　　i. 你不愿意与小组其他成员分享的。
　　　　ii. 担心会弄坏或丢失的。

5. 如果这周发生，练习处理一次分歧

    a. 家长和青少年应该讨论青少年是如何处理分歧的。

       也可以练习处理和兄弟姐妹之间的分歧。

    b. 家长和孩子可能想练习角色扮演。

（十二）计算得分

    记录每周干预的以下内容得分。

◆ 计算每个人获得的得分数。

◆ 计算整个小组获得的总分。

◆ 不要当着青少年面前计算。

  — 不要公布个人和小组获得的总分。

  — 避免青少年之间比较得分数。

◆ 提醒他们：他们是一个小组整体，赢得越多得分，毕业典礼就会办得越好。

四、青少年活动指导 12：团队精神和户外运动

（一）需要准备的材料

◆ 孩子们自行携带所需的户外运动器材

◆ 如果有孩子忘记带自己的户外运动器材，让孩子们一起分享下面这类便于分享的器材：

  — 足球

  — 篮球

  — 手球

  — 飞碟

（二）规则

◆ 让孩子们自己决定要玩什么

  — 举例子告诉孩子们可以玩什么游戏：

    · 篮球

    · 足球

    · 手球

    · 飞碟

  — 如果参与游戏的孩子数量够多，可以让孩子们分组玩不同的游戏

◆ 解释游戏规则：

  — "不要碰到"原则。过多的接触、拥挤和偷盗都是不允许的

  — 在足球和篮球游戏中必须传球

  — 缺乏团队精神的孩子会被警告

◆ 教练需要时不时提醒孩子们一些特定的游戏规则：

  — 产生争执的时候，孩子不能自己跳出来当裁判

  — 鼓励孩子们认识到好的运动者和不好的运动者之间有什么区别

◆ 您需要鼓励孩子成为好的运动者，夸奖他的队友

◆ 奖励孩子表现出的团队精神：

  — 夸奖队友

  — 不要把自己当裁判

    — 不要把自己当教练

    — 分享球权

    — 如果你觉得无聊了，主动提出改变

    — 赢了比赛不要幸灾乐祸

    — 输了比赛不要生气抱怨

    — 游戏结束的时候说："打得好"

◆ 教练要告诉孩子，他是因为哪些地方做得好才给了他奖励分。（例如，约翰得一分，是为他的团队精神！）

    — 熟练掌握"团队精神得分记录表"（附录 G）

    — 大声加分并说出奖励的原因，让大家都能听到

◆ 从众的心理会鼓励孩子们中间形成互相赞赏和团队精神的氛围

第 15 章 课时 13：谣言和流言

一、治疗师对家长课时的指导

（一）家长课时指导的原则

家庭作业的复习重点仍然是青少年过去一周安排的聚会。家长应该详细汇报这些聚会的情况，因为仍需要治疗师关于聚会的指导。

这次课时主要是关于如何恰当处理谣言（rumors）和流言（gossip）。流言传递给我们关于其他人不幸的事，是一种很常见的青少年甚至成人之间的交流形式；八卦节目和小报杂志对成年人的流言进行铺天盖地的报道可以证实这一点。据说流言绝大部分是负面的，因为人们从别人的负面例子中可以学到更多，从而避免犯类似的错误（Baumeister，Zhang & Vohs，2004）。谣言（关于别人的负面信息）是以流言的形式开始。研究提示否定是消除谣言负面作用的最好方式，最好的否定方式是对关于为什么谣言不是真实的和造谣者是如何不可信提出有力证据（Bordia，DiFonzo，Haines & Chaseling，2005）。这章对谣言否定的形式的描述不包括与流言的制造者对质。直面造谣者可能只会导致进一步的报复。青少年将会学习"传播关于他们自己的谣言"，以此间接否定原始的谣言，同时怀疑流言。

类似于前面关于欺凌和分歧的课时，当青少年意识到谣言和流言正围绕他或者她的时候，这个课程是最有效的。这部分的教学可能与社交退缩或者被孤立的青少年不太相关，因为他们可能不太被同伴注意到而成为谣言或者流言的目标。家长应该保留这份讲义以防这个情况在 PEERS 结束之后出现。

（二）复习家庭作业

1. 聚会
  a. 确认聚会是否：
   i. 基于活动的。
   ii. 家长远距离监督。
   iii. 不超过 2 小时（根据活动决定）。
  b. 如果相关的话，检查青少年是否练习了保持团队精神。
  c. 确定青少年与他或者她的客人交换信息，发现共同兴趣：
     一半的聚会时间应该用于交换信息。

2. 处理分歧
  让家长汇报这一周青少年是否练习了处理分歧。
  这可能在与朋友或者兄弟姐妹的真实的分歧的场景中完成，或者通过与家长的角色扮演完成。

3. 处理欺凌和坏名声
  a. 如果有相关情况，让家长汇报：
   i. 青少年是如何处理欺凌的。
   ii. 青少年如何能改变他或者她的坏名声。

（1）低调。

（2）跟随大众：

　　a）尝试融入大众。

　　b）尽量不要鹤立鸡群/别具一格

（3）通过改变你的外表来改变你的名声。

（4）承认之前的名声。

（5）找到一个新的团体或者群体。

b. 解决任何可能出现的问题。

4. 蔑视言语攻击

a. 检查家长是否与他们的青少年练习了蔑视言语攻击（不是作业）。

b. 让家长汇报如何使用蔑视言语攻击技能。

蔑视言语攻击可能使用在与同伴或者同年龄的同胞。

c. 解决任何可能出现的问题。

5. 带来户外运动装备

a. 让家长确认青少年带来的与小组分享的户外运动装备（例如，篮球、橄榄球、排球、足球、飞盘）。

b. 只给带来合适物品的人加分。

（三）教学课时：谣言和流言

◆ 分发家长讲义。

◆ 说：谣言和流言的发生在初中和高中是非常常见的。你们或者你们的青少年几乎不能做什么去阻止流言的发生；但是，知道为什么人们传播流言和谣言集中在你们的青少年身上时该做什么是非常有帮助的。

◆ 解释如下内容：

— 谣言和流言是社交武器：

· 它们经常是很刻薄的。

· 它们在初中和高中很常见。

— 谣言和流言有时用来伤害别人。

· 它们被用作报复的一种形式。

◆ 它们可能被用来报复一些人，因为他们做的事情。

· 它们被用来损害那些不被喜欢或者被嫉妒的人的名声。

· 它们用来造成威胁（例如，"如果你不按照我说的做，我会告诉所有人……"）。

— 更常见的是，谣言和流言正是青少年交流的一部分。

· 对一些青少年来说，传播流言可以：

◆ 获得关注。

◆ 感到重要（即是，他们知道一些别人不知道的事）。

◆ 很难证实谣言是虚假的：

— 你永远不能完全证实一个谣言是虚假的。

— 你能通过开玩笑来尝试破坏它（例如，对有人会相信它表现得诧异）。

— 使用这个技巧，你将会间接否认谣言和怀疑造谣者。

— 这将使流言的影响最小化和经常消灭谣言。

（四）处理谣言和流言的规则

◆ 说：既然我们已经清楚为什么青少年会传播流言，知道青少年做什么能使人们传播他们流言的机会减少是有帮助的。

◆ 在教室里走动，让家长轮流阅读家长讲义。

◆ 加粗部分来自家长讲义。

1. 如何避免成为流言的目标

◆ **避免与八卦的人做朋友（包括偶然的交际）**
　— 八卦的人是喜欢讲谣言和散布其他人流言的人

◆ **不要刺激八卦的人**
　— 不要将秘密告诉八卦的人和他们的朋友，讲他们的流言，或者开他们的玩笑
　— 这将只会刺激他们报复。

◆ **不要散布其他人的谣言。**
　— 避免报复这些已经在散布关于你的流言的人
　— 一般避免散布别人的谣言，因为：
　　· 这是伤人的。
　　· 人们将不会想要和你做朋友。

2. 当你是流言的目标的时候做什么

◆ 说：即使我们的青少年可能尽全力去避免被造谣，这仍可能发生，所以当谣言围绕青少年时，我们需要知道我们能够做什么去最小化谣言的影响。有一些关于当你成为谣言和流言目标的时候怎么做的详细的规则。

◆ **不要表现出你烦乱了**
　— 如果你向人们表现出你烦乱了：
　　· 你会看起来是防御的
　　　◆ 人们将假设你要隐藏一些东西
　　· 你会加重谣言
　　· 人们将开始散布你是多么的烦乱的流言

◆ **不要与造谣者对质**
　— 这只会升级仇隙
　　· 人们可能开始散布你更多的流言
　　· 这可能导致争论或者甚至打架
　　· 人们会觉得散布关于你的流言是有道理的
　— 造谣者常常等你去和他或者她对质
　　· 造谣者可能期待一场争论

◆ **避免造谣者**
　— 与造谣者保持距离
　— 造谣者可能期待一场对质
　　· 不要通过对质来满足他或者她
　　　◆ 这只会制造更多流言和给加重谣言

◆ **表现出惊讶**
　— 给别人关于谣言如何荒谬的印象
　— 这间接否认谣言是真实的
　— 这也会怀疑造谣者
　　· 例子：
　　　◆ "真不能相信竟然会有人相信……太傻了"

- "真不能相信人们说……那是个玩笑"
- "竟然有人会相信，太不可思议了。人们应该别那么无聊"

◆ 散布关于你自己的谣言
— 承认谣言存在，但是告诉所有人那有多蠢：
- 这也是间接否认谣言真实性
- 通过这样做，你怀疑了造谣者（没有对质），使得其他人散布谣言的可能性减少
— 尤其是，告诉支持你的朋友
— 在其他人在场且可以听到的时候散布谣言。
- 例子：
- "你们听说关于我的谣言了吗？那是多么愚蠢"
- "你听到人们说关于我的什么事了吗？有些人竟然相信，一定是疯了"
- "你能相信关于我的谣言吗？这话太可笑了"
— 这常常可以消灭谣言，因为：
- 散布流言的人看起来是愚蠢的
- 人们将不太可能继续散布流言，因为他们将看起来是愚蠢的

◆ 在教室里走动，让家长识别青少年是否在努力摆脱谣言和流言的目标。
◆ 让家长按照下面的建议来识别他们将来可能能够帮助青少年最小化谣言和流言负面影响的方式。

（五）家庭作业

家长组的治疗师应该和家长一起复习家庭作业，并与家长一起解决可能存在的问题。

1. 在这周如果发生谣言或流言的话，青少年应该练习处理谣言和流言
   a. 青少年应该尽量避免流言
   b. 如果相关的话，青少年应该尽量使用处理谣言的策略

2. 青少年要和朋友聚会
   a. 给小组以外的人打电话来安排聚会
      i. 交换信息以发现共同兴趣
      ii. 决定在聚会中你们要做什么
   b. 家长远距离地监督聚会
   c. 聚会是基于活动的
   d. 如果相关的话，练习保持团队精神
   e. 确定青少年与客人交换信息
      一半的聚会时间应该用来交换信息
   f. 第一次与某一青少年聚会的时间限制在大约 2 小时（根据活动决定）

3. 练习蔑视言语攻击，如果在这一周发生的话：
   a. 家长和青少年可能想在这一周练习蔑视言语攻击
   b. 家长和青少年应该讨论青少年是如何使用蔑视言语攻击技能的
      蔑视言语攻击一般可以用于年龄相仿的同伴或兄弟姐妹之间

4. 如果可行的话，练习处理欺凌或者改变坏名声
   a. 家长和青少年应该讨论青少年是如何处理欺凌的
   b. 家长和青少年应该讨论青少年如何逐步改变坏名声

5. 如果这周有分歧发生的话，练习处理不同分歧
   a. 家长和青少年应该讨论青少年是如何处理分歧的
   b. 家长和青少年可能想要练习角色扮演

   提示：PEERS 毕业是在下一周！

（六）关于参加毕业典礼的建议

1. 告诉家长关于青少年的部分

◆ 解释毕业派对是为青少年准备的，将在青少年教室举行。

◆ 鼓励家长为毕业派对会带一些零食以增加喜庆氛围。

◆ 零食一般放在青少年教室（但是也欢迎家长为家长组带零食）。

◆ PEERS 团队应该提供正餐和饮料（通常是比萨和苏打饮料）。

◆ 治疗团队应该选择一些宜在家长指导下观看的 DVD，聚会中给孩子们看。

◆ 治疗团队也应该有游戏以供青少年选择来玩。

◆ 青少年将投票选择选他们做什么或者观看哪部电影。

◆ 青少年会在毕业派对上收到毕业奖励。

2. 告诉家长关于家长部分的内容

◆ 家长将像平常一样参加家长组课时。

◆ 家长组治疗师将会复习整个课时结束后该怎么做的那些建议。

3. 告诉家长关于毕业典礼的事

◆ 典礼将在家长教室举行（或者最大的房间）。

◆ 欢迎家长和家庭成员来参加毕业典礼。

◆ 青少年应该在毕业典礼上接受毕业证书。

◆ 为了保护隐私，不允许照相和录像。

◆ 为了保护隐私，我们要求参加毕业典礼的其他家庭成员在走廊等待，直到典礼开始再进来。

注意： 建议治疗团队在第 12 次和 13 次课时的时候提供一份一份毕业广告单，内容包括上面相关的信息，日期和时间，以及课时结束后的测试。

二、家长讲义 13：谣言和流言

（一）处理谣言和流言的规则

1. 如何避免成为流言的目标

◆ 避免与八卦的人做朋友（这包括偶然的交际）

　　— 八卦的人是指喜欢讲别人谣言和散布流言的人

◆ 不要招惹八卦的人。

　　— 不要将秘密告诉八卦的人和他们的朋友，讲他们的流言，或者开他们的玩笑

　　— 这将只会刺激他们报复

◆ 不要散布其他人的谣言

　　— 避免报复这些已经在散布关于你的流言的人

　　— 避免散布别人的谣言：

　　　　· 这是伤人的

　　　　· 人们将不会想要和你做朋友

2. 当你是流言的目标的时候做什么

◆ 不要表现出你烦乱了。

　　— 如果你向人们表现出你烦乱了：

　　　　· 你看起来是防御的

　　　　　◆ 人们将假设你要隐藏一些东西

　　　　· 你会给加重谣言

　　　　· 人们将开始散布你是多么的烦乱的流言

◆ 不要与造谣者对质
　　— 这只会升级仇隙
　　　　· 人们可能开始散布你更多的流言
　　　　· 这可能导致争论或者甚至打架
　　　　· 人们会觉得散布关于你的流言是有道理的
　　— 造谣者常常等你去和他或者她对质：
　　　　· 造谣者可能期待一场争论
避免造谣者——与造谣者保持距离
　　— 散布流言的人可能期待一场对质
　　　　· 不要以对质满足他或者她
　　　　　　◆ 这只会制造更多流言和加重谣言
◆ 表现出惊讶
　　— 给别人关于谣言如何荒谬的印象
　　— 这间接否认谣言是真实的
　　— 这也会怀疑造谣者
　　　　· 例子：
　　　　　　◆ "真不能相信竟然会有人相信……太傻了"
　　　　　　◆ "真不能相信人们说……那是个玩笑"
　　　　　　◆ "竟然有人会相信，太不可思议了。人们应该别那么无聊"
◆ 散布关于你自己的谣言
　　— 承认谣言存在，但是告诉别人那有多蠢：
　　　　· 这也是间接否认谣言真实性
　　　　· 通过这样做，你怀疑了造谣者（没有对质），使得其他人散布谣言的可能性减少
　　— 尤其是，告诉支持你的朋友
　　— 在其他人在场且可以听到的时候散布谣言
　　　　· 例子：
　　　　　　◆ "你们听说关于我的谣言了吗？那是多么愚蠢"
　　　　　　◆ "你听到人们说关于我的什么事了吗？有些人竟然相信，一定是疯了"
　　　　　　◆ "你能相信关于我的谣言吗？这话太可笑了"
　　— 这常常可以消灭谣言，因为：
　　　　· 散布流言的人看起来是愚蠢的
　　　　· 人们将不太可能继续散布流言，因为他们将看起来是愚蠢的

（二）家庭作业

1. 在这周如果发生谣言或流言的话，青少年应该练习处理谣言和流言

　　a. 青少年应该尽量避免流言

　　b. 如果相关的话，青少年应该尽量使用处理谣言的策略

2. 青少年要和朋友聚会

　　a. 给组以外的人打电话来安排聚会

　　　　i. 交换信息以发现共同兴趣

　　　　ii. 决定在聚会中你们要做什么

　　b. 家长远距离地监督聚会

　　c. 聚会是基于活动的

　　d. 如果相关的话，练习保持团队精神

e. 确定青少年与客人交换信息

　　一半的聚会时间应该用来交换信息

f. 第一次与某一青少年聚会的时间限制在大约 2 小时（根据活动决定）

3. 练习蔑视言语攻击，如果在这一周发生的话：

a. 家长和青少年可能想在这一周练习蔑视言语攻击

b. 家长和青少年应该讨论青少年是如何使用蔑视言语攻击技能的

　　蔑视言语攻击通常可以用于年龄相仿的同伴和兄弟姐妹之间

4. 如果可行的话，练习处理欺凌或者改变坏名声

a. 家长和青少年应该讨论青少年是如何处理欺凌的

b. 家长和青少年应该讨论青少年如何改变坏名声

5. 如果这周有分歧的话，练习处理分歧

a. 家长和青少年应该讨论青少年是如何处理分歧的

b. 家长和青少年可能想要练习角色扮演

三、治疗师对青少年课时的指导 13：谣言和流言

（一）对青少年课时指导的原则

　　这次课时的目的是给青少年处理他们成为谣言或者流言目标情况的必要工具。教会青少年对质散布关于他们谣言的人是无效的。相反，最好是对人们相信这类事情"表现惊讶"，然后间接否认谣言的真实性和使谣言看起来是愚蠢的。这将会使其他人不太可能继续散布谣言。当青少年是流言的目标的时候，也教会他们"散布关于他们自己的谣言"。这包括怀疑谣言（间接）和怀疑造谣者，没必要对质。

　　对社交隔离和退缩的青少年，这个技术可能是不太相关的。但是，对于因名声不好而被社交拒绝的青少年，这个技能对帮助他们提升社交状况可能是比较重要的。

（二）复习规则

　　注意： 只在有青少年不能遵守规则时，再次复习课时规则。

◆ 让青少年说出小组规则

◆ 记住以下规则，给予加分：

1. 认真听小组内的其他成员说话（当别人说话的时候不要说话）

2. 遵守指示

3. 举手发言

4. 尊重他人（不允许对他人嘲笑或开玩笑，不允许诅咒）

（三）复习家庭作业

　　注意： 在家庭作业按部分计分——不只是每一次作业记一分。

1. 带来户外运动装备

a. 让青少年确认带来的与小组分享的户外运动装备（如，篮球、橄榄球、排球、飞盘、手球、足球）。

b. 只给带来合适物品的人加分

c. 为了避免分心，有一个教练将物品收起来直到青少年活动开始

2. 处理分歧

a. 说：你们的一个作业是练习处理与朋友或者兄弟姐妹之间的分歧，如果这周发生的话。你们

可能也练习了在角色扮演中处理与家长的分歧。如果这周你有机会练习了处理分歧请举手。

  i. 让完成作业的青少年回答问题。

  ii. 简单提问：

    （1）你与谁练习处理分歧的?

    （2）你按照哪些步骤处理的分歧?

    （3）解决任何可能出现的问题。

  iii. 如果青少年没有练习，让他们复习处理分歧的步骤。

    （1）保持冷静。

    （2）首先听其他人的。

    （3）重复别人说的话。

    （4）解释你的想法。

    （5）说对不起。

    （6）试图解决问题。

3. 处理欺凌和坏名声

  a. 说：你们这周的另一个作业是练习处理欺凌。如果你们这周用了一个或者多个处理欺凌的策略，请举手。

    i. 让青少年汇报他们做了什么解决欺凌。

    ii. 解决任何可能出现的问题。

    iii. 如果青少年这周没有使用任何欺凌的策略，让他们说出几种策略。

  b. 说：另一个相关作业是开始改变坏名声的步骤。如果你这周采取了新的措施去改变你的名声，请举手。

  让青少年汇报他们做了什么以改变坏名声。

【注意：有可能很少有青少年汇报他们在这方面的改变。最好的情况是，有坏名声的青少年应该在目前保持低调，直到他们准备好到后面的步骤】。

    ii. 如果青少年这周没有使用任何改变坏名声的策略，让他们确认改变名声的步骤。

    （1）保持低调。

    （2）随大流：

      a）尝试融入大众。

      b）尽量不要鹤立鸡群 / 别具一格。

    （3）通过改变你的外表来改变你的名声

    （4）承认你之前的名声

    （5）找到一个新的团体或群体。

4. 蔑视言语攻击

  a. 说：你们这周的另一个作业是练习练习蔑视言语攻击。我们知道被取笑对青少年是非常常见的，所以我希望这里的每一个人有机会与同伴或者兄弟姐妹或可能是与家长练习蔑视言语攻击。如果这周你不能练习蔑视言语攻击，请举手。

  注意：这个介绍将帮助青少年挽回被取笑的面子

  b. 让青少年汇报如何是使用蔑视言语攻击技能的

  不要允许青少年讨论关于他们被取笑的细节，让他们只是集中在回应上。

  c. 解决任何可能出现的问题。

  d. 如果青少年这周没有使用蔑视言语攻击技能，让他们识别和练习几个蔑视言语攻击反馈。

5. 聚会

  说：你们这一周主要的家庭作业是与朋友聚会。如果这周你有聚会请举手。

    i. 通过点完成作业的青少年的名开始

ii. 简单问：

（1）你与谁聚会了？

（2）在哪里聚会的？

（3）你有给团队以外的人打电话来弄清楚你要做什么吗？

（4）你们以什么方式结束的？

（5）谁选择了活动？【答案应该是客人】

（6）你们有至少一半的时间在交换信息吗？

（7）你有练习保持团队精神吗？（如果相关的话）

（8）你做了什么去保持团队精神？

（9）你玩得开心吗？

（10）你的朋友玩得开心吗？

（11）这是你可能还想再聚会一次的人吗？

iii. 解决任何可能出现的问题。

（四）教学课时：谣言和流言

◆ 说：谣言和流言在初中和高中是非常常见的。在阻止别人传播流言或者散布谣言方面你们无能为力。但是，知道为什么人们会传播流言和当流言是集中在你身上时你做什么是非常有帮助的。

◆ 解释如下：

— 谣言和流言是社交武器：

· 它们经常是很刻薄的

· 它们在初中和高中很常见

— 谣言和流言有时用来伤害别人

· 它们被用作报复的一种形式

◆ 它们可能被用来报复一些人因为他们做的事情

· 它们被用来损害那些不被喜欢或者被嫉妒的人的名声

· 它们用来造成威胁（例如，"如果你不按照我说的做，我会告诉所有人……"）

— 更常见的是，谣言和流言仅仅是青少年交流的一部分

· 一些青少年来说，传播流言可以：

◆ 获得关注

◆ 感到重要（即是，他们知道别人不知道的事）

— 很难证实谣言是虚假的

· 你永远不能完全证实一个谣言是虚假的

· 你能通过开玩笑来尝试破坏它（例如，对有人会相信它表现得诧异）

◆ 使用这个技巧，你将会间接否认谣言和怀疑造谣者

◆ 这将使流言的影响最小化和经常消灭谣言

○ 处理谣言和流言的规则

◆ 如何避免成为流言的目标

说：既然我们已经清楚为什么人们会传播流言，知道我们能做什么能减少人们传播流言的机会是有帮助的。

◆ 避免与八卦的人做朋友（这包括偶然的交际）

— 说：避免成为谣言和流言目标的第一个规则是避免与八卦的人做朋友。八卦的人是指喜欢讲别人谣言和散布流言的人。与八卦的人做朋友的问题将会是什么呢？

· 答：如果他们生你的气了，他们可能会散布关于你的流言；很难相信八卦的人；其他人因

为知道你与八卦的人的关系，可能不想与你做朋友。

◆ 不要刺激八卦的人

—— 说：下一个避免成为谣言或者流言的目标的规则是不要刺激八卦的人。这意味着不要将秘密告诉八卦的人和他们的朋友，讲他们的流言，或者开他们的玩笑。使八卦的人或者他们的朋友生气的问题是什么？

• 答：这只会刺激他们报复你；你可能成为流言的目标。

◆ 不要散布其他人的谣言

问：我们最后一个避免成为谣言或者流言目标的规则是不散布关于其他人的流言。这意思是你应该避免报复散布你流言的人，避免散布其他人流言的人。为什么你绝不能散布其他人的流言呢？

• 答：因为这是伤人的，人们将不想和你做朋友。

当你是流言的目标的时候做什么？

说：即使我们的青少年可能尽全力去避免被造谣，这仍可能发生，所以当谣言涉及青少年时，我们需要知道我们能够做什么去最小化谣言的影响。有一些关于当你成为谣言和流言目标的时候怎么做的详细的规则。

◆ **不要表现出你烦乱了**

—— 说：处理我们成为谣言和流言目标的其中一个规则是不要表现出你已经烦乱了。让别人知道你对谣言很烦乱的问题是什么？

• 答：如果你表现出你已经烦乱了，你看起来是防御的；人们将假设你要隐藏一些东西；你会给加重谣言；人们将开始散布你是多么的烦乱的流言。

◆ **不要与造谣者对质**

—— 说：处理我们是谣言和流言目标的另一个规则是不要与造谣者对质。这意思是如果有关于你的谣言在散布，不要对质造谣的那个人。这只会升级仇隙。对质造谣的人的问题是什么？

• 答：人们可能会开始散布关于你更多的流言；这可能导致争论或者甚至打架；人们会觉得散布关于你的流言是有道理的。

◆ **避开造谣者**

—— 说：处理我们是谣言和流言目标的另一个规则是避开造谣的人。这意思是如果你知道有人散布关于你的谣言，远离这些人。为什么避开散布你谣言的人是好主意呢？

• 答：造谣者可能期待一场对质；任何对质只会造成更多流言和谣言；如果你避开造谣者，将没有对质和其他的谣言。

◆ **表现出惊讶**

—— 说：处理我们是谣言和流言目标的另一个规则是表现惊讶。这意思是当你听到关于你的谣言时，表现你对有人相信是惊讶的。这是一种间接否认流言真实性的方式，听起来不是防御性的。这将也会使人们不相信造谣者。

• 你可以说的例子：

◆ "真不能相信竟然会有人相信……太傻了。"

◆ "真不能相信人们说……那是个玩笑。"

◆ "竟然有人会相信，太不可思议了。人们应该别那么无聊。"

—— 问：为什么对其他人相信这种谣言表现惊讶会是一个好主意？

• 答：因为这使谣言看起来很傻；人们将不太可能相信这个谣言；人们将不太可能继续散布谣言。

◆ **散布关于你自己的谣言**

——说：处理我们是谣言和流言目标的另一个规则是散布关于自己的谣言。这包括成人谣言确实存在，但是告诉每一个人那是多么蠢。这是一种间接否认谣言真实性和让人们不相信谣言，且过多对质反而造成更多流言。尤其是，你将会告诉支持你的朋友，和尝试在其他人在场可以听到的时候散布谣言。

- 你可以说的例子：
  - ◆ "你们听说关于我的谣言了吗？那是多么愚蠢"
  - ◆ "你听到人们说关于我的什么事了吗？有些人竟然相信，一定是疯了"
  - ◆ "你能相信关于我的谣言吗？这话太可笑了"
- — 问：为什么散布关于你自己的谣言是个好主意？
  - 答：散布关于你自己的谣言常常可以消灭谣言因为：散布流言的人看起来是愚蠢的，人们将不太可能继续散布流言，因为他们将看起来不知道他们在说什么。即使谣言是真实的，你也可以对人家那么关心它表现惊讶。这也会花掉所有的惊讶值和谣言的力量。

（五）角色扮演

◆ 青少年组治疗师演示散布关于你自己谣言的恰当的角色扮演。

恰当角色扮演的例子

- 说：谣言是我在考试时作弊被抓了。
  - ◆ 回应："你能相信关于我的这个愚蠢的谣言吗？人们在说我作弊如何被抓。多么蹩脚啊！"
- 说：谣言是我因为逃学被关禁闭了。
  - ◆ 回应："你听说这个谣言了吗？人们在说我因为逃学被关禁闭了。多么愚蠢啊！"
- 说：谣言是我最好的朋友和我大打起来了。
  - ◆ 回应："嘿，你听说人们在说我和我朋友大打起来吗？！太蠢了！人们应该别那么无聊。"

（六）行为演练

◆ 在教室里走动，让每一个青少年练习处理谣言和流言。

◆ 治疗师应该告知青少年已经有关于他们的谣言在散布，他们需要散布关于他们自己的谣言。

- — 使用不同典型的青少年八卦流言的例子。
- — 例子：
  - "谣言是你考试挂了。"
  - "谣言是你因为和老师顶嘴被留下了。"
  - "谣言是你喜欢上了（名字）。"
  - "谣言是因为回家太迟被关禁闭了。"
  - "谣言是你背后说朋友的坏话。"
  - "谣言是你不喜欢（名字）。"
  - "谣言是你可能毕业不了。"
  - "谣言是你没有经过允许而开家长的车被抓到了。"
  - "谣言是你可能被踢出田径队。"
  - "谣言是你要约（名字）出去。"

（七）家庭作业

◆ 简单解释这一周的家庭作业，这样说：这一周主要的家庭作业是你们每一个人与一个或者更多的朋友聚会。你可能需要打电话来安排这次聚会。在聚会时，如果你玩游戏或者运动，我们想让你练习保持团队精神。如果这周发生别人取笑你的情况，我们也想让你练习蔑视言语攻击。我们知道取笑在青少年中非常常见，所以我们希望这一周在你们每一个人都练习这个技能。你们也应该使用处理欺凌和坏名声的策略。如果这一周你和朋友或者兄弟姐妹发生争执，使用处理分歧的策略。你们甚至可能想要与你们的家长练习。如果相关的话，使用处理谣言和流言的策略。再说一次，你们这一周的家庭作业是：

— 与一个或者更多的朋友聚会
  · 打电话来安排这次聚会
  · 交换信息以清楚你们将要做什么
  · 如果相关的话，练习保持团队精神
— 如果相关的话，练习处理欺凌和改变坏名声
— 练习我们在组里确认的蔑视言语攻击反馈
— 按照我们列出的步骤练习处理分歧
— 如果这周有谣言和流言发生的话，练习处理谣言和流言

（八）毕业公告

将下述内容解释给青少年：
◆ 提醒青少年他们是下一周毕业
◆ 解释毕业典礼是为青少年准备的，将在青少年教室举行
◆ 鼓励家长为毕业派对带一些零食以增加喜庆氛围
◆ 零食一般放在青少年教室（但是也欢迎家长为家长组带来零食）
◆ PEERS 团队应该提供正餐和饮料（经常是比萨和苏打饮料）
◆ 治疗团队应该选择宜在家长指导下观看 DVD，在聚会时给孩子们看
◆ 治疗团队也应该有游戏以供青少年选择来玩
◆ 青少年将投票选择他们做什么或者观看哪部电影
◆ 青少年会在毕业派对上收到毕业奖励

1. 家长部分
◆ 家长将像往常一样参加家长课时
◆ 家长组治疗师将复习整个课时结束后该怎么做的那些建议

2. 毕业典礼
◆ 毕业典礼将在家长教室举行（或者最大的房间）
◆ 欢迎家长和家庭成员来参加毕业典礼
◆ 青少年会在毕业典礼上接受学位证书
◆ 为了保护隐私，不允许照相和录像
◆ 为了保护隐私，我们要求参加毕业典礼的其他家庭成员在走廊等待，直到典礼开始再进来

（九）青少年活动：团队精神和户外活动

注意：见"青少年活动指导"规则
◆ 青少年将在玩耍区玩户外游戏和运动
◆ 户外游戏选自青少年带来的恰当的户外运动装备和治疗团队提供的可行的户外项目
◆ 让青少年选择他们玩的游戏，只要不是攻击性的和危险的（如，触身式橄榄球，而不是足球）
◆ 不允许青少年玩单人游戏或者被分离的行为
◆ 青少年在游戏中练习保持团队精神的时候可以获得分数
  — 夸奖
  — 不做裁判
  — 不做教练
  — 分享和轮流
  — 如果有人感到无聊，建议换一个活动

　　— 如果你赢了，不要幸灾乐祸

　　— 如果你输了，不要郁闷或发怒

　　— 在活动结束时说："精彩的活动"

◆ 治疗师和教练应该采用"团队精神得分记录"（附表 G）为表现出团队精神的情况加分

（十）与家长重新集合

◆ 告知青少年需要加入他们家长中

　　—确保青少年站或者坐在他们家长旁边

　　—确保保持安静和注意力集中

　　说：今天我们学习了处理谣言和流言。记住有许多与处理谣言和流言负面影响相关的规则。避免成为流言的目标的规则是哪些呢？【让青少年提出所有的规则。如果需要的话，准备好给予一些提示】

　　— 避免与造谣者做朋友

　　— 不要刺激造谣者

　　— 不要散布其他人的谣言

◆ 问：当我们成为谣言和流言的目标的时候，我们处理的规则是什么？【让青少年提出所有的规则。如果有必要的话准备好给予提示】

　　— 不要表现出你烦乱了

　　— 不要与造谣者对质

　　— 避开造谣者

　　— 表现出惊讶

　　— 散布关于你自己的谣言

◆ 说：今天我们也练习了散布关于我们自己的谣言，这个组做得很好。让我们掌声鼓励。

◆ 复习下一周的家庭作业（见下）

◆ 分别与每一个家庭单独协商：

　　— 聚会的地点，计划的活动，谁将会在场，和家长在聚会中的角色

　　— 下一周会带什么礼物去参加毕业派对

（十一）家庭作业

1. 如果这周发生谣言和流言的话，青少年应该练习处理谣言和流言

　　a. 青少年应该尝试避免谣言

　　b. 如果相关的话，青少年应该尝试使用处理谣言的策略

2. 青少年要和朋友一起聚会

　　a. 给小组以外的人打电话来安排聚会

　　　i. 交换信息以发现共同兴趣

　　　ii. 决定在聚会中你们要做什么

　　b. 家长远距离地监督聚会

　　c. 聚会是基于活动的

　　d. 如果相关的话，练习保持团队精神

　　e. 确定青少年与客人交换信息

　　　i. 一半的聚会时间应该用来交换信息

　　　ii. 第一次与某一青少年聚会的时间限制在大约 2 小时（根据活动决定）

3. 如果这周发生取笑的话，练习蔑视言语攻击

　　a. 家长和青少年应该在这一周练习蔑视言语攻击

b. 家长和青少年应该讨论青少年是如何使用蔑视言语攻击技能的

　　蔑视言语攻击通常可以用于年龄相仿的同伴或兄弟姐妹之间

4. 如果可行的话，练习处理欺凌或者改变坏名声

　　a. 家长和青少年应该讨论青少年是如何处理欺凌的

　　b. 家长和青少年应该讨论青少年如何改变坏名声

5. 如果这周有分歧的话，练习处理分歧

　　a. 家长和青少年应该讨论青少年是如何处理分歧的

　　b. 家长和青少年应该练习角色扮演

（十二）计算得分

记录每周干预的以下内容得分：

◆ 计算每个人获得的分数

◆ 计算整个小组获得的总分

◆ 不要当着孩子们的面计算

　　— 不要公布个人和小组获得的总分

　　— 避免孩子们之间比较分数

◆ 提醒他们：他们是一个小组整体，赢得越多得分，毕业典礼就会办得越好

四、青少年活动指导 13：团队精神和户外活动

（一）所需材料

◆ 青少年带来的户外活动装备

◆ 为防青少年忘记带户外活动装备，让青少年分享或者提供可行的装备以便他们使用：

　　— 足球

　　— 篮球

　　— 手球

　　— 飞盘

（二）规则

◆ 让青少年协商他们在玩耍区的时候将要玩什么

　　— 给可供选择的活动

　　　· 篮球

　　　· 足球

　　　· 手球

　　　· 飞盘

　　— 如果有足够的队员，你可能需要让青少年玩不同的游戏

◆ 解释游戏的规则：

　　— 对所有的运动我们有"不能接触"的规则——不能过分接触，拥挤或者偷偷行动。

　　— 在足球和篮球比赛中必须传球

　　— 对没有团队精神的会给予警告

◆ 教练可能需要周期性地提醒青少年特定游戏的规则：

　　— 在不同意见发生时，尽量避免做裁判

　　— 鼓励青少年通过做有团队精神的人来解决分歧

◆ 你可能需要提醒他们保持团队精神和夸奖其他队友
◆ 保持团队精神时给分
   — 夸奖
   — 不做裁判
   — 不做教练
   — 分享和轮流
   — 如果你觉得无聊，建议换一个游戏
   — 如果你赢了，不要幸灾乐祸
   — 如果你输了，不要郁闷或者生气
   — 在活动结束的时候说"精彩的活动"
◆ 教练需解释为什么青少年得分了（如，"John 因为夸奖他的同伴得到了一分"）
   — 确定记录好"团队精神得分记录表"（见附录 G）
   — 在给分的时候大声说出来以让其他青少年听到
   — 社会比较理论鼓励其他青少年夸奖或者保持团队精神

第16章 课时14：毕业和结束

一、治疗师对家长课时的指导

（一）对家长课时的指导原则

家庭作业复习的主要内容继续集中在他们上周安排的聚会。家长应该汇报关于聚会的细节，因为仍将需要治疗师介入。

这次课时的要点是结束干预过程。许多家长的自然反应是，在毕业证书上的墨水还没干之前，询问是否有下一次治疗可以让他们的青少年参加。如果干预是成功的，那将没有继续进行干预治疗的必要。基本技能已经教授，建立朋友关系的干预也已经强调。家长和青少年应该一起合作，找到一个合适的群体，友谊会显现出来。友谊的发展将进一步将青少年融入到群体中，还有希望成为继续进行社交能力指导的环境和新友谊的来源。家长也学习了如何帮助青少年发展友谊和如何帮助他们处理冲突、改变坏名声、处理谣言和流言以及处理来自同伴的取笑和欺凌。剩下的唯一问题是将这些重点传达给父母和青少年，并通过毕业典礼正式结束治疗。在此次教学课时中没有新的内容呈现，仅仅是简单复习 PEERS 的原则。

（二）填写治疗结果量表

给出足够的时间填写治疗结果量表。这些量表应该与治疗开始前的量表一致。见第二章关于结果量表的建议。

（三）复习家庭作业

1. 聚会

a. 确认聚会是否是
  i. 基于活动的
  ii. 家长远距离监督
  iii. 不超过两个小时（根据活动决定）
b. 如果相关的话，确定青少年是否练习了保持团队精神
c. 确定青少年与他或她的客人交换信息，发现共同兴趣
  一半的聚会时间应该用于交换信息

2. 处理分歧

a. 让家长汇报这一周他们的青少年是否练习了处理分歧
  这可能在与朋友或者兄弟姐妹的真实的分歧的场景中完成，或者通过与家长的角色扮演完成

3. 处理欺凌和坏名声

a. 如果相关，让家长汇报：
  i. 青少年是如何处理欺凌的
  ii. 青少年如何能改变他或者她的坏名声

（1）低调

（2）跟随大众

　　a）尝试融入大众

　　b）尽量不要鹤立鸡群 / 别具一格

（3）通过改变你的外表来改变你的名声

（4）承认之前的名声

（5）找到一个新的团体或者人群

b. 解决任何可能出现的问题

4. 蔑视言语攻击

a. 检查家长是否与他们的青少年练习了蔑视言语攻击（不是作业）

b. 让家长汇报是如何使用蔑视言语攻击技能的

蔑视言语攻击可以用于同伴或者兄弟姐妹之间

c. 解决任何可能出现的问题

5. 处理谣言和流言

a. 如果相关的话，让家长确认他们的青少年是否使用了处理谣言和流言的策略

b. 解决任何可能出现的问题

（四）教学课时：最后思考——从这里走到哪里

◆ 分发家长讲义

◆ 解释：今晚是 PEERS 的最后一次课时，但是小组培训结束并不意味着你们的工作已经完成。今晚我们将集中在你们将要做什么以帮助你们的青少年交朋友和保持友谊关系

◆ 在教室里走动，让家长轮流阅读家长讲义

◆ 加粗的部分来自家长讲义

○ 从这里走到哪里

1. 课外活动

a. **为了交朋友，你们的青少年非常有必要参加课外活动**

b. **我们推荐每次至少有一项课外活动**

一个以上的课外活动是过于苛刻的

c. **如果你们的青少年在学校名声不好，他或者她可能需要在社区找到一个课外活动，而不是在学校**

d. **家长应该基于青少年的兴趣来讨论和决定青少年参加哪些课外活动**

e. **家长可能需要提供选项以供青少年选择**

f. **确定课外活动很容易让他们接触其他青少年**

g. **家长应该对确保他们青少年参加这些活动负责**

i. **不要等着你们青少年自己加入**

ii. **有些家长将需要给他们青少年强制安排课外活动，其他家长只需要强烈建议青少年加入**

h. **当展现新的活动时，问他们的青少年："你想要加入哪个？"而不是"你想要加入吗？"**

i. **参加活动是不可协商的**

ii. **选择参加哪个活动是可协商的**

2. 聚会

a. **你们的青少年与朋友有定期的聚会也是必要的**

b. **聚会是你们的青少年建立和维持友谊的方式**

c. **当你们的青少年第一次与别的青少年成为朋友时，你应该鼓励他或者她在家中聚会以便你能**

悄悄观察他们

确定每一个新朋友是合适的（如，不取笑，忽视，争执，或者给你的青少年惹麻烦）

 d. 一般而言，大部分青少年每周有一到两次聚会

  我们推荐你们给你们的青少年设定至少一周一次聚会

 e. 与一个特定青少年的第一次聚会应该限制在 2 小时（根据活动决定）

  因为青少年需要维持友谊，聚会时间可以更长

3. 取笑和欺凌

 a. 家长应该能够协助他们的青少年处理来自同伴的取笑和欺凌

 b. 如何使用蔑视言语攻击技能

  i. 回应应该是简洁、简短的和给他们你不在乎的印象

  ii. 例子：

   （1）"随你"

   （2）"无论如何"

   （3）"大不了！"

   （4）"怎样！"

   （5）"谁在乎呢？"

   （6）"是的，怎样？"

   （7）"那么你的点在哪里？"

   （8）"告诉我你什么时候达到有趣的部分"

   （9）"我应该在乎吗？"

   （10）"这应该是好玩的吗？"

   （11）"那么我为什么在乎？"

   （12）耸肩，摇头和走开

   （13）翻白眼和走开

 c. 如何处理欺凌

  i. 低调

  ii. 避开欺凌者

  iii. 不要刺激欺凌者

   只对言语攻击的人使用蔑视言语攻击技能，不要对身体攻击的人采用

  iv. 与其他人一起玩

  v. 如果你有危险——寻求大人的帮助

 d. 当青少年在学校被欺凌或者被取笑时

  i. 允许他或者她简单讨论被取笑或者欺凌时感觉怎么样，如果他或者她看起来想要讨论这些感受的话

   如果你们的青少年没有主动提出他或者她关于被欺凌的感受，不要鼓励他们讨论（这可能只会让他们更加烦乱）

  ii. 评定你们的青少年是如何处理取笑和欺凌的

  iii. 如果他或者她没有遵守正确的步骤，讨论他们如何做可能会不一样

   （1）通过与你们的青少年合作关于恰当的步骤来完成这一步

   （2）不要直接指出他或者她处理得不对

  iv. 讨论将来你们的青少年可能会如何处理得不一样（遵守规则 / 步骤）

  v. 如果你们的青少年看起来因为欺凌有危险，立即联系学校

4. 改变坏的名声

 a. 帮助你们的青少年按照治疗改变他或者她的坏名声（如果有必要的话），这将是你们的主要

职责

这是一个漫长的过程，在短时间的治疗内不可能完成

b. 你们将想要参与到常规关于你们的青少年名声和他或者她目前在改变任何负面影响采用的策略的常规讨论

c. 保持对改变坏名声步骤的熟悉和能够在这些对话中向你们的青少年展示

    i. 低调

      （1）保持低调

      （2）不要吸引别人的注意

    ii. 随大流

      （1）尝试融入大众

      （2）尽量不要鹤立鸡群、别具一格

    iii. 通过改变你的外表来改变名声

    iv. 承认你之前的名声

    v. 找到一个新的团体或群体

d. 当你们在等待你们青少年的名声消失之前，帮助他们在学校以外找到代替资源（非学校相关的课外活动）

5. PEERS 技能

a. 鼓励你们的青少年使用在 PEERS 学到的技能去交新朋友

b. 记住交新朋友最理想的时间是新学年开始

c. 你们可能需要定期与你们的青少年一起复习家长讲义来提醒他或者她技能或者如何处理分歧，谣言或者流言，来自同伴的取笑或者欺凌，或者如何改变坏名声。

◆ 允许家长问任何最后的问题。

◆ 提醒家长如果他们将来遇到任何问题欢迎他们打电话给治疗团队

（五）重新集合和毕业典礼

◆ 为了毕业典礼让家长和青少年重新集合（分配大约 15 分钟时间给毕业典礼和告别）。

◆ 提醒家长为了保护隐私不允许拍照：

  — 家庭成员一旦离开治疗组之后就可以拍照。

◆ 家长和青少年组治疗师举行毕业典礼。

  — 家长和青少年应该站着或者坐在彼此旁边。

  — 治疗团队成员将在教室前站成一排。

  — 家长组治疗师通过表扬家长和青少年的努力开始：

    · 对小组的进步作为一个整体进行评论。

    · 避免提到组员的细节。

  — 青少年组治疗师通过表扬家长和青少年的努力开始：

    · 对小组作为一个整体做出的进步进行额外评论。

    · 避免提到组员的细节。

  — 青少年组治疗师宣布毕业典礼开始。

    · 解释典礼如何进行：

      i. 当青少年听到自己的名字时，走到教室前面，接受结业证书。

      ii. 每一个人都会为他们鼓掌欢呼。

      iii.青少年组治疗师将他或者她的证书递给他或者她，然后和他或者她握手。

      iv. 青少年将与每一个团队组成员握手。

      v. 每个人将继续鼓掌和欢呼。

— 青少年组治疗师展示结业证书：
  · 将每一个青少年叫到教室前面，展示他或者她的证书。
  · 确保青少年与每一个人握手。
  · 鼓励小组为每一个青少年鼓掌。
◆ 一旦最后一个毕业证书发放：
— 感谢小组的到来。
— 对他们做出的精彩的进步进行一些最后评论。
— 提醒家庭仅仅这次小组结束不意味着你们的工作已经达到终点。
— 鼓励他们继续练习他们学到的内容去交朋友和保持友谊关系。
— 祝愿他们。
— 家长常常想要在离开之前单独感谢治疗师。

二、家长讲义 14：最后的思考，该走向何处？

○ 最后的思考

1. 课外活动

  a. 为了交朋友，你们的青少年非常有必要参加课外活动
  b. 我们推荐每次至少有一项课外活动
     一个以上的课外活动是过于苛刻的
  c. 如果你们的青少年在学校名声不好，他或者她可能需要在社区找到一个课外活动，而不是在学校
  d. 家长应该基于青少年的兴趣来讨论和决定青少年参加哪些课外活动
  e. 家长可能需要提供选项以供青少年选择
  f. 确定课外活动很容易让他们接触其他青少年
  g. 家长应该对确保他们青少年参加这些活动负责
     i. 不要等着你们青少年自己加入
     ii. 有些家长将需要给他们青少年强制安排课外活动，其他家长只需要强烈建议加入
  h. 当展现新的活动时，问他们的青少年："你想要加入哪个？"而不是"你想要加入吗？"
     i. 参加活动是不可协商的
     ii. 选择参加哪个活动是可协商的

2. 聚会

  a. 你们青少年与朋友有定期的聚会也是必要的
  b. 聚会是你们青少年建立和维持友谊的方式
  c. 当你们的青少年第一次与别的青少年做新朋友时，你应该鼓励他或者她在家中聚会以便你能悄悄观察他们
     确定每一个新朋友是合适的（例如，不取笑，忽视，争执，或者给你的青少年惹麻烦）。
  d. 一般而言，大部分青少年每周有一到两次聚会
     我们推荐你们给你们的青少年设定至少一周一次聚会
  e. 与一个特定青少年的第一次聚会应该限制在 2 小时（根据活动决定）
     因为青少年需要维持友谊，聚会时间可以更长

3. 取笑和欺凌

  a. 家长应该能够协助他们的青少年处理来自同伴的取笑和欺凌
  b. 如何使用蔑视言语攻击技能

    i. 回应应该是简洁、简短的和给他们你不在乎的印象

    ii. 例子：

       （1）"随你"

       （2）"无论如何"

       （3）"大不了！"

       （4）"怎样！"

       （5）"谁在乎呢？"

       （6）"是的，怎样？"

       （7）"那么你的点在哪里？"

       （8）"告诉我你什么时候达到有趣的部分。"

       （9）"我应该在乎吗？"

       （10）"这应该是好玩的吗？"

       （11）"那么我为什么在乎？"

       （12）耸肩，摇头和走开

       （13）翻白眼和走开

  c. 如何处理欺凌

    i. 低调

    ii. 避开欺凌者

    iii.不要刺激欺凌者

       只对言语攻击的人使用蔑视言语攻击技能；不要对身体攻击的人采用

    iv. 与其他人一起玩

    v. 如果你有危险——寻求大人的帮助

  d. 当青少年在学校被欺凌或者被取笑时

    i. 允许他或者她简单讨论被取笑或者欺凌时感觉怎么样，如果他或者她看起来想要讨论这些感受的话

       如果你们的青少年没有主动提出他或者她关于被欺凌的感受，不要鼓励他们讨论（这可能只会让他们更加烦乱）

    ii. 评定你们的青少年如何处理取笑和欺凌

    iii.如果他或者她没有遵守正确的步骤，讨论他们如何做可能会不一样

       （1）通过与你们的青少年合作关于恰当的步骤来做这一步

       （2）不要直接指出他或者她处理得不对

    iv. 讨论将来你们的青少年可能会如何处理得不一样（遵守规则 / 步骤）

    v. 如果你们的青少年看起来因为欺凌有危险，立即联系学校

4. 改变坏名声

  a. 帮助你们的青少年按照治疗改变他或者她的坏名声（如果有必要的话），这将是你们的主要职责。

    这是一个漫长的过程，在短时间的治疗内不可能完成

  b. 你们将想要参与到关于你们的青少年名声和他或者她目前在改变任何负面影响采用的策略的常规讨论

  c. 保持对改变坏名声步骤的熟悉和能够在这些对话中向你们的青少年展示

    i. 低调

       （1）保持低调

       （2）不要吸引别人的注意

ⅱ. 随大流

（1）尝试融入大众

（2）尽量不要鹤立鸡群、别具一格

ⅲ. 通过改变你的外表来改变名声

ⅳ. 承认你之前的名声

ⅴ. 找到一个新的团体或群体

d. 当你们在等待你们青少年的名声消失之前，确定帮助他们在学校以外找到代替资源（即是，非学校相关的课外活动）

5. PEERS 技能

a. 鼓励你们的青少年使用在 PEERS 学到的技能去交新朋友

b. 记住交新朋友最理想的时间是新学年开始

c. 你们可能需要定期与你们的青少年一起复习家长讲义来提醒他或者她技能或者如何处理分歧，谣言或者流言，来自同伴的取笑或者欺凌，或者如何改变坏名声。

感谢你们作为 PEERS 的一部分！对你们做的所有工作表示祝贺。祝愿你们以后好运！

三、治疗师对青少年课时的指导 14：毕业和结束

（一）对青少年课时的指导原则

最后一次课时的目的是对青少年在治疗过程中做出的所有努力进行奖励，并以乐趣和庆祝的方式结束。青少年从治疗到毕业派对获得分数和通过完成每周社交作业，参加小组活动和遵守规则获得毕业奖品。

绝大部分青少年在毕业典礼上是欢呼雀跃的，一般是过节日的心情。但是，通常有一两个青少年对治疗结束表现出明显的焦虑或者伤心。尽管治疗师对这种情绪有同理心是重要的，集中在每一个青少年取得的进步上也是有帮助的。

一些青少年将会问接下来是什么。他们常表达对再次回来参加下一次小组或者与其他组员进行组合的兴趣。尽管治疗结束后，小组成员可以与组内其他人自由社交，我们不推荐治疗师重聚。尽管重聚不太可能造成任何伤害，但也没有明确的重聚可以增加治疗效果。

（二）填写干预结果量表

给出足够的时间填写干预结果量表。这些量表应该与治疗开始前的量表一致。见第二章关于结果量表的建议。

（三）复习家庭作业

◆ 非常简要地确认哪些青少年完成了家庭作业，恰当计分：

— 这应该不超过 5 分钟。

◆ 除非有明显的问题，否则不要讨论细节，简单给予计分。

— 问是否有任何问题。

— 有必要的话解决问题。

• 你可能需要之后单独与青少年解决问题，然后毕业派对才能开始。

◆ 完成家庭作业的分数应该加到每一个青少年总的分数上。

◆ 青少年应该在课时结束时按照他们获得的分数顺序给予毕业奖品。

1. 处理谣言和流言

说：如果你们这周使用一个或者更多个处理谣言或者流言的策略请举手。

2. **处理争执和分歧**

   说：如果你们这周使用一个或者更多个处理争执和分歧的策略请举手。

3. **处理欺凌和坏名声**

   说：如果你们这周使用一个或者更多个处理欺凌和坏名声的策略请举手。

4. **蔑视言语攻击**

   说：如果你们这周使用一次或者多次蔑视言语攻击技能请举手。

5. **聚会**

   说：如果你们这周有聚会的请举手。

（四）青少年活动

　　毕业派对的建议。

◆ 青少年常常喜欢观看他们选择的电影或者玩游戏和交谈。

　　— 推荐团队提供宜在家长指导下观看的电影作为备选。

　　　• 青少年应该投票选择他们想要看的电影。

◆ 青少年将常常在叙述或者开电影相关的玩笑时很享受。

　　— 选出可行的游戏以备青少年想要玩游戏或者谈话。

◆ 推荐治疗团队提供比萨和饮料。

◆ 家长应该提供其他的零食和甜点。

◆ 应该鼓励青少年在看电影和游戏的时候谈话和社交，这样他们更像在聚会中。

◆ 选择这些活动是因为它们是在聚会和派对青少年最爱的活动。

（五）计算得分

◆ 在青少年聚会的时候，计算每一个青少年获得的总分：

　　— 包括这周完成的家庭作业的得分。

◆ 决定发放毕业奖品的顺序。

◆ 不要当着青少年的面计分。

◆ 不要公开宣布青少年或者小组获得的分数。

◆ 提醒青少年他们正作为一个团队努力，为获得更大更好的毕业派对和奖品。

（六）毕业奖品

◆ 在毕业典礼前 5 到 10 分钟，按照获得的最高分来宣布毕业奖品获得者。

　　— 每一个人都将获得毕业奖品。

　　— 不要公开提到他们获得的总分。

　　　• 如果被问及，你可能私下告诉每一个青少年他或者她获得的分数，但是不要分享其他个体的分数。

　　— 允许青少年快速选择他们的毕业奖品。

　　　• 青少年将有机会提前看到毕业奖品，所以他们最可能知道自己想要什么。

　　— 鼓励青少年为其他人鼓掌。

　　— 祝贺所有获奖的人。

（七）重新集合和毕业典礼

◆ 为了毕业典礼让家长和青少年重新集合（分配大约 15 分钟时间给毕业典礼和告别）

◆ 提醒家长为了保护隐私不允许拍照：

　　— 家庭成员一旦离开治疗组之后就可以拍照

◆ 家长和青少年组治疗师举行毕业典礼。
  — 家长和青少年应该站着或者坐在彼此旁边。
  — 治疗团队成员将在教室前站成一排。
  — 家长组治疗师通过表扬家长和青少年的努力开始：
    · 对小组的进步作为一个整体进行评论。
    · 避免提到组员的细节。
  — 青少年组治疗师通过表扬家长和青少年的努力开始：
    · 对小组作为一个整体做出的进步进行额外评论。
    · 避免提到组员的细节。
  — 青少年组治疗师宣布毕业典礼开始。
    · 解释典礼如何进行：
      i. 当他们听到自己的名字时，走到教室前面，接受结业证书。
      ii. 每一个人都会为他们鼓掌欢呼。
      iii. 青少年组治疗师将他或者她的证书递给他或者她，然后和他或者她握手。
      iv. 青少年将与每一个治疗团队成员握手。
      v. 每个人将继续鼓掌和欢呼。
  — 青少年组治疗师展示结业证书：
    · 将每一个青少年叫到教室前面，展示他或者她的证书。
    · 确定青少年与每一个人握手。
    · 鼓励小组为每一个青少年鼓掌。
◆ 一旦最后一个毕业证书发放：
  — 感谢小组成员的参加。
  — 对他们做出的精彩的进步进行一些最后评论。
  — 提醒家庭仅仅这次小组结束不意味着他们的工作已经结束。
  — 鼓励他们继续练习他们学到的内容去交朋友和保持友谊关系。
  — 祝愿他们。
  — 家长常常想要在离开之前单独感谢治疗师。

第 17 章　病例分析

一、病例 1：Martin

Martin（化名）是一名 14 岁高加索人，男性。Martin 3 岁时家长发现他缺乏语言表达能力和社会意识，随后被加利福尼亚地区医疗中心（California Regional Center）诊断为孤独症。确诊后不久，Martin 及时开始了全面的早期干预，这使他的语言发育得到提高。在进行 PEERS 干预期间，他的语言表达和理解能力以及认知功能都超过正常平均水平。他的家长说他在班上是个优秀的学生但是在与同学交往中却遇到了很大问题，他没有真正的朋友且常受到同学的耻笑和歧视。

入组面谈的时候，Martin 说虽然他很想交朋友，但却不可能实现。他努力尝试过很多次，但"没有人愿意和他一起玩"，最后自己也放弃了。Martin 也提到常常受到同学的嘲笑，一提到受到的这种社会排斥，他就明显变得气愤和焦虑。他解释道当他和所在小规模中学的同学谈论政治话题时，时不时会受到他们的嘲弄（政治话题是他有限的一个兴趣，也是他一个主要的社交障碍问题）。Martin 就会以同样方式进行报复，最终只能导致和同学关系更加疏远。Martin 不仅对自己的政治观点坚信不疑，而且公开反对和抵触与自己政治观点不同的人。他常常接近熟人，然后不合时宜地向他们表达自己的政治意识形态，如果偶尔有人不赞同，他就会表现出焦虑不安并且好与他人争辩。

在 PEERS 干预早期，Martin 的政治争论特征十分明显。在行为演练练习中，虽然他的谈话对象更想谈论关于电子游戏和电影的话题，但 Martin 很快会将话题转移到他喜欢的政治方面。他会长篇大论地赞扬尼克松和里根的美德，让对方常感到厌烦。这个练习目的是让谈话双方彼此交换信息从而找到共同话题，这对 Martin 的社交方式来说可能是个新的挑战。

Martin 通过训练能够在交谈中找到他人感兴趣的话题并且将话题转移过去，他很快发现自己也像其他同龄人那样喜欢谈论电影和受欢迎的电视节目，最终在行为演练中多数时间谈论关于上述话题，只有很少一部分内容是关于政治的。但有一个情况比较例外，Martin 十分喜欢看一档名为"科尔伯特报告"（"Colbert Report"）的节目，该节目是保守党的政治讽刺类脱口秀，但他误认为该脱口秀的内容都是真实的，不能理解里面的幽默、讽刺为何旨意。治疗小组帮助 Martin 进一步正确理解这类讽刺性节目的实质，最终他能够以正确的观点和同龄人谈论该节目。

在 Martin 提高他的对话技巧（即：减少自己一个人滔滔不绝地说话，进行除政治话题以外的其他话题交谈，和同伴一起寻找共同的兴趣爱好）的时候，参加了学校组织的辩论小组。在这里 Martin 可以和对政治辩论有同样热情的同龄人进行交流，更好地表达自己的政治观点，这对他来说是梦寐以求的。Martin 开始理解不同观点的重要性并尝试着用相互尊重和正确的态度去面对持相反观点的人。他开始寻找与自己有类似爱好的新朋友。在每周一次的 PEERS 治疗中，他说：在辩论赛前后使用了进入会话技能，成功加入了其他成员的交谈中。Martin 发现这非常容易与他们展开交谈，因为他们已经有了共同的兴趣。另外 Martin 也成功组织了多次与不同的辩论小组成员一起的聚会，这最终使他举办了进入青春期的第一个生日聚会，几乎所有的（10 个）小组成员都参加了他的生日聚会，大家玩得很开心，当然也少不了辩论活动。

Martin 的治疗前、后疗效评估结果证明，他在该治疗项目中取得实质性的进步。自评中，友谊质量、社交技能知识及自尊都有进步，家长评定也显示社交技能和组织聚会频率有很大提高。

Martin 和家人来参加干预结束后第 3 个月的随访时，他的社交技能知识、友谊质量以及家长报告的社交技能都仍保持在治疗结束时的水平，他的自尊方面也有明显提高，组织聚会的频率也增多了，现在常作为聚会被邀请的对象。但是根据其家长不经意的反映，Martin 依然需要家长提醒他不要做"滔滔不绝的谈话者"，特别是谈论政治内容的时候。而且时而需要家长帮助解决与同龄人间的冲突和争执。这些争执常围绕双方持有不同政治哲学理念方面，Martin 也时不时需要人提醒自己这些不同观点不会影响到彼此友谊。

二、病例 2：Tina

Tina（化名）是名 13 岁的亚裔美国女孩，10 岁时被诊断为阿斯伯格综合征（Asperger's disorder），当时家长和老师都发现她有明显的社交功能障碍。他们说 Tina 是个很好的学生也很听话，但十分孤僻。在做出诊断前，Tina 从来不和同龄孩子一起玩耍，也没有朋友，甚至都没参加过同学的生日聚会。大概一年的时间里，Tina 和她年龄相仿的孤独症谱系障碍孩子一起参加了每周一次的社交技能小组项目。该项目没有家长参与，因此家长们也不知道她在小组里做了些什么。然而，她的家长说 Tina 在这个治疗小组里取得了一定的进步，因为她已经和小组其他几个孩子交上了朋友。

在 PEERS 面谈时，Tina 主要在一个较大的公立中学读书。她的家长说，Tina 一直在努力适应小学到初中的过渡，但发现很难交到朋友，她仅有的几个小学朋友也都去了其他学校或者有了新的朋友。老师对她的评价是"社交功能不成熟"，"拘谨"，她的家长认为她的社交功能又开始退缩了。Tina 解释道，在小学主要是和同学玩耍，因此彼此交往很容易，但到了中学同学之间的交往主要围绕着彼此交流，这方面却是她的真正的薄弱环节。

在前几期 PEERS 干预中，Tina 非常安静，也不积极参与。但当叫她回答问题的时候，她能很好地回应，也很愿意和其他小组成员一起参加行为演练。当在与其他成员进行对话技能练习时，Tina 对日本动漫十分感兴趣（既喜欢看也喜欢画）。幸运的是，小组中其他两个孩子也有同样的兴趣爱好，所以使她更容易进入三人交谈。为了鼓励 Tina 继续使用刚学的对话技巧，安排了她和小组其他成员配对，完成前面几次作业，即小组内通话。Tina 父亲对她能够使用电话并且进行双向对话表示非常吃惊，她父亲说这样的情况在之前几乎没见过，以前 Tina 在原来少有的几个朋友中，总扮演"跟随者"的角色。她在和同龄孩子交谈时，很少说话。她以前从不以找到彼此共同话题为目的来交谈。这就使得那些想认识 Tina（可能想和她分享兴趣爱好）的人几乎不知道她喜欢日本动漫。

交谈中抱着发现彼此共同话题的目的，Tina 对话技巧有了快速的提高，并且找到了其他喜爱日本动漫的同龄孩子。在家长的帮助下，Tina 发现并参加了学校的动漫书友俱乐部。她慢慢地与俱乐部里的孩子交上了朋友，在 PEERS 结束时，她已经能够定期地参加俱乐部组织的聚会以及定期去动漫书店。

在第 3 个月的随访时，Tina 说她依然定期参加俱乐部新朋友的聚会，甚至被邀请参加一个会员组织的聚会。她与熟人谈话时不再感到不适，Tina 的家长也认为她的被孤立情况再也没有了。因为 Tina 喜爱日本动漫，家长为她报名了艺术学习班。通过学习班，Tina 可以结识到其他对动漫绘画感兴趣的新朋友。Tina 目前的主要的社交问题是在谈话中重复一个话题以及很少尝试加入同龄人的谈话中。她的家长表示，虽然 Tina 在治疗中有较大进步，但在她交谈中仍然需要不时被提醒转换话题。她喜爱动漫，因此就总想在交谈中谈论这些，这个习惯使得她的朋友有时感到十分生气。另外，面对陌生人，Tina 依然表现得十分"害羞"，在新的陌生环境中，她有时不愿意使用加入同龄人谈话的技巧。但在家长不懈努力训练下，Tina 慢慢地在这些方面逐渐进步了。

三、病例 3：Daniel

Daniel（化名）是个 16 岁拉丁美洲裔男孩，他在 4 岁时家长发现他的语言能力发展滞后，随后被诊断为孤独症。在 Daniel 小的时候，家长形容他是"退缩和不接触的"，他很少说话，除非需要得到自己想要的东西时。Daniel 经过系统的行为矫正和语言交流治疗后，他的语言能力有所提高，但仍然存在社交功能缺陷。在报名参加 PEERS 时，他参加了一般教育课程，并且接受每天一个小时的课外辅导来帮助他合理安排家庭作业。

Daniel 讲话单调没有音调变化，看起来非常书呆子气。他走路姿势很奇怪，动作协调性很差，总体看起来很笨拙。老师说班上同学觉得他是个"怪人"。

面谈时，Daniel 表示非常渴望加入 PEERS 项目，他说他想要交朋友只是不知道该怎么做。他常常感到孤独，有时也很抑郁，他希望能做出改变。在谈论他的社交问题时，Daniel 说道："其他孩子对他态度是不一样的，有些嘲笑戏弄他，但是更多人则完全不理会他。"

虽然 Daniel 仍需要努力提高语言技能，但他在 PEERS 项目中表现出十分喜欢和小组中其他成员交谈。他和小组成员谈论很多的是电子游戏，但是他最喜欢的话题仅仅是他的一个非常狭窄的兴趣：魔兽世界（World of Warcraft）。Daniel 对这个多玩家角色扮演网络游戏十分着迷，在游戏中玩家操控一个阿凡达（Avatar）一样的角色，按照设定好的故事曲线进行任务。当发现 PEERS 小组中有喜欢魔兽世界的成员，Daniel 就变得十分兴奋，这也常常成为他行为演练的和小组内通话作业的主要内容。Daniel 选择电子游戏俱乐部作为他在高中的课外活动，在这里他可以遇见很多和他有相似兴趣爱好的同龄人。在对家庭作业评估中，他的父亲讲述了 Daniel 的小组外通话作业，他与俱乐部的一个成员交流得非常成功，他们在电话里兴高采烈地谈论魔兽世界长达近一个小时。虽然 Daniel 父亲对他能在电话里和他人进行交流感到非常高兴，但也指出整个谈话中 Daniel 只是专注于那个科幻的游戏世界。PEERS 青少年小组的治疗师给 Daniel 布置了另一任务，那就是在下一次电话谈话中，至少有 25% 的内容要与魔兽世界（或其他网络游戏）不相关。Daniel 接受了这个建议并在下次谈话中成功做到了，在谈话中他加入了如自己喜欢的电影和电视节目等话题。到 PEERS 的第一次聚会作业时，Daniel 已经能够以各种各样的话题和朋友进行交谈，并且对能交到几个亲密朋友感到高兴。

在第 3 个月的随访时，Daniel 的家长说他在学校的电子游戏俱乐部交到三个新朋友而且能定期与他们一起聚会。他还几次被邀请去参加朋友家的聚会，在那里 Daniel 遇到了和自己有同样兴趣的伙伴并且逐渐和他们成了好朋友。虽然 Daniel 的家长说，在谈话中仍然需要提醒他不要总说网络游戏的话题，要时不时换个话题，但总体上认为他的交朋友技巧已经有了很大提高。

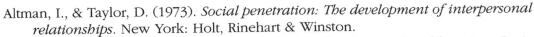

参考文献

Altman, I., & Taylor, D. (1973). *Social penetration: The development of interpersonal relationships*. New York: Holt, Rinehart & Winston.

Baumeister, R. F., Zhang, L., & Vohs, K. D. (2004). Gossip as cultural learning. *Review of General Psychology, 8*, 111–121.

Baxter, A. (1997). The power of friendship. *Journal of Developmental Disabilities, 5*(2), 112–117.

Bordia, P., DiFonzo, N., Haines, R., & Chaseling, E. (2005). Rumor denials as persuasive messages: Effects of personal relevance, source, and message characteristics. *Journal of Applied Social Psychology, 35*, 1301–1331.

Buhrmester, D. (1990). Intimacy of friendship, interpersonal competence, and adjustment during preadolescence and adolescence. *Child Development, 61*, 1101–1111.

Coie, J. D., Dodge, K. A., & Kupersmidt, J. B. (1990). Peer group behavior and social status. In S. R. Asher & J. D. Coie (Eds.), *Peer rejection in childhood* (pp. 17–59). New York: Cambridge University Press.

Coie, J. D., & Kupersmidt, J. B. (1983). A behavioral analysis of emerging social status. *Child Development, 54*, 1400–1416.

Crick, N. R., & Ladd, G. W. (1990). Children's perceptions of the outcomes of social strategies: Do the ends justify being mean? *Developmental Psychology, 26*, 612–620.

Dodge, K. A., Schlundt, D. C., Schocken, I., & Delugach, J. D. (1983). Social competence and children's sociometric status: The role of peer group entry strategies. *Merrill-Palmer Quarterly, 29*, 309–336.

Emerich, D. M., Creaghead, N. A., Grether, S. M., Murray, D., & Grasha, C. (2003). The comprehension of humorous materials by adolescents with high-functioning autism and Asperger's syndrome. *Journal of Autism and Developmental Disorders, 33*, 253–257.

Frankel, F. (1996). *Good friends are hard to find: Help your child find, make, and keep friends.* Los Angeles: Perspective.

Frankel, F., Erhardt, D., Renenger, K., & Pataki, C. (in press). Child knowledge of key peer relationship behaviors: Relationship with teacher-reported social skills. Manuscript submitted for publication.

Frankel, F., Gorospe, C. M., Chang, Y., & Sugar, C. A. (in press). Mothers' reports of play dates and observation of school playground behavior of children having high-functioning autism spectrum disorders. Manuscript submitted for publication.

Frankel, F., & Mintz, J. (in press). Measuring the quality of play dates. Manuscript submitted for publication.

Frankel, F., & Myatt, R. (2003). *Children's friendship training*. New York: Brunner-Routledge.

Frankel, F., Myatt, R., Whitham, C., Gorospe, C. M., & Laugeson, E. (in press). A controlled study of parent-assisted children's friendship training with children having autism spectrum disorders. *Journal of Autism and Developmental Disorders*.

Frankel, F., & Simmons, J. Q. (1992). Parent behavioral training: Why and when some parents drop out. *Journal of Clinical Child Psychology, 21*, 322–330.

Frankel, F., Sinton, M., & Wilfley, D. (2007). Social skills training and the treatment of pediatric overweight. In W. T. O'Donohue, B. A. Moore, & B. J. Scott (Eds.), *Handbook of pediatric and adolescent obesity treatment* (pp. 105–116). New York: Routledge.

Garvey, C. (1984). *Children's talk*. Cambridge, MA: Harvard University Press.

Gralinski, J. H., & Kopp, C. (1993). Everyday rules for behavior: Mother's requests to young children. *Developmental Psychology, 29,* 573–584.

Gresham, F. M., & Elliott, S. N. (2008). *Social Skills Improvement System (SSIS) Rating Scales Manual.* Minneapolis, MN: Pearson Education.

Hartup, W. W. (1993). Adolescents and their friends. In B. Laursen (Ed.), *Close friendships in adolescence* (Series: New directions for child development) (W. Damon, series Ed.), Number 60, 3–22, San Francisco: Jossey Bass.

Hibbs, E. D., Clarke, G., Hechtman, L., Abikoff, H., Greenhill, L., & Jensen, P. (1997). Manual development for the treatment of child and adolescent disorders. *Psychopharmacology Bulletin, 33,* 619–629.

Hodges, E. V. E., & Perry, D. G. (1999). Personal and interpersonal antecedents and consequences of victimization by peers. *Journal of Personality & Social Psychology, 76,* 677–685.

Laugeson, E. A., Frankel, F., Mogil, C., & Dillon, A. R. (2009). Parent-assisted social skills training to improve friendships in teens with Autism Spectrum Disorders. *Journal of Autism & Developmental Disorders, 39,* 596–606.

Laursen, B., & Koplas, A. L. (1995). What's important about important conflicts? Adolescents' perceptions of daily disagreements. *Merrill-Palmer Quarterly, 41,* 536–553.

Little, L. (2001). Peer victimization of children with Asperger Spectrum Disorders. *Journal of the American Academy of Child & Adolescent Psychiatry, 40,* 995–996.

Marlowe, D. B., Kirby, K. C., Festinger, D. S., Husband, S. D., & Platt, J. J. (1997). Impact of comorbid personality disorders and personality disorder symptoms on outcomes of behavioral treatment for cocaine dependence. *Journal of Nervous & Mental Disease, 185,* 483–490.

Marriage, K. J., Gordon, V., & Brand, L. (1995). A social skills group for boys with Asperger's syndrome. *Australian & New Zealand Journal of Psychiatry, 29,* 58–62.

McGuire, K. D., & Weisz, J. R. (1982). Social cognition and behavior correlates of pre-adolescent chumship. *Child Development, 53,* 1478–1484.

Miller, P. M., & Ingham, J. G. (1976). Friends, confidants, and symptoms. *Social Psychiatry, 11,* 51–58.

O'Connor, M. J., Frankel, F., Paley, B., Schonfeld, A. M., Carpenter, E., Laugeson, E., & Marquardt, R. (2006). A controlled social skills training for children with fetal alcohol spectrum disorders. *Journal of Consulting and Clinical Psychology, 74,* 639–648.

Olweus, D. (1993). Bullies on the playground: The role of victimization. In C. H. Hart (Ed.), *Children on playgrounds* (pp. 45–128). Albany: State University of New York Press.

Perry, D. G., Kusel, S. J., & Perry, L. C. (1988). Victims of aggression. *Developmental Psychology, 24,* 807–814.

Perry, D. G., Williard, J. C., & Perry, L. C. (1990). Peer perceptions of the consequences that victimized children provide aggressors. *Child Development, 61,* 1310–1325.

Phillips, C. A., Rolls, S., Rouse, A., & Griffiths, M. D. (1995). Home video game playing in schoolchildren: A study of incidence and patterns of play. *Journal of Adolescence, 18,* 687–691.

Putallaz, M., & Gottman, J. M. (1981). An interactional model of children's entry into peer groups. *Child Development, 52,* 986–994.

Rubin, Z., & Sloman, J. (1984). In M. Lewis (Ed.), *Beyond the dyad* (pp. 223–250). New York: Plenum Press.

Shantz, D. W. (1986). Conflict, aggression and peer status: An observational study. *Child Development, 57,* 1322–1332.

Thurlow, C., & McKay, S. (2003). Profiling "new" communication technologies in adolescence. *Journal of Language and Social Psychology, 22,* 94–103.

Van Bourgondien, M. E., & Mesibov, G. B. (1987). Humor in high functioning autistic adults. *Journal of Autism and Developmental Disorders, 17,* 417–424.

Warm, T. R. (1997). The role of teasing in development and vice versa. *Journal of Developmental & Behavioral Pediatrics, 18,* 97–101.

Wolfberg, P. J., & Schuler, A. L. (1993). Integrated play groups: A model for promoting the social and cognitive dimensions of play in children with autism. *Journal of Autism & Developmental Disorders, 23,* 467–489.

Bullying：欺凌

Buzzwords：专业术语

Challenging parent behaviors：挑战家长权威行为

Characteristics of good friendships：良好友谊的特征

Children's Friendship Training：儿童交友训练

Cold calling：未告知突然打电话

Cover stories（phone call examples）：打电话的托辞

Cover stories（slipping out of conversation）：离开对话的托辞

Cover stories（ending a get-together）：结束聚会的托辞

Crowds（varieties of）：（不同的）群体

Cyberbullying：网络欺凌

Embarrassing feedback：尴尬反馈

Friendship Qualities Scale：友谊程度量表

Gaze aversion：避免凝视

Gold standard for choosing a friend for a get-together：聚会中选择朋友的黄金标准

Good and bad place to make friend：交朋友的优劣环境

Good sportsmanship Point Log：团队精神得分记录表

Graduation flyer：毕业传单

Group leader's homework review skills：治疗师家庭作业复习技能

Handing disagreements：处理分歧

Handing misbehavior：处理不端行为

Helicopter parents：直升机式家长

Homework compliance sheet：家庭作业完成记录表

How to handle bullying：如何处理欺凌

Humor feedback：幽默反馈

Importance of having a crowd/clique：拥有一个群体或朋友圈的重要性

In-group Phone Call Assignment Sheet：组内通话任务清单

Jeopardy game：问答游戏

Outcome assessments：结果评估

Parent saving face for no get-together：家长爱面子而不参加聚会

PEERS Phone Screen Data Sheet：PEERS电话筛查数据记录表

Personality disorder：人格障碍

Phone Screen Data Sheet：电话筛查数据记录表

Phone roster：电话登记表

Phone Screening Script：电话筛查手册

Planned absence sheet：复习计划缺席单

Quality of Play Questionnaire：游戏质量调查表

Reasons for being turned down（entering a conversation）：整个交谈中被拒绝的原因

Rules about using humor：使用幽默的规则

Rules for changing a bad reputation：改掉坏名声的规则

Rules for good sportsmanship：团队精神的规则

Rules for handling bullying：处理欺凌的规则

Rules for handling disagreement：处理分歧的规则

Rules for handling rumors and gossip：处理谣言和流言的规则

Rules for having a good get-together：如何有个好的聚会规则

Rules for leaving a voice-mail message：语音留言规则

Rules for phone call：打电话规则

Rules for slipping into a conversation：自然加入对话的规则

Rules for slipping out of a conversation：自然离开对话的规则

Rules for text messages：发短信规则

Rules for using the Internet：使用网络规则

Social Responsiveness Scales：社交应答量表

Social Skills Improvement System：提高社交技能系统

Sources of friends：朋友的来源

Starting and ending of phone call：如何开始和结束通话

Steps of slipping into a conversation：加入对话的步骤

Suggestions of activity-based get-together：为举办基于活动的聚会的建议

Tease-the-tease：蔑视言语攻击

Teasing：取笑

Teen Intake Interview Checklist：青少年面谈表

Test of Adolescent Social Skills Knowledge：青少年社交技能知识测验

Tips for changing a bad reputation：改掉坏名声的技巧

Too cool for school syndrome：非主流文化综合征

Trading Information：信息交换

Two message rule：两条信息原则

Weekly total point log：每周总分记录表

Welcome letter：欢迎信

附　录

评估工具

附录 A： 青少年社会技能知识测验量表

附录 B： 游戏质量调查问卷——家长版

游戏质量调查问卷——青少年版

课程资料

附录 C： 电话登记表

附录 D： 复习计划缺席单

附录 E： 组内电话作业记录表

附录 F： 每周得分记录表

附录 G： 团队精神得分记录表

附录 H： 家庭作业完成记录表

附录 A

▶▶ 青少年社交技能知识测验量表（Test of Adolescent Social Skill Knowledge，TASSK）*

说明：

以下是关于交朋友及和维持朋友关系的问题，仔细阅读完每个问题，在相应的选项中圈出你认为最合适的答案，一个问题只有一个答案。

1. 交谈中最重要的环节是：
   □信息交换。
   □确定对方有大笑或微笑。

2. 交谈的目的
   □让别人喜欢你。
   □找到彼此的共同爱好。

3. 做到双向对话的一条原则是：
   □像一个采访者一样。
   □不要像一个采访者一样。

4. 当你**初次**认识一个人，你应该做到：
   □搞笑和耍笨。
   □认真。

5. 当你和朋友打电话，重要的是：
   □告诉你的姓名及在哪上学。
   □说出打电话的托辞。

6. 当你和同龄人打电话，你应该：
   □避免未先告知突然打电话。
   □谈话的大部分内容让对方说。

7. 在讲一个笑话后，你应该注意：
   □对方是否笑了。
   □你的幽默反馈。

8. 如果人们觉得你的笑话很好笑，这对你**总是**个好现象吗：
   □对。
   □错。

9. 交哪种朋友对你来说**总是**个好的选择：
   □比你更受欢迎的人。
   □和你有同样爱好的人。

10. 融入一个团体或群体是个好主意，因为：
    □使你变得更受欢迎。
    □使你不再受到欺凌。

---

* Adapted from Frankel & Mintz (2008) by permission of authors.

11. 当你试着加入一个谈话时，首先要做的是：
    □观察和聆听谈话内容。
    □对他们的谈话加以评论。

12. 当你加入一个谈话时，你应该等到：
    □别人邀请你加入谈话时。
    □谈话有暂时的停顿时。

13. 如果你打算加入一个谈话但对方却不理会你，你应该：
    □悄悄地离开谈话。
    □确认他们能听到你说话。

14. 如果你打算加入 10 个不同的谈话，总的来说，有几个可能会把你排除在外：
    □7 个。
    □5 个。

15. 当朋友在你家的聚会时，你会：
    □告诉朋友你的计划。
    □让你朋友选择活动。

16. 如果有朋友在你家聚会，突然有人打电话和你说你很感兴趣的事，你会：
    □邀请他们参加你的聚会。
    □告诉他们你现在很忙，晚点给他们回电话。

17. 青少年喜欢和什么样的同伴一起参加体育运动：
    □体育成绩出色的人。
    □喜欢夸奖别人的人。

18. 当有人不按游戏规则玩耍时，你应该：
    □善意地提醒他们游戏规则是什么。
    □不要当裁判。

19. 如果其他孩子嘲笑你或给你起外号，你会：
    □使用蔑视言语攻击技能。
    □告诉大人。

20. 当某人嘲笑你，最正确的做法应该是：
    □不理他，走开。
    □表现出根本不在乎。

21. 如果有人欺负你，你**首先**应该做：
    □找大人帮忙。
    □避免欺凌者。

22. 如果你想改变自己的坏名声，你应该：
    □一段时间内保持低调。
    □确定大家更了解你。

23. 当你和朋友争吵时，你**首先**应该做到：
    □聆听并且让自己冷静。
    □站在自己的立场上为自己辩解。

24. 朋友因一件你根本没有做的事而指责你时，你应该：
    □说对发生这件事，感到抱歉。
    □努力为自己辩解直到他或她相信和你无关为止。

25. 当某人针对你散播谣言时，你应该：
    □当面质问最初散播谣言的人。

□散播关于你自己的谣言。

26. 如果有人背地里说你的坏话，你应该：

　　□让那个人知道这样做会伤害你的感情。

　　□对相信这些流言蜚语的人表现出很吃惊。

▶▶ 青少年社交技能知识测验量表（TASSK）

使用说明

◆ TASSK 旨在评估青少年社交技能知识水平。

◆ TASSK 是由每个被评估的青少年独立完成。

　　— 对那些有明显语言障碍和阅读障碍的青少年建议口述评估。

　　— 评估可以以小组形式或个人形式完成。

◆ TASSK 可以在治疗前、后及随访时进行评估，以衡量治疗效果。

◆ TASSK 的 26 个条目来自于青少年干预课程内容。

　　— 有 2 个条目来自于教学课时。

◆ 这些条目是社交技能课程的核心内容。

评分标准

　　评分：加粗选项为正确答案，选择正确一个为 1 分，错误为 0 分。得分范围在 0 ~ 26 之间。分值越高反映青少年社交技能掌握越好。

1. 交谈中最重要的环节是：

　　□**信息交换**

　　□让对方大笑或者微笑

2. 交谈的目的

　　□让别人喜欢你

　　□**找到彼此的共同爱好**

3. 做到双向对话的一条原则是：

　　□作为一个采访者

　　□**不要作为一个采访者**

4. 当你初次认识一个人，你应该做到：

　　□搞笑和耍笨

　　□**认真**

5. 当你和朋友打电话，重要的是：

　　□告诉你的姓名及在哪上学

　　□**说出打电话的托辞**

6. 当你和同龄人打电话，你应该：

　　□**避免未先告知突然打电话**

　　□谈话的大部分内容让对方说

7. 在讲一个笑话后，你应该注意：

　　□对方是否被逗乐

　　□**你的幽默反馈**

8. 如果人们觉得你的笑话很好笑，这对你总是个好事吗：

　　□是

　　□**不是**

9. 交哪种朋友对你来说是个好的选择：
   - ☐比你更受欢迎的人
   - **☐和你有同样爱好的人**

10. 融入一个团体或群体能给你带来什么样的好处
    - ☐使你变得更受欢迎
    - **☐使你不再受到欺凌**

11. 当你试着加入一个谈话时，首先要做的是：
    - **☐观察和聆听谈话内容**
    - ☐对他们的谈话加以评论

12. 你应该在什么时候加入一个谈话：
    - ☐别人邀请你加入谈话
    - **☐谈话暂时中断时**

13. 如果你打算加入一个谈话但对方却不理会你，你应该：
    - **☐悄悄地离开对话**
    - ☐努力让他们能听你所说

14. 如果你打算加入 10 个不同的谈话，有几个会把你排除在外：
    - ☐7 个
    - **☐5 个**

15. 当朋友在你家的聚会，你会：
    - ☐告诉朋友你的计划
    - **☐让你朋友选择活动**

16. 如果你在参见一个朋友聚会，突然有人打电话和你说你很感兴趣的事，你会：
    - ☐邀请他们参加你的聚会
    - **☐告诉他们你现在很忙，晚点给他们回电话**

17. 青少年喜欢和什么样的同伴一起玩体育运动：
    - ☐体育成绩出色的人
    - **☐喜欢夸奖别人的人**

18. 当有人不安游戏规则玩耍时，你应该：
    - ☐善意地告诉他们要遵守游戏规则
    - **☐不要当裁判**

19. 如果其他孩子嘲笑你或给你起外号，你会：
    - **☐使用蔑视言语攻击技能**
    - ☐告诉大人

20. 当某人嘲笑你，最正确的做法应该是：
    - ☐走开，不要理他
    - **☐表现出根本不在乎**

21. 如果有人欺负你，你首先应该做：
    - ☐找大人帮忙
    - **☐避免欺凌者**

22. 如果你想改变自己的坏名声，你应该：
    - **☐一段时间内保持低调**
    - ☐努力让大家更了解你

23. 当你和朋友争吵时，你首先应该做到：
    - **☐聆听并且让自己冷静**

　　□站在自己的立场上为自己辩解

24. 朋友因一件和你无关的事而指责你时，你应该：
　　□对发生这件事感到抱歉
　　□努力为自己辩解直到他们相信和你无关为止

25. 当某人针对你散播子虚乌有的谣言时，你应该：
　　□当面质问最初散播谣言的人
　　□散播关于和你有关的谣言

26. 如果有人背地里说你的坏话，你应该：
　　□让说坏话的人知道他这样做会对你造成伤害
　　□对相信这些流言蜚语的人表示很不可思议

附录 B

▶ 游戏质量调查问卷——家长版（Quality of Play Questionnaire—Parent，QPQ-P）

我们需要你孩子在处理朋友关系方面的信息。我们**仅**想了解那些您孩子被邀请**参加聚会**的朋友信息，一起写家庭作业的不包括在内。

请回忆一下，**在过去一个月内**您的孩子**举办**过几次聚会：＿＿＿＿＿＿＿＿＿＿

请写下过去一个月内，您的孩子举办聚会时，被邀请参加了聚会孩子的**名字（不填写姓）**。如果**在过去一个月内**您的孩子一次聚会都没举办过就不用填写。

朋友的名字：＿＿＿＿＿＿　　　　朋友的名字：＿＿＿＿＿＿

朋友的名字：＿＿＿＿＿＿　　　　朋友的名字：＿＿＿＿＿＿

朋友的名字：＿＿＿＿＿＿　　　　朋友的名字：＿＿＿＿＿＿

朋友的名字：＿＿＿＿＿＿　　　　朋友的名字：＿＿＿＿＿＿

上一次你观察到的聚会，他们都做了些什么：

仔细回忆上次您孩子举办聚会时，您看到或听到他们在做什么，并在下列表格中圈出最适合的选项。

	完全没有	有一点	较多	非常多
1. 他们单独做事情,彼此没有合作。	0	1	2	3
2. 他们不分享游戏和个人物品等。	0	1	2	3
3. 他们在一起表现得彼此烦躁不安。	0	1	2	3
4. 他们相互争吵。	0	1	2	3
5. 他们相互指责和嘲笑。	0	1	2	3
6. 他们喜欢相互专横,向对方发号施令。	0	1	2	3
7. 他们允许了一个兄弟姐妹在事先没有通知的情况下加入聚会。	0	1	2	3
8. 他们允许其他同龄人在事先没有通知的情况下加入聚会。	0	1	2	3
9. 他们需要家长帮助解决他们的问题。	0	1	2	3
10. 他们彼此惹恼对方。	0	1	2	3

在其他孩子家参加聚会：

在过去一个月内有多少次邀请你的孩子去其他孩子家参加了聚会：＿＿＿＿＿＿＿＿＿

请努力回忆你的孩子在过去一个月内参加其他孩子家聚会次数。写下邀请他并举办聚会孩子的**名字（不填写姓）**。一起写家庭作业的不包括在内。如果在过去一个月里您的孩子一次都没参加过其他孩子的聚会就不用填写。

朋友的名字：＿＿＿＿＿＿　　　　朋友的名字：＿＿＿＿＿＿

朋友的名字：_____   朋友的名字：_____

朋友的名字：_____   朋友的名字：_____

朋友的名字：_____   朋友的名字：_____

▶ 游戏质量调查问卷——青少年版（Quality of Play Questionnaire—Adolescent，QPQ-A）

请写出**过去一个月你举办**了几次聚会：_____

请写出过去一个月参加你的聚会的朋友**名字（不填写姓）**。一起写家庭作业的不包括在内。如果在过去一个月里你一次聚会都没举办过就不用填写。

朋友的名字：_____   朋友的名字：_____

朋友的名字：_____   朋友的名字：_____

朋友的名字：_____   朋友的名字：_____

朋友的名字：_____   朋友的名字：_____

上一次聚会你做了什么：

想想**上次你举办的聚会**，在下列表格中圈出最适合的选项。

	完全没有	有一点	较多	非常多
1. 我们单独做事情，彼此没有合作。	0	1	2	3
2. 我们不分享游戏和个人物品。	0	1	2	3
3. 我们在一起表现得彼此烦躁不安。	0	1	2	3
4. 我们相互争吵。	0	1	2	3
5. 我们相互指责和嘲笑。	0	1	2	3
6. 我们喜欢相互专横，向对方发号施令。	0	1	2	3
7. 我们允许兄弟姐妹在事先没有通知的情况下加入聚会。	0	1	2	3
8. 我们允许其他同龄人在事先没有通知的情况下加入聚会。	0	1	2	3
9. 我们需要家长帮助解决他们的问题。	0	1	2	3
10. 我们彼此惹恼对方。	0	1	2	3

在其他孩子家聚会：

在过去一个月内有多少次邀请你去**其他孩子家**参加聚会：_____

请努力回忆你在**过去一个月内**参加**其他孩子家**聚会次数。写下邀请你并举办聚会孩子的**名字（不填写姓）**。一起写家庭作业的不包括在内。如果在过去一个月里你一次聚会都没参加过就不用填写。

朋友的名字：_____   朋友的名字：_____

朋友的名字：_____   朋友的名字：_____

朋友的名字：_____   朋友的名字：_____

朋友的名字：_____   朋友的名字：_____

▶▶ 游戏质量问卷调查表

评分说明

QPQ-P 应该在 5 分钟内由家长独立完成。

QPQ-A 应该在 5 分钟内，一般由青少年独立完成，如果有语言和阅读障碍的患者应给予口授完成。

评分（家长和青少年版本）

◆ 那些作为衡量干预效果的重要评分指标：

过去一个月受试者**举办**聚会次数。

过去一个月**被邀请**参加受试者**举办**聚会的不同朋友数量。

过去一个月**邀请**受试者**参加**聚会次数。

过去一个月**邀请受试者**参加聚会的朋友数量。

◆ 通过计算条目 2～7、9 和 10 的得分总和，计算冲突量表得分（conflict scale score）。总分超过 3.5 说明有明显冲突。

附录 C

▶ 电话登记表

这个电话登记表是用于完善**小组内通话**任务。请使用此表格记录自己孩子每周和哪些人进行小组内通话作业，将打电话日期和时间记录下来。如果不是表格列出的电话号码，你使用不同的电话号码，请告诉我们。

孩子姓名	家长/监护人姓名	电话号码	第1周日期/时间	第2周日期/时间	第3周日期/时间	第4周日期/时间	第5周日期/时间	第6周日期/时间

附录 D

▶ 复习计划缺席单

参加**每一次** PEERS 课时，对你和你的孩子是十分重要的。然而，如果你知道你在某些时候不能参加，**请将那些日期写在下列表格内**。

孩子姓名：_____

家长姓名：_____

课时	日期	计划缺席
1		
2		
3		
4		
5		
6		
7		
8		
9		
10		
11		
12		
13		
14		毕业

预先知道计划缺席的信息，可以根据此信息来决定是否需要重新调整一些课时。

如果有任何计划缺席的内容，请将该表格在第二次小组会上提交。

附录 E

▶ 组内电话作业记录表

第 1 周

打电话人：_____　　接电话人：_____
打电话人：_____　　接电话人：_____
打电话人：_____　　接电话人：_____
打电话人：_____　　接电话人：_____
打电话人：_____　　接电话人：_____

第 2 周

打电话人：_____　　接电话人：_____
打电话人：_____　　接电话人：_____
打电话人：_____　　接电话人：_____
打电话人：_____　　接电话人：_____
打电话人：_____　　接电话人：_____

第 3 周

打电话人：_____　　接电话人：_____
打电话人：_____　　接电话人：_____
打电话人：_____　　接电话人：_____
打电话人：_____　　接电话人：_____
打电话人：_____　　接电话人：_____

第 4 周

打电话人：_____　　接电话人：_____
打电话人：_____　　接电话人：_____
打电话人：_____　　接电话人：_____
打电话人：_____　　接电话人：_____
打电话人：_____　　接电话人：_____

第 5 周

打电话人：_____　　接电话人：_____
打电话人：_____　　接电话人：_____
打电话人：_____　　接电话人：_____
打电话人：_____　　接电话人：_____
打电话人：_____　　接电话人：_____

第6周

打电话人：＿＿＿＿＿＿＿＿＿＿＿＿＿＿　　　接电话人：＿＿＿＿＿＿＿＿＿＿＿＿＿＿

打电话人：＿＿＿＿＿＿＿＿＿＿＿＿＿＿　　　接电话人：＿＿＿＿＿＿＿＿＿＿＿＿＿＿

打电话人：＿＿＿＿＿＿＿＿＿＿＿＿＿＿　　　接电话人：＿＿＿＿＿＿＿＿＿＿＿＿＿＿

打电话人：＿＿＿＿＿＿＿＿＿＿＿＿＿＿　　　接电话人：＿＿＿＿＿＿＿＿＿＿＿＿＿＿

打电话人：＿＿＿＿＿＿＿＿＿＿＿＿＿＿　　　接电话人：＿＿＿＿＿＿＿＿＿＿＿＿＿＿

附录 F

▶▶ 每周得分记录表

姓名	1	2	3	4	5	6	7	8	9	10	11	12	13	14	共计
共计															

附录 G

▶▶ 团队精神得分记录表

姓名	第9周	第10周	第11周	第12周	第13周	共计
共计						

附录 H

家庭作业完成记录表

学时	1	2	3	4	5	6	7	8	9	10	11	12	13	14
日期														

C=完成　P=部分完成　I=未完成

孩子/家长	当前和(或)几分钟后	个人物品/游戏/设备	和家长交换信息	小组内通话	小组外通话	幽默反馈	朋友数量	加入/离开谈话	聚会和(或)体育运动	使用藐视言语攻击技能	欺凌和坏名声	处理分歧和(或)流言蜚语	评价

T=姓名；年龄；性别；学校环境

P=家长名字

T=													
P=													
T=													
P=													
T=													
P=													
T=													
P=													
T=													
P=													
T=													
P=													
T=													
P=													

68